Psychische Zweite Hilfe durch Notfallseelsorger und Kriseninterventionsteams

Frank Lasogga / Eva Münker-Kramer

S+K

Stumpf + Kossendey Verlagsgesellschaft mbH Edewecht, 2021

Anmerkungen des Verlags

Die Autoren und der Verlag haben höchste Sorgfalt hinsichtlich der Angaben von Richtlinien, Verordnungen und Empfehlungen aufgewendet. Für versehentliche falsche Angaben übernehmen sie keine Haftung. Da die gesetzlichen Bestimmungen und wissenschaftlich begründeten Empfehlungen einer ständigen Veränderung unterworfen sind, ist der Benutzer aufgefordert, die aktuell gültigen Richtlinien anhand der Literatur und der medizinischen Fachinformationen zu überprüfen und sich entsprechend zu verhalten. Die Angaben von Handelsnamen, Warenbezeichnungen etc. ohne die besondere Kennzeichnung ®/™/© bedeuten keinesfalls, dass diese im Sinne des Gesetzgebers als frei anzusehen wären und entsprechend benutzt werden könnten. Der Text und/oder das Literaturverzeichnis enthalten Links zu externen Webseiten Dritter, auf deren Inhalt der Verlag keinen Einfluss hat. Deshalb kann er für diese fremden Inhalte auch keine Gewähr übernehmen. Für die Inhalte der verlinkten Seiten ist stets der jeweilige Anbieter oder Betreiber der Seite verantwortlich. Aus Gründen der Lesbarkeit ist in diesem Buch meist die männliche Sprachform gewählt worden. Alle personenbezogenen Aussagen gelten jedoch stets für Personen beliebigen Geschlechts gleichermaßen.

Bibliografische Information der Deutschen Nationalbibliothek

Die Deutsche Nationalbibliothek verzeichnet diese Publikation in der Deutschen Nationalbibliografie; detaillierte bibliografische Daten sind im Internet über https://dnb.dnb.de abrufbar.

Rathausstraße 1, 26188 Edewecht

kundenservice@skverlag.de

Satz: Bürger Verlag GmbH & Co. KG, Edewecht

Druck: Salzland Druck GmbH & Co. KG, 39418 Staßfurt

Umschlagfoto: Kira-Merle Petrasch

ISBN 978-3-96461-026-3

Inhalt

Abkürzungsverzeichnis

Abb.	Abbildung
Aufl.	Auflage
Bd.	Band
bzw.	beziehungsweise
ca.	circa
CISD	Critical Incident Stress Debriefing
d.h.	das heißt
DeGPT	Deutschsprachige Gesellschaft für Psychotraumatologie e.V.
DIN	Deutsche Industrie-Norm
DSM	Diagnostic and Statistical Manual of Mental Disorders
ebd.	ebenda
EMDR	Eye Movement Desensitization and Reprocessing
ERP	Emergency Response Procedure
et al.	und andere (et alli)
etc.	et cetera (und so weiter)
ggf.	gegebenenfalls
Hrsg.	Herausgeber
ICD	International Statistical Classification of Diseases and Related Health Problems
IES	Impact of Event Scale
Kap.	Kapitel
KID	Kriseninterventionsdienst
KIT	Kriseninterventionsteam
Lkw	Lastkraftwagen
M	Mittelwert
min	Minute
NFS	Notfallseelsorger
Nr.	Nummer
o.g.	oben genannt
PEH	Psychische Erste Hilfe
Pkw	Personenkraftwagen
ProQOL	Professional Quality of Life

PSNH	Psychosoziale Notfallhilfe
PSNV	Psychosoziale Notfallversorgung
PTBS	Posttraumatische Belastungsstörung
PTG	Posttraumatic Growth
PTSD	Post Traumatic Stress Disease
PTSS	Posttraumatische Stress-Skala
s.	siehe
S.	Seite
s.a.	siehe auch
s.o.	siehe oben
s.u.	siehe unten
SD	Standardabweichung
SEA3	Speech (Sprache), Emotion (Gefühl), Appearance (Erscheinungsbild), Alertness (Wachheit), Activity (Aktivität)
sec	Sekunde
sog.	sogenannt
Std	Stunde
Tab.	Tabelle
u.Ä.	und Ähnliche
u.a.	unter anderem
u.U.	unter Umständen
u.v.m.	und vieles mehr
vgl.	vergleiche
vs.	versus
WHO	Weltgesundheitsorganisation
z.B.	zum Beispiel
zit.	zitiert

1 Einführung

Als Ende der 1980er-Jahre in Dortmund die Forschungen zur »Psychischen Ersten Hilfe« begannen, spielte die psychologische Betreuung bei Notfällen mehr oder minder noch keine Rolle. Implizit oder explizit wurde der Mensch als »Ansammlung von Organen« gesehen. Dies hat sich mittlerweile erfreulicherweise geändert. Dass nach einem Notfall mit den Betroffenen auch psychologisch angemessen umgegangen werden muss, ist inzwischen selbstverständlich. So wird nach einem großen Notfall neben der Berichterstattung über das Ereignis meistens berichtet, dass die Betroffenen psychologisch betreut werden. In zahlreichen Ausbildungsgängen von Einsatzkräften ist inzwischen der psychologisch angemessene Umgang mit Notfallopfern aufgenommen worden, auch wenn noch nicht alle Einsatzkräfte darin ausgebildet sind.

Nun hat sich inzwischen gezeigt, dass sämtlichen Notfallopfern eine Psychische Erste Hilfe (PEH) zukommen sollte und dies bei den meisten Notfallopfern auch genügt. Bei einer kleineren Gruppe von Notfallopfern ist aber eine weitergehende Hilfe notwendig, eine »Psychische Zweite Hilfe«. Diese Opfer müssen intensiver und umfassender betreut werden. Im Gegensatz zur Psychischen Ersten Hilfe hat diese Betreuung oft auch eine soziale Komponente, sodass diese Psychische Zweite Hilfe »Psychosoziale Notfallhilfe« (PSNH) genannt wird.

Beide Unterstützungsformen sind inzwischen auch im öffentlichen Bewusstsein fest verankert. Teilweise muss allerdings gefragt werden, ob nicht schon eine zu intensive psychische Betreuung erfolgt und diese schon fast inflationär wirkt.

Die Psychosoziale Notfallhilfe wird inzwischen üblicherweise von Notfallseelsorgern (NFS) oder Kriseninterventionsteams (KIT) geleistet, manchmal, wenn es sich um eine Akutintervention handelt, von Notfallpsychologen. Das praktische Vorgehen bei der Betreuung durch Notfallseelsorger und Kriseninterventionsteams, in manchen Städten auch Notfallbegleiter genannt, unterscheidet sich manchmal, es sind aber auch viele Gemeinsamkeiten zu erkennen. Allerdings ist die Begrifflichkeit oft verwirrend und nicht einheitlich.

Im vorliegenden Buch soll basierend auf der differenzierten Darstellung der psychischen Situation der Notfallopfer sowohl das praktische Handeln bei der psychosozialen Notfallhilfe und Akutintervention in der konkreten Betreuungssituation als auch in speziellen Situationen beschrieben werden. Die Ausführungen werden abgerundet durch die Beschreibung der Übergabe in die Betreuung durch Fachkräfte, wenn dies notwendig wird. Hier werden spezifische Methoden skizziert, die für die Unterstützung jener Personen entwickelt wurden, die an sich stabil sind, aber aufgrund auch eines einzelnen einschneidenden Notfalls Gefahr laufen, eine Störung zu entwickeln. Dabei sollen auch psychologische Theorien skizziert werden, die hilfreich sind bei einer Erklärung der Phänomene, die Betroffene erleben.

Im Bereich der Helfer geht die Darstellung von der Auswahl der Kandidaten über Inhalte der Ausbildung bis hin zum aktuellen Stand und zukünftigen Herausforderungen. Das Buch kann somit als Handbuch für Psychosoziale Notfallhelfer bei konkreten Fragestellungen in der Praxis, aber auch als Nachschlagemöglichkeit dienen. Ebenso kann es ein Wegweiser für »Konsumenten« sein. Die Ausführungen basieren auf Forschungsergebnissen, Konzeptentwicklungen, praktischen Erfahrungen sowie der Schulungstätigkeit der Autoren bei allen relevanten Gruppierungen.

Es ist den Autoren wichtig, aus ihrer psychologischen Identität heraus für die Psychosoziale Notfallhilfe adaptierbare und alltagsnahe psychologische Theorien verfügbar, verständlich und nutzbar zu machen.

2 Begriffe

Begriffe wie »Psychosoziale Notfallhelfer«, »Notfall«, »Trauma«, »Krise« etc. werden sehr uneinheitlich verwendet. Um eine einheitliche Begrifflichkeit herzustellen, werden deshalb zunächst für die Psychosoziale Notfallhilfe relevante Begriffe auf der Grundlage der vorliegenden Literatur und der Praxis definiert, erläutert und voneinander abgegrenzt.

2.1 Psychosoziale Notfallhelfer

Die Arbeit der Personen bzw. Gruppierungen, die Psychosoziale Notfallhilfe leisten, geht über eine Psychische Erste Hilfe hinaus (Stufe 1 des Versorgungsdreiecks, s. Kap. 4.1), wie sie von Einsatzkräften bzw. vorher bereits von Laienhelfern geleistet werden sollte. Für diese weitergehende Hilfe, bei der im Mittelpunkt die psychische und soziale Betreuung (Stufe 2) direkter und indirekter Notfallopfer steht, wurden die Begriffe »Psychosoziale Notfallhilfe« bzw. »Psychosoziale Notfallhelfer« (Lasogga und Gasch 2004) vorgeschlagen und sind inzwischen weit verbreitet.

Der Begriff »Psychosoziale Notfallhelfer« ist aus folgenden Gründen angemessen:

1. Die Bezeichnung »Psychosoziale Notfallhelfer« stellt einen *Sammelbegriff* für verschiedene Gruppierungen dar, die in diesem Bereich tätig und bekannt sind. Insbesondere sind dies Notfallseelsorger und Kriseninterventionsteams. Durch die Bezeichnung »Psychosoziale Notfallhelfer« wird keine dieser Gruppen ausgegrenzt. Die genannten Gruppen können auch unter diesem Begriff zusammengefasst werden, weil die Zielgruppe, die Einsatzindikation und die notfallpsychologischen Grundkenntnisse annähernd gleich sind bzw. sein sollten (vgl. Daschner 2001), wobei in der Grundausbildung und in der Ausbildung selbstverständlich Unterschiede vorhanden sind.
2. Psychosoziale Notfallhelfer kümmern sich primär und intensiv um die *psychische* Betreuung der Op-

fer. Bei einigen Notfallopfern genügt es nicht, sich gemäß den Regeln der Psychischen Ersten Hilfe zu verhalten, sondern es ist eine weitere Hilfe im psychologischen Bereich notwendig. Die Psychosozialen Notfallhelfer sollen diese Psychische Zweite Hilfe leisten; sie sollen sich intensiver kümmern als dies die Einsatzkräfte aus Zeit- und Ausbildungsgründen können und sollen.

3. Diese zweite Hilfe beinhaltet häufig eine *soziale* Komponente. Sie kann darin bestehen, für eine Unterkunft zu sorgen, wenn ein Haus abgebrannt ist, oder spezielle Hilfe bereitzustellen, wenn eine Frau vom Ehemann geschlagen und bedroht wurde und untergebracht werden muss, oder Geld für Kleidung aufzutreiben. Ferner können beispielsweise Kostenzuschussmöglichkeiten für eine Beerdigung eruiert oder hauswirtschaftliche Hilfskräfte organisiert werden. Auch kann es notwendig werden, Kontakt zu Behörden wie dem Jugendamt herzustellen.
4. Das Wort »Notfallhilfe« verdeutlicht, dass die Hilfe nach einem Notfall erfolgt. Nach einem Notfall sind spezifische Interventionsformen erforderlich, die in anderen Situationen nicht oder in anderer Form notwendig sind. Im Zentrum dieser Hilfe steht also die ganz spezifische und fokussierte Hilfe. Diese Wortwahl impliziert auch die zeitliche Begrenztheit, die Dringlichkeit, aber auch die Beschränkung hinsichtlich des Umfangs und die definitionsgemäße Endlichkeit dieser Maßnahmen.

   Aus diesem Grund ist auch der Begriff »psychosoziale Unterstützung« weniger geeignet. Eine psychosoziale Unterstützung wird von beispielsweise Sozialarbeitern in sehr vielen Situationen tagtäglich und teilweise kontinuierlich geleistet. Auch Pastoren leisten psychosoziale Unterstützung, wenn jemand an der Haustür klingelt und um etwas Geld bittet, das ihm der Pastor nach einem kurzen Gespräch gibt. Aus ähnlichen Gründen wird auch nicht der Begriff »psychosoziale Akuthilfe« (BEERLAGE ET AL. 2006) verwendet; eine »akute Hilfe« findet auch bei dem Bittsteller an der Haustür statt. Die spezifische Hilfe und Form der Betreuung, die nach einem Notfall notwendig ist, wird bei diesem Begriff nicht ersichtlich.

Die Bezeichnung »Krisenintervention« ist ebenfalls weniger passend. Der Begriff »Krise« wird in der Psychologie überwiegend für Veränderungskrisen verwendet; eine Krisenintervention geht eher in Richtung Psychotherapie (wenn länger dauernd) oder Psychiatrie. Der Begriff könnte daher zu Missverständnissen führen, denn bei einem Notfall ist eine andere Intervention vor einem anderen Hintergrund mit anderen Zielen erforderlich.

Als Sammelbegriff wäre »Kriseninterventionsteam« oder »Kriseninterventionsdienst« (KID) ebenfalls nicht geeignet. Er würde nur einige Gruppen einbeziehen, wie beispielsweise die Kriseninterventionsteams von Rettungsdiensten, aber nicht die Notfallseelsorger

Wenn in vielen Publikationen und Gesprächen der Begriff »Psychosoziale Notfallhilfe« verwendet wird, geschieht dies in dem Sinne, dass die Psychosoziale Notfallhilfe sich an direkte und indirekte Notfallopfer wendet und nicht an die Helfer. Wenn es hingegen um die Betreuung von Einsatzkräften nach Notfällen geht, werden teilweise andere und völlig verschiedene Worte verwendet. Manchmal wird der Begriff »Nachsorge für Einsatzkräfte« gewählt oder es wird von »psychosozialer Unterstützung« gesprochen. Hier hat sich bisher kein Wort eindeutig durchgesetzt. In diesem Buch wird im Falle der Betreuung von Einsatzkräften nach Notfällen von »Nachsorge für Einsatzkräfte« oder »psychologische Nachsorge für Einsatzkräfte« gesprochen.

2.2 Notfall

Für den Begriff »Notfall« liegt folgende Definition vor:

> *»Notfälle sind Ereignisse, die aufgrund ihrer subjektiv erlebten Intensität physisch und/oder psychisch als so beeinträchtigend erlebt werden, dass sie zu negativen Folgen in der physischen und/oder psychischen Gesundheit führen können.«* (Lasogga und Gasch 2004)

Bei einer derartigen Definition wird die Subjektivität in den Vordergrund gerückt. Demnach kann im Endeffekt jedes Ereignis als Notfall betrachtet werden, wenn die Person es so ansieht, also auch die Beule im Auto oder der Tod des Wellensittichs. Dies ist letztlich korrekt, kann aber auch zu einer inflationären Verwendung des Begriffs »Notfall« führen. Deshalb sollen weitere Kriterien dafür herangezogen werden. Hier bieten sich Ansatzpunkte bei Mitchell und Everly (2019). Sie nennen als Kennzeichen von Notfällen:

- sie treten plötzlich auf
- das Opfer ist überrascht
- das Opfer ist unvorbereitet
- das Opfer ist überwältigt von der Intensität des Geschehens
- sie dauern relativ kurz.

Aber auch hier zeigt sich ein Dilemma: Wenn diese Kennzeichen auch für viele Notfälle gelten, so treffen sie nicht für alle zu. Notfälle treten nicht immer plötzlich auf, manchmal bestehen kürzere oder längere Vorwarnzeiten wie bei einem Hochwasser. Auch vor Lawinenabgängen kann gewarnt werden. Ferner muss ein Notfall nicht immer kurz dauern; eine Geiselnahme oder der Tod eines Verwandten beispielsweise können sich über Tage hinziehen.

Letztlich kann damit keine eindeutige Definition von »Notfall« gegeben werden. Generell wird deshalb hier die Definition von Lasogga und Gasch zugrunde gelegt. Zusätzlich gilt, dass dann von einem Notfall gesprochen werden soll, wenn die meisten Menschen diesen als Notfall bezeichnen würden. Ein Notfall kann zu negativen Folgen führen, er muss es aber nicht. Demgemäß stellt ein Notfall höchstens ein »potenziell traumatisierendes Ereignis« dar (s.u.). Für die Psychosoziale Notfallhilfe sind diese subjektiven Folgen bedeutsam, die beachtet und behandelt werden müssen.

2.3 Trauma

Die Worte »Trauma« bzw. »traumatisiert« werden ebenfalls geradezu inflationär verwendet. Manchmal entsteht der Eindruck, dass jedes seltene negative Ereignis bereits ein »Trauma« ist bzw. zur Folge hat. Außerdem wird der Begriff »Trauma« sehr unterschiedlich verwendet. Teilweise wird er synonym zu »Notfall« gebraucht. Aber auch die Folgen eines Notfalls werden als »Trauma« bezeichnet; die Betroffenen haben ein »Trauma«, sind »traumatisiert«. In letzterem Fall muss man korrekterweise von »Psychotrauma« sprechen, da der Begriff »Trauma« ein medizinischer Begriff für eine Schädigung, Verletzung oder Verwundung lebenden Gewebes ist, die durch Gewalteinwirkung von außen entsteht.

Insgesamt wird der Begriff »Trauma« bzw. »Psychotrauma«, sofern er psychologisch gemeint ist, in vier Varianten verwendet (ausführlich: Lasogga und Gasch 2011, Münker-Kramer 2015):

▶ Psychotrauma als Ereignis

Nach dieser Wortbedeutung wird ein Ereignis, das aus der Außensicht für den Menschen, der es erleidet, belastend sein könnte, als »Trauma« bzw. »Psychotrauma« bezeichnet. Dabei werden nur die Reize eines Ereignisses betrachtet; eine entsprechende negative Reaktion des betroffenen Menschen wird postuliert. Teilweise wird sogar eine Erwartungshaltung induziert, dass jeder Mensch auf diese Ereignistypen negative Folgeerscheinungen zeigen muss. Es ist allerdings falsch, von einem traumatisierenden Ereignis per se zu sprechen; es kann nur ein *potenziell* traumatisierendes Ereignis geben.

▶ Psychotrauma als Folge

Bei einer anderen Wortbedeutung wird die Reaktion eines Menschen als »Psychotrauma« bezeichnet. Ein Psychotrauma ist demnach nicht das Ereignis selbst, sondern die Folge des Ereignisses. Der Mensch hat ein Psychotrauma, ist »traumatisiert«. Damit stellt der Begriff »Psychotrauma« einen unklaren Sammelbegriff für menschliche Reaktionen dar. Eine Spezifizierung der Reaktionen findet in aller Regel nicht statt.

▶ Psychotrauma als Ereignis und dessen Bewertung

Bei dieser Definition steht sowohl das äußere Ereignis als auch dessen Bewertung durch den Betroffenen im Vordergrund. Ob ein Notfall ein Psychotrauma darstellt, hängt demnach sowohl vom äußeren Ereignis als auch von der Bewertung des Notfalls durch das Individuum ab. Diese Definition entspricht etwa der Stresstheorie bzw. -definition von Lazarus und den Grundaxiomen der kognitiven Verhaltenstherapie nach Beck (1979) und Ellis (Ellis und Hoellen 1997).

▶ Psychotrauma als Interaktion zwischen Ereignis, Bewertung und Folge

Nach einer weiteren Wortbedeutung werden a) das Ereignis, b) dessen Bewertung unter Einschätzung der eigenen Bewältigungsmöglichkeiten und c) die negativen Folgen als Kriterien herangezogen, um ein Psychotrauma zu definieren. Ein Psychotrauma ist danach ein »vitales Diskrepanzerlebnis zwischen bedrohlichen Situationsfaktoren und den individuellen Bewältigungsmöglichkeiten, das mit Gefühlen von Hilflosigkeit und schutzloser Preisgabe einhergeht und so eine dauerhafte Erschütterung von Selbst- und Weltverständnis bewirkt« (Fischer und Riedesser 2009, S. 82). Dies ist die Definition, die den Ausführungen in diesem Buch am nächsten kommt.

Darüber hinaus finden sich folgende Varianten in der Literatur:

Psychotrauma Typ 1 und Typ 2

Eine für die Psychosoziale Notfallhilfe wichtige Unterscheidung nimmt TERR (1991) vor: Sie differenziert zwischen Trauma Typ 1 und Trauma Typ 2. Bei Typ 1 handelt es sich um ein *einzelnes* Ereignis und die Reaktion darauf, beispielsweise einen Unfall, eine Naturkatastrophe oder einen Raubüberfall. Dies kann einmalig (Monotrauma) oder es können mehrere verschiedenartige Ereignisse sein (Multitrauma).

Typ 2 beschreibt einen Zustand, der *längere Zeit* andauert und/oder ein Geschehen, das sich wiederholt, z.B. jahrelange sexuelle Gewalt. Beginnt dies im Kindesalter, bezeichnet man es auch als Entwicklungstrauma, beginnt es im Erwachsenenalter (Folter, Entführung, Gewaltbeziehung), bezeichnet man es als sequentielles Trauma. Im Fall des Traumas Typ 2 ist der Zustand überwiegend durch Menschen hervorgebracht worden und ist umso fataler, zerstörerischer und weitreichender, je früher er beginnt und je länger er andauert.

Primäre, sekundäre und tertiäre Psychotraumatisierung

Unterschieden wird noch zwischen einer »primären« und einer »sekundären« Psychotraumatisierung (REINHARD UND MAERCKER 2004). Dabei wird der Fokus wieder auf das Ereignis gerichtet. Bei einer »primären« Psychotraumatisierung wird ein potenziell traumatisierendes Ereignis *direkt* miterlebt; das Opfer wird mit dem Ereignis direkt konfrontiert. Auch Verursacher oder Augenzeugen können so primär traumatisiert werden. Dies gilt für Psychotrauma Typ 1- und Typ 2-Ereignisse. Der Grund liegt darin, dass wir über unsere sogenannten Spiegelneuronen (Bauer 2005), den anatomischen Sitz unseres Mitgefühls, Emotionen und Schmerz anderer Menschen fast wie eigene Betroffenheit nachvollziehen bzw. spüren können. Eine »sekundäre« (auch »indirekte« oder »stellvertretende«) Traumatisierung kann auch erfolgen, wenn Personen nicht mit dem Ereignis selbst, sondern mit den *Auswirkungen* des Ereignisses auf das direkte Notfallopfer konfrontiert werden. Dies ist beispielsweise bei den Personen der Fall, die vom Notfall erst mit zeitlichem Abstand erfahren, wie Angehörige.

Eine sogenannte tertiäre Traumatisierung kann indirekt Betroffenen widerfahren, wie z.B. Führungskräften eines Unternehmens, das die Verantwortung für ein Großschadensereignis trägt. Ferner gelten die Helfer als Tertiäropfer (manchmal werden sie auch als Sekundäropfer bezeichnet), wenn sie über die Wahrnehmung des »Leides« der Primäropfer in spezieller Weise betroffen sind, z.B. wenn sie diese kennen. In diesem Fall fällt es wesentlich schwerer, »professionelle Distanz« zu wahren. Sie sind dann auch »direkt Betroffene«.

▶ Psychotraumatologie

Die Wissenschaft »Psychotraumatologie« befasst sich mit Grundlagenforschung, mit der wissenschaftlichen Untersuchung und Behandlung seelischer Verletzungen und deren Folgen. Mehrere Fachdisziplinen leisten ihre Beiträge, vor allem Medizin, Psychologie, Soziologie und Neurobiologie (Fischer und Riedesser 2009).

2.4 Krise

Der Begriff »Krise« wird teilweise mit dem Begriff »Notfall« (s. beispielsweise D´Amelio et al. 2006), teilweise mit dem Begriff »Trauma« synonym verwendet. Inhaltlich bleibt der Begriff »Krise« meist recht vage und unscharf. Es empfiehlt sich aber, die Begriffe »Krise«, »Trauma« und »Notfall« deutlich zu unterscheiden. Wenn von »Krise« gesprochen wird, ist meistens die »Veränderungskrise« gemeint. Sie gehört – wie oben bereits ausgeführt – nicht in das Gebiet der Psychosozialen Notfallhilfe.

2.5 Einzelnotfall vs. Großschadensereignis

Eine Unterscheidung, die für Psychosoziale Notfallhilfe sehr relevant ist, besteht zwischen einem individuellen bzw. Einzelnotfall (auch wenn selbst bei einem Einzelnotfall in den allermeisten Fällen mehrere Personen direkt oder indirekt betroffen sind) und einem Großschadensereignis mit sehr vielen direkten und indirekten Notfallopfern sowie vielen Helfern. Das Großschadensereignis (synonym werden die Begriffe verwandt: Großschadensfall, Katastrophe, Massenanfall von Verletzten) ist durch zusätzliche Faktoren gekennzeichnet und erfordert zusätzliche Konzepte der Psychosozialen Notfallhilfe, z. B. der Umgang mit einer äußerst komplexen Situation, die Koordination der diversen sozialen Notfallhelfer, die Kooperation und Kommunikation mit zahlreichen anderen Helfergruppen, die Modifikation von Einzelmaßnahmen und die Zeitbegrenzung bei individueller psychologischer Hilfe (Lasogga et al. 2011).

2.6 Betroffene Personengruppen

Die Psychosoziale Notfallhilfe wendet sich an unterschiedliche Personengruppen, die im Folgenden spezifiziert werden. Wir sprechen hier bewusst von *Betroffenen* und *Notfallopfern*, solange diese Reaktionen auf den Notfall zeigen. Erst zu einem späteren Zeitpunkt soll bei Personen, bei denen sich die Reaktionen und Folgen zu krankheitswertigen Symptomen entwickeln, von *Patienten* gesprochen werden. Dies ist dann jedoch nicht mehr Gegenstand der Psychosozialen Notfallhilfe.

▶ Direkte Notfallopfer

Die »direkten Notfallopfer« werden mitunter auch als »Primäropfer« oder »primär Traumatisierte« (Reinhard und Maercker 2004) bezeichnet. Dies sind Personen, die selbst einen Notfall erlitten haben, wobei das Ausmaß ihrer psychologischen Belastung sehr unterschiedlich ist und keinesfalls mit dem Ausmaß der physischen Verletzung korrelieren muss. Personen, die somatisch kaum verletzt sind, können psychisch sehr stark, Menschen mit schweren physischen Verletzungen psychisch kaum beeinträchtigt sein.

▶ Indirekte Notfallopfer

»Indirekte Notfallopfer« werden Personen genannt, die nicht selbst den Notfall erlitten haben, aber indirekt mit ihm konfrontiert werden. Für sie findet sich in der Literatur auch der Begriff »Sekundäropfer«. Sie haben das Ereignis nicht selbst direkt miterlebt, müssen sich aber mit dessen Auswirkungen auseinandersetzen.

Angehörige

Zu den indirekten Notfallopfern gehören vor allem Angehörige der direkten Notfallopfer. Sie können den Notfall mit angesehen haben, zum Beispiel den Herzinfarkt eines Ehepartners; sie können sich aber auch an einem anderen Ort aufgehalten haben und mussten dann beispielsweise über den Tod des Ehepartners informiert werden. Sie sind für Psychosoziale Notfallhelfer eine sehr wichtige Zielgruppe.

Verursacher

Zur Gruppe der indirekten Notfallopfer gehören auch die Verursacher eines Notfalls. Diese Gruppe ist sehr heterogen. Es kann sich beispielsweise um einen Autofahrer handeln, der die Kontrolle über sein Fahrzeug verloren und einen schweren Unfall verursacht hat, oder um einen Lokomotivführer, der einen Suizidanten überfahren hat. Aber auch an fahrlässige Verursacher ist zu denken, wie alkoholisierte Fahrer oder Personen, die beim Telefonieren mit einem Mobiltelefon einen Unfall verursachen. Diese Unterscheidungen sind bei der Intervention relevant, wenn es um die Bearbeitung subjektiver und objektiver Schuldgefühle geht (vgl. KAP. 6.6). Die Gruppe der Verursacher war in der Betreuung teilweise lange ausgeschlossen. Hier werden »Täter« als »Verursacher mit Intention« nicht näher betrachtet, da sie nicht Zielgruppe von Psychosozialer Notfallhilfe, sondern der Forensik sind.

Augenzeugen

Auch Augenzeugen, die einen Notfall direkt miterlebt haben, können psychische Betreuung benötigen, beispielsweise wenn sie miterlebt haben, wie jemand überfahren oder zusammengeschlagen wurde oder wenn sie in einer öffentlichen Veranstaltung miterleben mussten, wie ein Fallschirmspringer zu Tode kam, weil sich sein Schirm nicht öffnete. (Die Gefährdung dieser Gruppe aufgrund des Mechanismus der sog. »Spiegelneuronen« wurde bereits ausgeführt, s. KAP. 2.3)

Zuschauer

Zuschauer sind ebenfalls indirekte Notfallopfer. Im Gegensatz zu Augenzeugen haben sie sich erst nachträglich zum Ort des Notfalls begeben, diesen aber nicht direkt miterlebt. In aller Regel bedürfen sie aber keiner Psychosozialen Notfallhilfe.

Medienvertreter

Auch Medienvertreter sind zu den indirekten Notfallopfern zu zählen. Zwar haben sie primär ein berufliches Interesse, über einen Notfall zu berichten, aber das Erlebte und Geschilderte kann bei ihnen massive Folgen – auch längerfristig – haben, was auch zunehmend gesehen und diskutiert wird (WEIDMANN 2008).

▶ Helfer

Neben direkten und indirekten Notfallopfern sind als dritte Gruppe »Helfer« zu nennen. Zu den Helfern zählen mehrere unterschiedliche Gruppen. Zunächst leisten in den meisten Fällen Laienhelfer die Erste Hilfe. Dann treffen Einsatzkräfte und im Anschluss daran Psychosoziale Notfallhelfer am Notfallort oder zu Hause ein. Schließlich kann die weitere Betreuung durch Fachkräfte und auch durch Traumatherapeuten erfolgen. Bei allen Gruppen, ausgenommen die erste, kann aufgrund von Ausbildung, Routine und mentaler Einstellung davon ausgegangen werden, dass sie »resistenter« gegen Belastungen sind als unvorbereitete Personengruppen. Unter bestimmten Bedingungen (vgl. KAP. 7) können aber auch bei ihnen negative Folgen auftreten.

3 Die psychische Situation von Notfallopfern

3.1 Psychologische Belastungen

Notfallopfer sind einer ganzen Reihe von psychologischen Belastungen ausgesetzt. Sie werden im Folgenden dargestellt. Einige dieser Belastungen stellen in Kombination mit anderen Variablen eine Indikation für Psychosoziale Notfallhilfe und gegebenenfalls sogar für eine weitere Betreuung dar. Falls sich aus den einzelnen spezifischen Belastungen direkte Anregungen und Hinweise für die konkrete Psychosoziale Notfallhilfe ergeben, ist dies an der entsprechenden Stelle vermerkt. Ausführlich wird auf die konkrete Arbeit in Kapitel 5 eingegangen.

▶ Neuheit und Außergewöhnlichkeit der Situation

Die meisten Personen, die einen Notfall erleben, sind vor dem Notfall unauffällige, handlungsfähige Menschen, die gewöhnt sind, sich den Herausforderungen des Alltags zu stellen und dafür entsprechende Mechanismen einsetzen können. Ein Notfall stellt für die meisten Notfallopfer nun etwas völlig Neues dar. Die gewohnten Bewältigungsstrategien greifen nicht bzw. sind nicht abrufbar. Notfälle mit ihren Belastungen und den eigenen Reaktionen (*»Wie konnte ich nur so laut schreien? Ich schäme mich dafür richtig.«*) sind daher oft sehr verunsichernd.

Beispiel 1: Eine Frau, die sieht, wie ihre Nachbarin sich suizidiert, und nichts mehr machen kann, erlebt massive Intrusionen (Bilder, die sehr realistisch auftauchen) und kann nicht mehr in den Garten gehen. Sie missinterpretiert die Intrusionen als »Halluzinationen«, glaubt, dass sie nun »verrückt« und möglicherweise schizophren werde und ist völlig verzweifelt. Sie steigert sich in diese Angst und glaubt, die Kinder werden ihr abgenommen, weil sie nun bald eingeliefert wird.

Beispiel 2: Ein Lokführer, der einen Eisenbahnunfall erleben musste, bei dem Menschen ums Leben kamen, setzt als gelernte und abrufbare Routinehandlung einen Notruf ab und steht dann »wie angegossen« da, bis die ersten Helfer kommen, und wertet sich dafür massiv ab: »Ich habe einfach nur dagestanden und konnte nichts machen. Wie konnte mir das passieren?«

▶ Kontrollverlust

Die Tatsache, einen Notfall mit Folgen für die eigene Handlungsfähigkeit zu erleben, konfrontiert Notfallopfer mit einer unangenehmen Erfahrung: Sie können ihr Umfeld nicht mehr in dem gewohnten Ausmaß kontrollieren. Ein derartiger Kontrollverlust wird als belastend erlebt, passt oft nicht zum bestehenden Selbstbild und kann so zu vielfältigen negativen Folgereaktionen führen; bei permanentem Andauern kann er sogar psychische und körperliche Krankheiten verursachen (BREHM 1966).

So hatte der Lokführer aus Beispiel 2 (s.o.) aufgrund seiner Selbstbilderschütterung und körperlicher Begleiterscheinungen nach zwei Monaten massive Selbstzweifel bis hin zu deutlichen depressiven Symptomen entwickelt. Eine bedeutsame Rolle scheint ein stark erlebter Kontrollverlust auch für die Entwicklung von negativen Folgen zu spielen (AUERBACH 2014).

Verfügt man dagegen noch über einen Rest an Eigenkontrolle, mindert dies die Intensität einer negativen emotionalen Folgereaktion (s. beispielsweise DAVISON UND NEALE 2007). Bei Vergewaltigungsopfern wurde festgestellt, dass diejenigen, die sich bemühten, einen Rest von Kontrolle und Autonomiebewusstsein in der Situation zu erhalten, relativ gesehen weniger Krankheitssymptome entwickelten (HAGEN 1997). Dass die erlebte Kontrolle bei Unfallopfern wichtig für den körperlichen Genesungsprozess ist, haben ROG-

NER ET AL. (1987) aufgezeigt: Die Regeneration verlief günstiger, wenn die Patienten den Eindruck hatten, dass sie selbst Kontrolle über den eigenen Heilungsprozess hatten.

▶ Unterbrochene Handlung

Ein Notfall unterbricht den Ablauf einer Handlung, die man sich zu diesem Zeitpunkt vorgenommen hat. Die Psychologin ZEIGARNIK stellte bereits in den zwanziger Jahren des vergangenen Jahrhunderts fest, dass alle Aspekte einer unterbrochenen Handlung mental repräsentiert bleiben, was zu internen psychischen Spannungen führt, die teilweise dauerhaft bestehen bleiben. Dies wird verstärkt durch neurobiologische und neurophysiologische Fakten beim Erleben von Extremstress (der »im Körper steckenbleibt«), wie bei einem Notfall.

Eine unterbrochene Handlung kann als sehr belastend erlebt werden und es kann einen immanenten Drang geben, die Handlung zu vollenden. Dies ist ein wesentlicher Aspekt für Psychoedukation (s. KAP. 5.1 UND 5.9) und für die Betreuung, z.B. im Sinne von häufiger Informationsgabe. So war es beim Hochwasser 2002 sehr wichtig, dass die Bürgermeister betroffener Gemeinden den Evakuierten ein- bis zweistündlich Informationen gaben, auch wenn diese nicht wirklich Neues enthielten.

▶ Emotionale und / oder kognitive Dissonanz

LEON FESTINGER (1957, zit. nach HERKNER 1983) hat eine erlebens- und verhaltenssteuernde Theorie beschrieben: Wir streben grundsätzlich nach einer Übereinstimmung (Konsonanz) zwischen unseren inneren Ansprüchen, Vorstellungen, Werthaltungen und dem, was wir dann im Vergleich in der Realität sehen und erleben. Wenn wir eine Diskrepanz kognitiver oder emotionaler Art feststellen, erleben wir es als kognitive oder emotionale Dissonanz, die wir versuchen zu reduzieren. Dafür gibt es verschiedene Wege: Die Veränderung der inneren Ansprüche oder der Versuch der Veränderung der Realität. Die Entscheidung für die Veränderung der eigenen Ansprüche oder für die Veränderung der Realität ist von mehreren Faktoren abhängig: von der Wahrscheinlichkeit des Erfolges, den vorhandenen objektiven Rahmenbedingungen, der momentanen subjektiven Befindlichkeit, der Kosten-Nutzen-Kalkulation im Sinne von Aufwand und Wirkung, der Wichtigkeit des Themas und der Größe des Leidensdruckes sowie der jeweiligen Reife- und Lebensphase. Grundsätzlich kann man davon ausgehen, dass es zu einer gesunden Verarbeitung gehört, diese Dissonanzen zu reduzieren.

Ein Notfall kann zu Dissonanzen führen: Jemand mit an sich gutem Selbstwertgefühl äußert vehement, dass er sich noch nie so dumm und unfähig gefühlt habe und diese Hilflosigkeit nicht aushalten kann. Dies belaste ihn zusätzlich zum Notfall. Notfallopfer sollten vom ersten Moment an durch die Psychosozialen Notfallhelfer dabei unterstützt werden, diese Dissonanzen zu reduzieren. Dies kann z.B. bedeuten, dass man etwa folgendermaßen darauf eingeht: *»Es gibt Situationen, da müssen wir alle Ansprüche an uns kurzfristig über Bord werfen, auch wenn das quält, weil es ungewöhnlich ist. Dies ist so eine Situation, in der Sie vielleicht nicht so funktionieren können, wie Sie es gewöhnt sind. Stimmt das? Das ist etwas, was viele Menschen in einer solchen Situation erleben – vor allem, wenn sie sonst die Dinge gut im Griff haben ...!«*

▶ Schmerzen

Je nach Art und Schwere der inneren und äußeren Verletzungen können Notfallopfer unter mehr oder minder großen Schmerzen leiden. Ihr Ausmaß variiert interindividuell (zwischen verschiedenen Personen) und intraindividuell (innerhalb einer Person zu verschiedenen Zeitpunkten oder in verschiedenen Situationen) beträchtlich. Bei dem Ausmaß der Schmerzen spielt die Schwere der Verletzungen nicht unbedingt die ausschlaggebende Rolle, sondern eher subjektive Faktoren, beispielsweise die eigene Einschätzung der Bedrohlichkeit der Verletzung. Auch die bisherige Erfahrung mit dem Erdulden von Schmerzen ist bedeutsam.

Schmerzen verursachen häufig Angst, die dann wieder zusätzliche physiologische Folgen nach sich zieht. Diese Wechselwirkung ist aber auch in umgekehrter Richtung zu beobachten: Schmerzen treten ohne äußere Verletzungen aufgrund psychischer Auslöser auf. Wichtig ist es, hier keine Gefühle abzusprechen, also nicht zu sagen: *»Sie brauchen keine Angst zu haben.«* Es kann natürlich auch beruhigen, wenn »der Fachmann« beispielsweise von außen keine Verletzungen sieht oder dass die Gefahr vorüber ist. Dann könnte Folgendes gesagt werden: *»Hier ist jetzt objektiv keine Verletzung, vielleicht kann diese Information ein bisschen von Ihrer Angst nehmen.«*

3.2 Moderatorvariablen

Die Belastungen durch einen Notfall treffen Menschen, die sich biologisch, soziografisch und psychologisch unterscheiden. Diese unterschiedlichen Faktoren, die die Menschen sozusagen »mitbringen«, werden »Moderatorvariablen« (Lasogga und Gasch 2013) genannt. Im Gegensatz zu den Belastungen, die von »wenig belastend« bis »sehr belastend« einzustufen sind, also nur im negativen Bereich, sind die Moderatorvariablen per se als neutral einzustufen. Sie können positiv wirksam sein in dem Sinne, dass sie protektiv wirken, also in gewissem Ausmaß vor negativen Folgen schützen. Die Moderatorvariablen können auch negativ wirksam werden, beispielsweise wenn frühere Notfälle erlebt und nicht angemessen bewältigt wurden, dann wären es Risikofaktoren. Sie können auch keine Auswirkungen haben.

Die Moderatorvariablen sind also mit dafür verantwortlich, dass nach einem Notfall unabhängig von den Variablen, die durch den Notfall selbst determiniert sind, bei verschiedenen Menschen völlig unterschiedliche Reaktionen sowie kurz-, mittel- und langfristige Folgen anzutreffen sind.

Diese Moderatorvariablen sind einerseits teilweise recht konstant, wie bestimmte Persönlichkeitszüge, andererseits unterliegen sie aber auch intraindividuellen Schwankungen, d.h. das Notfallopfer ist nicht immer »gleich drauf«, sondern hat beispielsweise gerade eine Erkältung oder ist

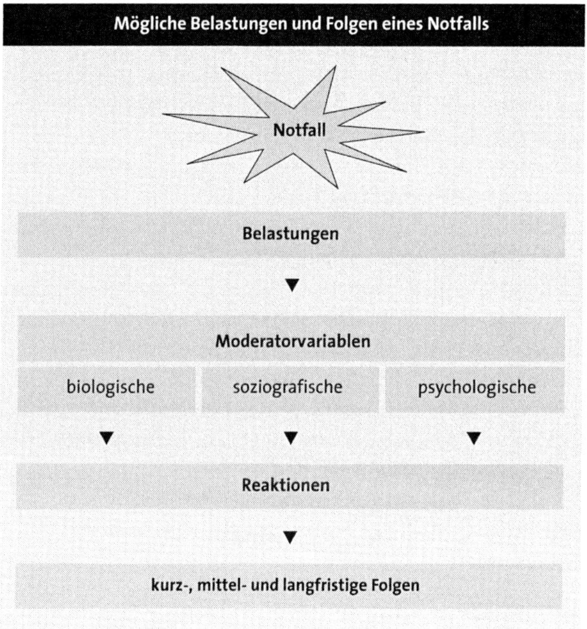

Abb. 1 ▶ Mögliche Belastungen und Folgen eines Notfalls

frisch verliebt. Der Notfall widerfährt also einer bestimmten Person mit relativ konstanten Eigenschaften etc., aber auch einer Person, die sich momentan in einem bestimmten Zustand befindet. Daher muss ein Notfall nicht immer gleich auf eine Person wirken, selbst wenn es sich um denselben Notfall handeln würde, der ein und derselben Person widerfährt.

▶ Biologische Moderatorvariablen

Alter

Physiologisch wie psychologisch werden vermutlich Kinder oder alte Menschen die entstandenen Belastungen stärker oder schwächer, auf alle Fälle jedoch anders erleben als

Menschen in mittleren Altersstufen. Kinder interpretieren Dinge aus ihrer Sicht. Handlungen von Helfern können ohne Erklärung Angst erzeugen und manchmal mehr Spuren hinterlassen als bei Erwachsenen und als das Notfallereignis selbst. Beispielsweise kann das Beobachten einer Reanimation als Aggression angesehen werden. Kinder können auch schneller zwischen extremen Gefühlen hin- und herpendeln, z. B. nach einer Beerdigung plötzlich fröhlich spielen und dann wieder weinen.

Alte Menschen erleben Notfälle oft definitiver. Aufgrund der kürzeren Zukunftsperspektive kann der Einbruch ins Selbst- und Weltverständnis leichter depressive Reaktionen hervorrufen (*»Hat eh alles keinen Sinn mehr.«, »Was soll mir denn noch alles passieren.«*). Je nach Biografie und Coping-Strategien (Bewältigungsstrategien) kann es aber auch sein, dass Notfälle relativiert werden (*»Wir haben auch den Krieg überlebt, da müssen wir hiermit auch fertig werden.«*). Man kann also davon ausgehen, dass die Reaktionen polarisierter ausfallen.

Geschlecht

Das Geschlecht ist beispielsweise beim Schmerzerleben von Bedeutung. Frauen ertragen Schmerzen durchschnittlich besser als Männer. Unterschiedliche Reaktionen von Männern und Frauen können auch aus der unterschiedlichen Sozialisation resultieren. Frauen könnten weniger Hemmungen haben, ihre Emotionen und Schmerzen durch Weinen oder Schreien zu zeigen als Männer.

Gespräche über Belastungen werden häufiger von Frauen geführt und professionelle Hilfe wird von Frauen eher in Anspruch genommen. Frauen können daher auch offener für Hilfsangebote sein. Ein derartiges Verhalten ist positiv zu bewerten.

Soziografische Moderatorvariablen

Soziale Ressourcen

Soziale Ressourcen reduzieren Stress. Gute Beziehungen zu mindestens einer oder zu mehreren Personen stellen einen protektiven Faktor dar (Reinhard und Maercker 2004, Bengel und Heinrichs 2004, Hering und Beerlage 2004). Dies gilt insbesondere für die familiäre Unterstützung (Bengel 2001). Daher kann bei einem funktionierenden familiären und sozialen Umfeld die Intervention von außen möglichst kurz gehalten werden. Gute soziale Ressourcen sind ein sehr bedeutsamer protektiver, also schützender Faktor.

Familienstand

Der Familienstand ist einerseits auf dem Papier – hier eher juristisch-formell – relevant. Andererseits ist das Eingebundensein in Bezug auf das subjektive Erleben und auf einige Grundemotionen und auch praktische Dinge wichtig, beispielsweise wenn es darum geht, wie Sorgerecht und Sorgepflichten oder Kontozugänge zu handhaben sind. Sehr plakativ könnte man annehmen, dass eine Frau, die zwei kleine Kinder hat und alleinerziehend ist, vermutlich bei einem Notfall sofort an die Kinder und die Versorgung denkt und sich darüber Sorgen macht, während ein Single eher an die beruflichen Konsequenzen denken wird. Ferner ist es in Extremstresssituationen sehr wichtig und ein bedeutsamer protektiver Faktor, wo und wie man sich gebunden fühlt. Dies kann abgesehen von real-praktischen Aspekten auch anhand der formellen Aspekte relevant sein und überdimensional empfunden werden. Ein Mangel an Bindungspersonen gilt als Risikofaktor für Chronifizierung nach Extrembelastungen.

Kultur

Kulturelle Faktoren sind ebenfalls für das Erleben und Verarbeiten eines Notfalls von Bedeutung. Schmerz und Trauer werden in verschiedenen Ländern und Religionen unterschiedlich ausgedrückt. Auch innerhalb eines Kulturkreises sind Unterschiede zu verzeichnen. Die kulturellen Werte und Traditionen, die sich regional und überregional finden, können hilfreich sein, weil der Betroffene in einer Situation höchster Unsicherheit in die Regeln »hineingleiten« kann, ohne sich in dieser Ausnahmesituation differenzierte Gedanken machen zu müssen. Beispiele dafür sind Beerdigungsrituale, die vom Bestattungsunternehmen kommuniziert werden oder in ländlichen Gegenden in der Nachbarschaft oder Dorfgemeinschaft üblich sind, bis hin zum Gestalten von Traueranzeigen. Kulturelle Gewohnheiten können also helfen und auffangen. Sie können aber auch ein Korsett sein, gegen das man ankämpfen muss, wenn einem spezifische Dinge wichtig sind, die »man nicht tut«. Hier ist die Gesprächsmöglichkeit und die Reflexion mit einem Psychosozialen Notfallhelfer oft sehr hilfreich. So werden eigene Bedürfnisse nicht übersehen. Dies könnte sich später quälend auswirken, beispielsweise die Gestaltung eines besonderen Aspektes der Trauerfeier, noch einmal mit dem Verstorbenen in der Aufbahrungshalle alleine sein etc.

Weitere Variablen

Bestimmte soziografische Variablen stellen Risikofaktoren dar, die letztlich sogar für die Entwicklung einer Störung mitverantwortlich sein können. Dazu gehören u.a. (Egle et al. 1997, Felitti et al. 1998)

- niedriger sozioökonomischer Status der Herkunftsfamilie
- schlechte Schulbildung der Eltern
- große Familien mit wenig Wohnraum
- Kriminalität oder Dissozialität der Eltern
- psychische Störungen der Mutter oder des Vaters
- mütterliche Berufstätigkeit im ersten Lebensjahr
- früher Verlust der Mutter
- schlechte Kontakte zu Gleichaltrigen.

Insgesamt kann man davon ausgehen, dass es sich um Aspekte handelt, die bei einer Häufung die Entwicklung von Coping-Strategien und die Stabilität der Persönlichkeit sowie das generelle Selbst- und Weltverständnis beeinträchtigen können. Je stärker diese Bereiche destabilisiert sind, desto schwächer ist sozusagen die Grundausstattung, um mit zusätzlichen Belastungen umzugehen. Der Einfluss eines einzelnen Faktors sollte aber nicht überbewertet werden. Erst das Zusammentreffen mehrerer Faktoren kann zu einem größeren Risiko führen. Alle diese Risikofaktoren können durch »protektive Faktoren« kompensiert werden. Somit ist es wichtig, sie in die Erfassung der Fakten zunächst beschreibend aufzunehmen und nicht eine schnelle Bewertung einzelner Punkte vorzunehmen, sondern erst im Gesamtüberblick die Prognose zu bewerten.

▶ Psychologische Moderatorvariablen

Coping-Strategien

Mit Coping-Strategien (Bewältigungsstrategien) ist die grundsätzliche Fertigkeit gemeint, mit Stress umzugehen. Unterschieden werden instrumentelle und palliative Coping-Strategien (Lazarus und Folkman 1984). Mittels instrumenteller Coping-Strategien wird versucht, Veränderungen in der Umwelt vorzunehmen, das aktive Handeln steht im Vordergrund. Mittels palliativer Coping-Strategien sollen Emotionen beeinflusst werden.

Wichtig ist gerade bei Notfällen, ob es sich um funktionale oder dysfunktionale Coping-Strategien handelt. Funktionale Coping-Strategien sind bei der Bewältigung von belastenden Erlebnissen hilfreich, wie bewusste Ablenkung durch Übungen, aktive Problemlösung oder durch das Suchen von Gesprächen. Dysfunktionale Strategien, wie z.B. Alkohol und ungezielte und unreflektierte Medikamenteneinnahme, Vermeidung generell oder Vermeidung von Gesprächen, sind generell schädlich und führen bei Verkehrsunfällen eher zu negativen Folgeerscheinungen (Auerbach 2014).

Weitere dysfunktionale Coping-Strategien stellen Resignation und endlose Selbstvorwürfe dar. Dies sind verständliche Reaktionen, die aber mittel- und langfristig in eine Sackgasse führen. Das Fatale an derartigen dysfunktionalen Coping-Strategien ist der selbstverstärkende Charakter. In den Lerntheorien wird die kurzfristige Erleichterung durch derartige Strategien »negative Verstärkung« genannt. Dieses Verhalten führt kurzfristig zu einer Entlastung, ist also angenehm, langfristig aber zu einer neuen Belastung. Diese Tatsache ist für die Betreuung und Behandlung von Bedeutung (Psychoedukation und Suche nach Alternativen).

Kontrollüberzeugung, Selbstwirksamkeitserleben

Stark erforscht wurde das Konzept der »Kontrollüberzeugung« bzw. des »Selbstwirksamkeitserlebens«. Personen mit hoher Selbstwirksamkeitserwartung bzw. Kontrollüberzeugung meinen, eine Situation durch eigenes Handeln beeinflussen zu können, Personen mit geringer Selbstwirksamkeitserwartung/Kontrollüberzeugung erleben sich als stark von der Umwelt, von anderen, vom Schicksal abhängig und als wenig handlungsfähig.

Eine hohe Kontrollüberzeugung bzw. Selbstwirksamkeitseinschätzung wirkt sich positiv auf die Bewältigung von Belastungen aus. Beispielsweise wurde in Studien gezeigt, dass Stress oder Schmerzen bei einer hohen Selbstwirksamkeitserwartung besser ertragen werden können (Kaluza 2007, Seefeldt 2000). Verfügt man noch über einen Rest an Eigenkontrolle, mindert dies die Intensität einer negativen emotionalen Folgereaktion (s. z. B. Davison und Neale 2007).

Sehr wichtig ist auch die Reaktion des Umfeldes. Wenn dieses im Bemühen um gut gemeinte Fürsorge dem Notfallopfer alles abnimmt, wird der Zustand der Hilflosigkeit und der mangelnden Selbstwirksamkeit unnötig verstärkt (»*Belaste Dich nicht damit, kümmere Dich doch jetzt nicht darum, setz Dich, ich mache das schon.*«).

Kohärenzerleben

Das Konzept der Selbstwirksamkeit bzw. der Kontrollüberzeugung ähnelt dem, was Antonovsky mit »Kohärenzgefühl« (besser Kohärenzerleben) bzw. was Viktor Frankl als »Sinnhaftigkeit« bezeichnet hat. Insgesamt bedeutet dies, das Geschehen zu verstehen, in das eigene Weltbild einzuordnen und ihm einen Sinn geben zu können (Antonovsky 1987). Ein Ziel der Betreuung sollte also sein, das Erlebte in das Weltbild einzuordnen. Dies beginnt mit der ersten Sekunde nach einem Notfall, also der Psychischen Ersten Hilfe, und kann bis zur Traumatherapie gehen. Bruno Bettelheim hat es so ausgedrückt: *»Man kann alles ertragen, wenn man weiß warum.«*

Hier liegt ein Schlüssel für die Integration des Erlebten. Dies ist bis hin in die Neurobiologie relevant. Integration bedeutet auch ein Einbinden in neuronale Netzwerke und ein »Ablegen« als Ereignis der Vergangenheit, das nun definitiv vorbei ist. Dies bezeichnen Fischer und Riedesser (2009) auch als einen Aspekt der Integration eines Traumas. Dies ist das Ziel für Betroffene und sie streben von Beginn an danach. So sind auch die Phänomene zu erklären, dass durch Menschen verursachte Ereignisse schlechter zu ertragen (einzuordnen) sind als z.B. Naturkatastrophen, dass Notfälle im engeren Bindungssystem schwerer zu ertragen sind als andere. Die Schuld und Verantwortung wird sogar bei sich selbst gesucht, um überhaupt irgendeine Erklärung zu haben. Jede Erklärung ist besser als keine.

Ein Beispiel hierfür ist das einer Angehörigen, die sich mit ihrem Mann bei dessen Abfahrt zu einem Skiwochenende gestritten hatte *(»Du brauchst gar nicht wiederzukommen.«)*. Der Mann kam dann bei der Seilbahnkatastrophe von Kaprun ums Leben. Sie steigerte sich so sehr in die Unfassbarkeit des Geschehenen hinein, dass sie sich tatsächlich einbildete, ohne esoterisch oder übersinnlich angehaucht zu sein, sie habe durch irgendwelche Kräfte den Unfall mit verursacht. Es war für sie leichter, sich selbst die Schuld zu geben und damit irgendeine eine Erklärung zu haben, als die Sinnlosigkeit zu ertragen.

Hardiness

Eine gewisse Ähnlichkeit mit dem Konzept der Kontrollüberzeugung/Selbstwirksamkeit, dem Kohärenzerleben und den Wegen zur Dissonanzreduktion hat die Variable »Hardiness« (Widerstandskraft) (vgl. Teegen 2003). Personen mit Hardiness sind durch ein gewisses Grundvertrauen gekennzeichnet, dass sie eine Belastung bewältigen werden. Sie glauben, die Kontrolle (Selbstwirksamkeit) über Situationen zu behalten, fühlen sich generell eher verantwortlich und sehen Belastungen vielmehr als Herausforderung an.

Persönlichkeitsmerkmale

Einige Persönlichkeitsmerkmale schützen vor den Folgen von Belastungen, andere erhöhen das Risiko negativer Folgeerscheinungen. Protektive Faktoren stellen Selbstsicherheit, ein positives Selbstbild und emotionale Stabilität dar. Egle et al. (1997) nennen auch eine überdurchschnittliche Intelligenz als einen protektiven Faktor.

Unsichere und emotional instabile Personen haben ein höheres Risiko, Störungen zu entwickeln. Ungünstig sind auch starre Verhaltensmuster sowie Ärger und Angst als Persönlichkeitsmerkmale. Wenn jemand Ärger und Aggression in sich hineinfrisst und dies schlecht ausdrücken kann und auf Belastungen mit Ausweichen und Vermeiden reagiert, eher resigniert oder sich nur schwer mit Unabänderlichem abfinden kann, ist dies ebenfalls als problematisch zu sehen.

Frühere belastende Ereignisse

Falls ein Notfallopfer bereits früher Notfällen ausgesetzt war, stellt dies einen der Hauptrisikofaktoren dar (Schützwohl 2003, Auerbach 2014), vor allem dann, wenn der frühere Notfall nicht verarbeitet wurde. Die Belastungen summieren sich dann. Dies ist für die Umwelt manchmal schwer nachvollziehbar, weil es anders scheint, und das ist gleich dreifach belastend: durch das Ereignis selbst, durch die Bewertung der Umwelt und durch das plötzliche Erleben des Kraftverlusts. Eine Frau sagte über ihre Schwester, als diese beim Unfalltod ihres Mannes zusammenbrach und untröstlich schien: *»Wieso geht es ihr jetzt so schlecht, den Tod der Mutter nach langem Krebsleiden vor zwei Jahren hatte sie doch so gut weggesteckt?«*

Frühere belastende Ereignisse können allerdings auch einen protektiven Faktor darstellen. Falls ein Notfallopfer einen Notfall gut – im Sinne von für sich angemessen – verarbeitet hat, könnte es sich sogar an die gelungene Bewältigung erinnern, was dann günstig für die Bewältigung wäre. Eine konkrete Frage in der Betreuung, um ggf. Ressourcen zu aktivieren, ist oft die danach, wie die Betroffenen mit etwaigen früheren Belastungen umgegangen sind. Untersuchungen hierzu liegen allerdings noch nicht vor.

Attribution

Bedeutsam ist die Attribution, die Art, wie das Opfer den Notfall in die eigenen Wertvorstellungen, das Selbstbild und das Weltbild einordnet. Dies hängt vom Notfall und seinen Begleitumständen ab (Unfall, Überfall, Naturkatastrophe – Mitverantwortlichkeit? Unvorsichtigkeit? Maßnahmen ergriffen? Selbstwirksam gewesen?). Damit hängt auch zusammen, wie die betroffene Person den Notfall und die Belastungen für sich in ihrer Gesamtheit verarbeitet (*»Schon wieder, ich bin vom Pech verfolgt!«*, *»Das waren verschiedene Sachen, die haben nichts miteinander zu tun.«*, *»Es ist sinnlos, ich bin dem Schicksal ausgeliefert.«*, *»Ich war einfach zur falschen Zeit am falschen Ort.«*). Bei sogenannten potenziellen Multitraumatisierungen – das heißt, immer andersartige Notfälle: einmal Unfall, einmal Naturkatastrophe, einmal chronische Krankheit – ist hier mehr Spielraum für Attribution.

Schlimmer für das Opfer ist die Situation, wenn immer wieder der gleiche Notfall eintritt und dann wieder dieselbe Attribution verwendet wird. Hier entwickeln sich Selbstbildverschiebungen im Sinne der gelernten Hilflosigkeit und die Handlungsfähigkeit wird eingeschränkt (*»Ist eh egal, was ich tue.«*, *»Hat alles keinen Sinn.«*, *»Es soll mir nicht gut gehen, ich bin es nicht wert.«*). Wenn sich diese und andere blockierende Überzeugungen über eine längere Zeit hinweg etabliert haben, kann die Psychosoziale Notfallhilfe nur akut unterstützenden Charakter haben, indem sie im aktuellen Notfall möglichst vor weiteren Belastungen schützt. Die Psychosozialen Notfallhelfer können die Opfer motivieren, schnell weitere Hilfe aufzusuchen, da schon persönlichkeitsverändernde Prozesse im Gange sind. Dies ist naturgemäß häufig bei den sogenannten Typ 2-Erfahrungen der Fall, aber auch im Fall von immer wiederkehrenden Einzelereignissen. Frühere Belastungen zu erfassen, die Reaktionen darauf und auch den Zusammenhang mit den aktuellen Reaktionen mit den Betroffenen zu besprechen und weiterzuverweisen, ist auch ein wichtiger Psychoedukationsaspekt (s. Kap. 5.1 und 5.9).

Resilienz

Das Konzept der Resilienz wurde in den letzten Jahren verstärkt erforscht. Resilienz ist letztendlich ein Sammelwort. Damit wird die Widerstandskraft gegenüber Belastungen bezeichnet. Diese Widerstandskraft resultiert aus verschiedenen Faktoren wie den oben angeführten. Sie ist unterschiedlich stark bei den Menschen ausgeprägt. Insgesamt hat die Bevölkerung eine niedrigere Resilienz als Einsatzkräfte. Beispielsweise traten nach den Terroranschlägen in Madrid bei den Einwohnern häufiger posttraumatische Symptome auf als bei den Einsatzkräften (Gonzales et al. 2006). Bei Interviews mit 1.445 Angehörigen der freiwilligen Feuerwehr wurde festgestellt, dass Feuerwehrleute im Durchschnitt womöglich gesünder sein könnten als der »Rest« der Bevölkerung (Krüsmann et al. 2006). Auch bei Polizeibeamten konnte eine höhere Resilienz festgestellt werden (Schneider und Latascha 2010).

3.3 Reaktionen

Bei den Auswirkungen eines Notfalls ist zwischen den unmittelbaren »Reaktionen« sowie den kurz-, mittel- und langfristigen »Folgen« zu unterscheiden. Diese können sich je nach Konstellation und Kombination auch zu »krankheitswertigen« Symptomen und letztlich zu Diagnosen entwickeln.

Die unmittelbare Reaktion auf einen Unfall umfasst die spontanen Gefühle, Körperreaktionen, Gedanken und

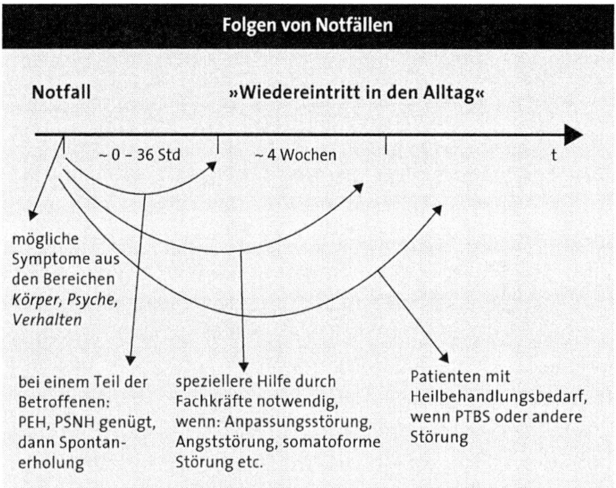

Abb. 2 ▶ Folgen von Notfällen

Verhaltensweisen innerhalb der ersten Minuten, ggf. auch Stunden, die das Notfallopfer direkt im Anschluss an den Notfall zeigt. Klare zeitliche Grenzen können hier natürlich nicht gezogen werden. Diese Reaktionen werden ebenso wie die Folgen durch die mit einem Notfall verbundenen Belastungen beeinflusst sowie in mindestens ebenso starkem Ausmaß durch die Moderatorvariablen. Untersuchungen zu den direkten Reaktionen auf einen Notfall liegen nur in geringer Anzahl vor.

Reaktionen auf einen Notfall können aussehen wie die kurz-, mittel- und langfristigen Folgen, können aber auch gänzlich anders ausfallen. Wenn sich beispielsweise jemand sofort nach einem Notfall selbst Vorwürfe macht, kann dies auch noch Monate oder Jahre später der Fall sein, aber am nächsten Tag kann auch eine völlig andere Bewertung der Schuldfrage vorliegen. Auch kann eine Reaktion wie Agitiertheit nur direkt nach dem Notfall auftreten, nach einigen Minuten kann sich das Opfer aber bereits wieder beruhigt haben und sogar apathisch wirken.

Bei der Schilderung der Folgen im Rahmen dieses Buches soll es eher um die Reaktionen und kurzfristigen Folgen gehen, da der Zeitabschnitt, in dem diese auftreten, der relevante Zeitraum für die Psychosoziale Notfallhilfe ist.

▶ Neurobiologie und Neuropsychologie

Damit die Zusammenhänge zwischen dem Erleben eines Notfalls und der Reaktion verständlich werden und damit die Psychosozialen Notfallhelfer wissen, aus welchen Gründen sie bestimmte Verhaltensweisen zeigen sollen, wird an dieser Stelle ein kleiner Abriss über die wichtigsten Aspekte der Neurobiologie und Neuropsychologie von Extremstress gegeben (ausführlich s. Münker-Kramer 2009 und 2015, Huber 2009).

Die Psychosozialen Notfallhelfer können ihr neurobiologisches und neuropsychologisches Hintergrundwissen gezielt einsetzen, indem sie den Betroffenen auftretende Phänomene erklären, auch um deren Introspektionsfähigkeit – also die Fähigkeit, die eigenen Reaktionen und das eigene Erleben zu spüren und zu interpretieren – zu stärken oder den nachfolgenden Fachkräften Beobachtungen gezielt weiterzugeben.

Grundsätzlich begegnet unser biologisches System Situationen, die durch vitale Bedrohung oder anderen Extremstress gekennzeichnet sind, mit den überlebenssichernden reflexhaften Möglichkeiten: Kampf und Flucht. Diese sind nicht primär über die höheren Hirnleistungen gesteuert, d.h. der Planung und Überlegung über den Kortex (Hirnrinde, Zentrum von Analyse und Steuermöglichkeiten) zugänglich. Beide Reflexreaktionen, Kampf und Flucht, sind rein limbisch gesteuert, sozusagen über unser »Reptilienhirn«.

Nach einer kurzen Orientierungsreaktion – in einer akuten Gefahrensituation kann Zeitverlust Tod bedeuten – reagieren wir automatisch mit Kampf oder Fluchttendenzen, entsprechend werden Hormone wie Noradrenalin und Cortisol ausgeschüttet, um beides optimal zu ermöglichen (z.B. Muskeltonus, Atmung). Hier wird sofort der Teil des vegetativen Nervensystems aktiviert, der für sämtliche notwendigen Aktivierungen verantwortlich ist (»Sympathikus«).

Im Volksmund findet man hierzu Ausdrücke wie »*unter Strom stehen*« und »*keinen klaren Gedanken fassen können*«. Wenn Betroffene dies erleben, ist das abgesehen von der äußeren Situation sehr bedrohlich. Sie erleben einen dramatischen Verlust von Selbstkompetenz. Dies ist für die meisten Notfallopfer ungewöhnlich und eine schwer erträgliche Erfahrung von Hilflosigkeit. Eine angemessene Erklärung und somit eine Entlastung und Unterstützung bei der ersten Orientierung kann sehr hilfreich sein, um falsche Attributionen zu vermeiden (»*Ich werde verrückt.*«).

Wenn aber nun keine dieser beiden natürlichen Reaktionen möglich ist, wie z. B. beim Eingeklemmtsein im Unfallauto oder inmitten einer Flutwelle, wie im Dezember 2004 in Südostasien, gerät dadurch unser neurophysiologisches Gleichgewicht völlig durcheinander und wir können weder adäquat reagieren noch das Erlebte kategorisieren. Der Körper bleibt ohne kortikale Einordnungsmöglichkeit des Erlebten sozusagen »in der nicht zu Ende gebrachten Stressreaktion stecken«. Huber (2009) nennt dies »traumatische Zange«. Hier liegt u. a. der Ursprung des einen PTBS-Leitsymptoms »Übererregbarkeit«, das teilweise auf sogenannte Trigger (Auslöser) hin über Jahrzehnte bestehen bleiben kann.

Eine Reaktion kann auch der sogenannte Totstellreflex sein, der im Tierreich dazu führt, dass der Gegner seine Handlungen beendet. Der Reflex soll somit das Überleben sichern. Bei Menschen ist dies aber oft nicht der Fall, und die Handlungen des Gegners können trotz Totstellreflex des Opfers weitergehen.

Die oft starken sensorischen Erlebnisse – visuell (z. B. die Augen des Sterbenden), auditiv (z. B. Reifenquietschen vor dem Unfall), olfaktorisch (z. B. Geruch von verbranntem Gummi), gustatorisch (z. B. Blutgeschmack bei einem Unfall), kinästhetisch (z. B. Berührung eines Toten im Zuge des Eingequetschtseins im Unfallauto) – bleiben aufgrund der »Überflutung« ohne raum-zeitliche Einordnung fragmentiert im sogenannten impliziten Gedächtnis stecken (nicht integrierte Bilder, Eindrücke, Körpererinnerungen).

Aufgrund dessen sind sie unwillkürlich und ungesteuert jederzeit auslösbar und wiedererlebbar. Sie werden wie im »Hier und Jetzt« erlebt, sobald sie aktiviert sind, und sind dadurch extrem angst- und schamauslösend. Die Betroffenen finden keine beschreibenden Worte dafür und können auch nicht bewusst auf diese Erinnerungen zugreifen. Die sprachliche Verarbeitungsmöglichkeit und Integration im frontalen Kortex, im Sprachzentrum (»Broca-Areal«) ist nicht möglich. Im Broca-Areal findet sich die blockierte Informationsspeicherung neben der blockierten Informationsverarbeitung. Im Volksmund finden sich dazu Sprichwörter wie *»mir fehlen die Worte«* und *»stummes Entsetzen«*. Diese Phänomene werden von den Betroffenen und teilweise auch von Fachleuten manchmal mit Halluzinationen bzw. somatoformen Störungen und Somatisierungsstörungen falsch diagnostiziert. Folgen, wie sozialer Rückzug und Substanzmissbrauch, sind somit oft Sekundärsymptome aus Scham und zur Betäubung bzw. Eindämmung der (scheinbar) sensorischen Symptome.

Informationen und Reize, die das Gehirn aufnimmt, werden zum Thalamus und von dort aus zur Amygdala weitergeleitet. Diese aktiviert dann, je nach Bedeutung des Reizes, die Prozesse für neurochemische Vorgänge für jegliche Reaktion des Organismus (Kampf, Flucht, Ruhe). Nun wird bei einem in den individuellen relativen normativen Bezugsrahmen einzuordnenden Reiz zum einen das sogenannte Cool System in Gang gesetzt. Dabei wird die Information von der Amygdala in den Hippocampus (auch »kognitive Weltkarte/Bibliothek« genannt) weitergeleitet, dort mit Bedeutung versehen, interpretiert und findet ihren weiteren Weg wieder über den Thalamus in die kortikalen Verarbeitungszentren, vor allem den frontalen Kortex (Integration und Planung) und das Broca-Sprachzentrum (»narrative Einordnung«). Hier kann dann die raum-zeitliche Integration des Erlebten in das vorhandene Material aus Erfahrungen und Lebensgeschichte erfolgen. Es ist eingeordnet, abgelegt und »ruhig«; eine erfolgreiche Informationsverarbeitung hat stattgefunden.

Anders sieht es bei Erlebnissen aus, die bisherige subjektive Erfahrungen oder das objektiv »Ertragbare, Erwartbare« sprengen. Es beginnt ähnlich: Der Thalamus nimmt die Information auf und leitet sie schnellstens zur Amygdala. Diese identifiziert den Reiz als »heiß«, gibt generellen Alarm und aktiviert dabei als Erstes und sehr massiv die reflexartige Schreckreaktion unseres Körpers. Dann wird die Stresskaskade (Selye 1976, zit. nach Huber 2009) mit dem bekannten Hormoncocktail von Noradrenalin, Adrenalin und Cortisol in Gang gesetzt. Der »kühle Kopf« ist verloren. Folgen können dann eben der Totstellreflex, eine Wahrnehmungsverzerrung, die Abspaltung einzelner Ereignisdetails oder Körperempfindungen oder die sprachliche Nicht-Einordnung sein, um es nicht in der Gesamtheit ertragen zu müssen.

Psychosoziale Notfallhelfer sollten diese Mechanismen grob kennen und in einfachen Worten beschreiben können. Dadurch kann den Betroffenen der Druck genommen werden, diesen Phänomenen ohne Erklärung ausgeliefert zu sein. Wenn hier sogleich angemessen »normalisiert« und gleichzeitig aufgefordert wird, den Verlauf der Symptome für sich zu beobachten, wird Selbstwirksamkeit und somit ein wichtiger Mechanismus durch die Psychosozialen Notfallhelfer reaktiviert. In der Psychotraumatologie wird dies auch folgendermaßen beschrieben: »die Lösung von früher ist das Symptom von heute«. Hier kann im Sinne von Psychoedukation erklärt werden, dass das Hirn wohl noch nicht verstanden hat, dass »heute« die Gefahr vorbei ist und daher auf bestimmte Auslöser hin noch so reagiert, wie es »damals« reagiert hat. Dies ist für die Betroffenen und auch für die Angehörigen entlastend, weil es eine Erklärung für teilweise nicht erklärbare Reaktionen gibt.

▶ Varianz der Reaktionen auf einen Notfall

In sämtlichen Untersuchungen (Frommberger et al. 1998, Schnyder 2000, Lasogga und Gasch 2006) zeigte sich, dass die Reaktionen nach einem Notfall einer sehr starken Varianz unterliegen. Angesichts der großen Anzahl der Notfalltypen, der möglichen Belastungen, der sehr großen Anzahl an Moderatorvariablen und der Kombination und Wechselwirkung dieser Faktoren sowie deren unterschiedliche Stärke bzw. Ausprägung und Verknüpfung mit Bewertungen durch Betroffene und Umwelt ist dies nicht verwunderlich.

Die Folgen hängen also unter anderem ab von

- den Belastungen
- den Moderatorvariablen
- den situativen Variablen
- dem Ausgang des Notfalls
- dem Verhalten der Helfer
- dem Verhalten der Umwelt
- der Ausprägung dieser Variablen.

Mit einer einheitlichen Reaktion auf Notfälle bzw. einheitlichen Folgen kann daher absolut nicht gerechnet werden. Dies bedeutet auch, dass der häufig verwendete Satz: *»Es handelt sich um eine normale Reaktion auf ein unnormales Ereignis«* rein wissenschaftlich so nicht sinnvoll ist. Da jede Reaktion, die denkbar ist, nach einem Notfall auftreten kann, ist eben auch jede Reaktion normal. Der Satz hat also inhaltlich keine Bedeutung. Er kann aber dazu dienen, Notfallopfer zu beruhigen. (*»Das Wichtigste war dieser banale Satz, den Sie da zu mir gesagt haben, da wusste ich, dass ich nicht verrückt werde und das hat mich aufrecht gehalten, daran habe ich mich festgehalten.«).* Auch Varianten wie *»nachvollziehbare Reaktionen nach einem solchen Ereignis«* und *»diese Reaktionen zeigen sehr viele Menschen nach einem derartigen Ereignis«* sind beruhigend.

Sind von einem Notfall auch andere Menschen betroffen, kann dies ambivalent wirken. Einerseits können die Gedanken aufkommen, man sei mit seinem Schicksal nicht allein, anderen gehe es genauso, wenn nicht sogar schlechter. Andererseits können aber auch Neidreaktionen gegenüber denen auftreten, die relativ unverletzt aus der Situation herausgekommen sind, während man selbst stärker betroffen war. Umgekehrt werden auch nicht selten Schuldgefühle gegenüber denen berichtet, die beim Notfall sehr schwer verletzt wurden oder nicht überlebt haben (sog. Überlebensschuld). All diese Gefühle sind für die Betroffenen u. U. verwirrend. Viele kennen sie sonst nicht so unmittelbar und in der im Notfall erlebten Intensität und schämen sich dafür (im Falle von Neid) bzw. halten es schlecht aus (z. B. Schuldgefühle). Auch kann die Anwesenheit von anderen Notfallopfern ohne besondere Interaktionen oder Bewertungen zusätzlichen Stress bedeuten (Sehen von deren Verletzungen, Hören von Schreien, Todesfeststellungen).

Notfallopfer fühlen sich in Anwesenheit vertrauter Personen häufig sicherer. Dabei spielt allerdings auch das Verhalten der Bezugspersonen eine Rolle. Vor allem jüngere Kinder orientieren sich bei ihrer Bewertung eines Notfalls an ihren Eltern oder auch beispielsweise an Lehrkräften (Karutz und Lasogga 2016). Bleiben Bezugspersonen ruhig und gelassen, gibt es auch für die Kinder zunächst keinen Grund zur Besorgnis (Fischer und Riedesser 2009). Für Kinder kann es schlimmer sein, wenn ihre Bezugsperson gefährdet ist, als wenn sie selbst betroffen sind (Brisch und Hellbrügge 2006). Dies liegt auch daran, dass in Situationen von Angst und Bedrohung Kinder nach der primären Bindungsperson rufen und sich in deren Gegenwart dann beruhigen (durch Oxytocyn = Bindungshormon). Dies geht in oben genannter Situation nicht und sie haben Angst, nehmen die Not der Bezugsperson über ihre Spiegelneuronen war, was sie zusätzlich belastet, und sie können nicht die übliche Beruhigung erfahren. In abgeschwächter Form gilt dies auch für Erwachsene. In der Notfallsituation wird sofort eine Bezugsperson als Bindungsperson wahrgenommen und die entsprechenden Rollenerwartungen bis hin zum Wunsch, über z. B. eine Umarmung beruhigt zu werden, werden auch von Erwachsenen an diese Person gestellt.

Die Vielfalt an Reaktionen muss ggf. den direkt und indirekt Betroffenen gegenüber kommuniziert werden, um sie zu entlasten. Dabei sollten diese Reaktionen nicht be- und schon gar nicht verurteilt werden. Sie stellen letztlich erlernte Verhaltensstrategien und/oder Reflexe etc. dar. Dies ist eine der wichtigsten »Botschaften« an die Rettungskräfte und die Angehörigen. Sie bedeutet allerdings nicht, dass Helfer sich diese Reaktionen einfach anschauen sollten, sondern je nach Reaktion und Ausmaß sind diverse Interventionen erforderlich oder sollten unterlassen werden. Hier Routine und Gespür zu entwickeln, ist auch Aufgabe der Grundschulung, aber auch von Supervision, die inzwischen weiter verbreitet ist.

Für den Psychosozialen Notfallhelfer dürfte es auch nicht relevant sein, wenn er vorab weiß, mit welcher Wahrscheinlichkeit eine bestimmte Person mit bestimmten Persönlichkeitsmerkmalen auf welchen Notfalltyp mit welchen Verhaltensweisen reagiert. Für ihn ist es wichtig zu wissen, dass er mit einer sehr großen Varianz von Verhaltensweisen rechnen kann und sich darauf einstellen und diese einordnen muss.

Mögliche Reaktionen

Im Folgenden werden mögliche Reaktionen von Notfallopfern dargestellt. Die beschriebenen Reaktionen können auftreten, müssen aber nicht.

Häufig wird für die unmittelbaren Reaktionen, teilweise auch für die kurzfristigen Folgen der Begriff »Schock« verwendet. Dieser Terminus ist wenig hilfreich, und wir wollen ihn hier nicht verwenden. Er stellt im psychologischen Bereich einen Sammelbegriff für völlig unterschiedliche Reaktionen dar. Dies kann sowohl Sprachlosigkeit als auch starker Rededrang, Erstarrung, aber auch Überaktivität etc. sein. Zusätzlich kann er mit dem medizinischen Schockbegriff verwechselt werden, unter dem ein akutes und bedrohliches Versagen der Herz-Kreislauf-Funktion mit peripherer Minderperfusion verstanden wird (Lasogga und Frommberger 2004).

Gedanken

Die Gedanken nach einem Notfall gehen in völlig unterschiedliche Richtungen (ausführlich s. Lasogga und Gasch 2013). Bei Notfällen mit körperlichen Verletzungen gelten sie häufig zunächst der eigenen Gesundheit, den Angehörigen, aber auch generell der Zukunft. Häufig treten Schuldgefühle auf. Vor allem junge Menschen machen sich nach einem Notfall Gedanken über bleibende Folgen (LADENBAUER 2002).

Es können im Zuge von Wahrnehmungseinengungen auch skurril erscheinende isolierte und absurde Gedanken aufkommen. So können Einsatzkräfte verwundert sein, wenn das Notfallopfer nach einem schweren Unfall im Urlaub darum bittet, die weiteren Hotels zu stornieren. Oder ein Notfallopfer kann darüber nachdenken, wer das Haustier am Abend füttert. Dies sind Beispiele für Denkeinengungen bzw. den Mechanismus, sich »Denkbares« anstatt des »Undenkbaren« zu suchen. Für die Notfallhelfer oder die Rettungskräfte ist das extrem verwunderlich und sie können sogar aggressiv werden (»*An welchen unwichtigen Unsinn denken die denn jetzt, haben die nichts anderes im Kopf, keine anderen Sorgen?*«). Diagnostisch kann dies so erklärt werden: Das Gehirn »ruht« sich mit Überschaubarem aus, weil die Realität in ihrer ganze Tragweite derzeit nicht »ertragbar« ist.

Wunsch nach Informationen

Viele Notfallopfer haben den Wunsch nach Informationen. Informationen tragen auch dazu bei, das Geschehen einordnen zu können und damit Kohärenz zu erzeugen. Diesem Informationswunsch ist deshalb so weit wie möglich nachzukommen. Informationen wirken in aller Regel beruhigend und tragen auch wesentlich zu einer angemessenen Verarbeitung bei. Die kognitive Einordnung des Notfallgeschehens trägt zu einer Genesung bei. Allerdings sollten Notfallopfer nicht mit Informationen überfrachtet werden.

Weinen, Lachen

Eine Reaktion, die häufig bei Notfallopfern beobachtet werden kann, stellt Weinen dar. Dies muss nicht unbedingt Folge einer körperlichen Verletzung und der damit verbundenen Schmerzen sein, sondern es kann auch einfach aufgrund der Erregung erfolgen oder aus Angst. Bei Frauen ist dies aufgrund der Sozialisation häufiger zu beobachten als bei Männern, sie lassen es eher zu.

Lachen im Sinne einer »paradoxen« Reaktion führt bei der Umgebung ggf. zu Ärger und Wut und, sobald die Opfer es realisieren, bei ihnen selbst oft zu Verwirrung und Scham. Das Lachen ist letztlich wie eine Übersprunghandlung wie Putzen oder eine andere in dieser Situation scheinbar sinnlose Aktivität.

Ärger, Aggressionen

Nicht selten sind Notfallopfer ärgerlich oder wütend. So gaben 21 % von befragten Unfallopfern Ärger bzw. Wut als Reaktion an (Nyberg et al. 2000). Innerhalb der ersten Woche bei einem Krankenhausaufenthalt nach dem Notfall wurde bei 59 % der Befragten »Aggressivität« diagnostiziert (Auerbach 2014). Bei den Untersuchten handelt es sich allerdings um Verkehrsunfallopfer, die so schwer verletzt waren, dass sie in ein Krankenhaus eingeliefert wurden. Dieser Ärger bzw. die Aggressivität kann sich gegen einen selbst richten, etwa warum man sich so verhalten hat, aber auch gegen andere, beispielsweise auf die Verursacher eines Notfalls.

Mit Erstaunen wird von Helfern manchmal berichtet, dass sich einige Notfallopfer sogar gegenüber Passanten, die helfen wollen und gegenüber Rettungskräften aggressiv verhalten. Derartige Aggressionen können mehrere Gründe haben:

1. Aggressivität kann einen Persönlichkeitszug des Opfers darstellen. Das Opfer kann sich generell in sehr vielen Situationen aggressiv verhalten, so auch in der Notfallsituation.
2. Die Aggression kann eine Folge des Notfalls sein. In diesem Fall kann sie mit der Frustrations-Aggressions-Hypothese erklärt werden. Gemäß dieser Hypothese können Frustrationen zu Aggressionen führen. Diese Aggressionen sind zunächst einmal unspezifisch und können sich gegen jede Person in der Umgebung richten und sogar gegen sich selbst. Zweifellos führt ein Notfall zu Frustrationen, sodass bei einigen Opfern Aggressionen auftreten können.

3. Letztlich ist die aggressiv aussehende Reaktion auch ein Teil des »Kampf/Flucht-Reflexes«, der basal gesteuert ist und nicht über den Verstand läuft.

Beispielsweise schreit eine Mutter, deren Kind an plötzlichem Kindstod verstorben ist, den Arzt an, versagt zu haben. Dies hat mit dem Arzt oder seiner Leistung nichts zu tun, sondern drückt die Erschütterung aus, die wie eine Kampfhandlung reflexartig Ausdruck findet. Oft werden diese Reaktionen fälschlicherweise als »hysterisch« bezeichnet.

Ruhe, Apathie vs. Agitiertheit, Überaktivität

Auch angesichts großer Notfälle bleiben einige Notfallopfer selbst in dem größten Chaos sogar derartig ruhig, dass sie auf Außenstehende geradezu apathisch wirken (Nyberg et al. 2000, Lasogga und Gasch 2004). Das gesamte Geschehen berührt sie scheinbar nicht. Sie verhalten sich so, als ob dieses Notfallgeschehen sie nichts angeht. Dies kann ein dissoziativer Stupor sein, also völlig abschalten und starr werden, ein Reflex, sich aus einer unaufhaltbaren Situation herauszuziehen (Münker-Kramer 2015). Die Umwelt scheint sie nicht zu interessieren; manchmal starren sie ruhig vor sich hin. Dies bedeutet jedoch nicht, dass der Notfall und das Geschehen sie tatsächlich nicht interessiert, sondern diese Apathie kann ein Schutzmechanismus für eine Reizüberflutung darstellen oder ein Totstellreflex, wie oben beschrieben. Es kann auch bis zum sogenannten »Einfrieren« gehen, das auftritt, wenn weder Flucht noch Kampf sinnvoll sind, vergleichbar mit dem Totstellreflex. Allerdings tragen einige Notfallopfer auch nur diese Gelassenheit nach außen zur Schau, während sie eigentlich nicht ruhig sind. Diese Ruhe kann mit einigem Abstand verschwinden.

Einige Notfallopfer rennen ziel- und planlos umher und wollen unbedingt etwas machen. Dies ist eine Folge der Erregung, die von einigen Notfallopfern auf diese Art abreagiert wird. Bei einigen Notfallopfern zeigt sich diese Erregung auch in einem überstarken Redefluss. Sie sind kaum zu stoppen und es sind dennoch kaum Informationen von ihnen zu erhalten. Allerdings sollte auch nicht davon ausgegangen werden, dass sämtliche Notfallopfer ängstlich und nervös sind oder wild umherrennen.

Dissoziatives Erleben

Einige Notfallopfer dissoziieren während des Notfalls. Sie spalten sozusagen das gesamte Ereignis oder verschiedene Aspekte ab. Dissoziation bedeutet »Abspaltung«, »beiseiteschieben« (das Gegenteil von »Assoziation«) und stellt einen unmittelbaren Reflex auf Situationen dar, in denen Teile nicht verständlich und »ertragbar« sind. Dies ist nicht Verdrängung im Sinne eines Abwehrmechanismus, sondern ein neurobiologisches Geschehen, ein Schutzmechanismus (MÜNKER-KRAMER 2015, HUBER 2009). Dieser wird manchmal auch in der Akutsituation »peritraumatische Dissoziation« genannt, also »Abschalten während des Notfalls«. Einen derartigen dissoziativen Zustand beschreibt ein Siebtel der von NYBERG ET AL. (2000) befragten Patienten. In diesem Fall gilt als Faustregel: Je stärker die Bedrohung empfunden wird, desto mehr muss weggespalten werden, d.h. umso stärker muss dieser »psychische Überlebensmechanismus« bemüht werden. Die Symptome treten umso deutlicher auf, je größer das Risiko von negativen Folgen aufgrund dieser überstarken Eindrücke ist.

Dissoziative Symptome größeren Ausmaßes können ein wichtiger Hinweis auf weitere mögliche psychische Folgeschäden sein (VAN DER KOLK 2016). Die Folgeschäden können umso stärker sein, je größer und umfassender die Dissoziation während des Ereignisses ist. Dissoziative Symptome im Zuge der Akutreaktion sind gewöhnlich von kurzer Dauer (SCHNYDER 2000).

Folgende Symptome können auftreten:

- Emotionale Taubheit: Die Opfer wirken wie abgekoppelt von der Realität und zeigen angesichts des Geschehens nach objektiven Maßstäben erstaunlich wenig Emotionen. Sie haben ein subjektives Gefühl von Betäubung, von Losgelöstsein. Gefühle sind während des Ereignisses oder im Gespräch über das Ereignis kaum zu erkennen *(»Ich hatte das Gefühl, ich war wie in einem Film.«, »Es war, als geschähe es nicht mit mir, nicht wirklich.«)*. Die Person wirkt wie abwesend, sagt z. B. völlig ruhig, dass sie dann bemerkte, ihr Mann sei gestorben. Ein adäquater Affekt ist nicht spürbar. Das Notfallopfer wirkt, als ob es neben sich steht.

- Entfremdung, Abwesenheit: Die Umwelt wird anscheinend kaum bewusst wahrgenommen. Die Wahrnehmung ist eingeschränkt oder erweitert. Beispielsweise redet ein Vergewaltigungsopfer nur über das Muster an der Decke oder es erwähnt in keiner Weise den Ort des Geschehens.
- Nicht-Realisation, Derealisation: Das Unglück wird nicht realisiert. Die Person verhält sich so, als sei nichts Besonderes geschehen. Beispielsweise beginnt eine Frau, der man gerade die Nachricht über den Tod ihres Mannes überbracht hat, die Fenster zu putzen, oder sie sagt, sie könne jetzt nicht länger reden, sie müsse einkaufen gehen. Teile des Geschehens werden ausgeblendet.
- Depersonalisation: Das Notfallopfer wirkt eigenartig »Ich-Fremd«, empfindet sich auch selbst wie einen Fremden oder empfindet Teile des eigenen Körpers als nicht zu sich gehörig.
- Dissoziative Amnesie: Das Opfer erinnert sich kaum an bestimmte oder alle Aspekte des Notfallgeschehens. Diese Erinnerungen können später wiederkommen.
- Dissoziative Fugue: Das Notfallopfer entfernt sich vom Ort des Geschehens. Es findet sich dann irgendwo wieder und kann sich nicht bewusst erinnern, wie es dorthin gekommen ist. Hier ist es eine wichtige Aufgabe von Psychosozialen Notfallhelfern, dieses Symptom anderen Helfern zu erläutern, da es auch z. B. als Fahrerflucht interpretiert werden kann. Eine Differenzialdiagnostik ist aufgrund von klinischer Erfahrung und Interpretati-

on von Mimik, Gestik und Gesamteindruck durch psychosoziale Fachkräfte möglich.
- Desorganisation: Die Opfer wissen nicht, was sie unternehmen sollen und wollen. Sie können »keinen klaren Gedanken fassen«.

Abgrenzung zu psychiatrischen Symptomen

Symptome nach einem Notfall sehen nicht selten aus wie Symptome hospitalisierter psychiatrischer Patienten (z.B. »nesteln«, »stuporähnliche Starre«, scheinbar zielloses Hin- und Herrennen, »wie agitiert«). Diese Symptome müssen im Kontext eines Notfalls anders interpretiert werden, ansonsten würden die Personen als akut psychiatrisch auffällig eingeschätzt. Dies hat im schlimmsten Fall die falsche Einweisung in die Psychiatrie zur Folge, was regelmäßig passiert, zusätzlich sehr belastend ist und unnötig pathologisiert.

Ein Beispiel: Bei der Hochwasserkatastrophe im Jahr 2002 putzte ein Betroffener mit einem Silberputztuch den Aschenbecher seines bis unter die Decke verschlammten Autos. Dies stand mitten im Hof seines bis in den ersten Stock überschwemmten Vierkanthofes, auf dem die Gerätschaften aus der Küche herumschwammen. Auf die vorsichtige Frage der freiwilligen Helfer und der Feuerwehr, was denn als Nächstes zu machen sei, reagierte er mit den unwilligen Worten: »Was wollen Sie denn, Sie sehen doch, dass ich hier zu tun habe!« Die eher »hilflosen Helfer« meinten, er müsse wohl eingewiesen werden, jetzt sei er wohl »durchgedreht«. Dieser Mann war ein selbstbewusster Unternehmer, der immer alles geschafft hatte und weit entfernt von psychischen Problemen war. (Münker-Kramer 2006)

3.4 Folgen

Unterschieden werden kann im Sinne eines Überblicks zwischen *kurzfristigen, mittelfristigen und langfristigen Folgen*. Kurzfristige Folgen können nach einigen Stunden oder innerhalb der nächsten Tage nach dem Notfall auftreten. Sie können dann verschwinden, wie beispielsweise ein unruhiger Schlaf, oder weiter bestehen bleiben. Als mittelfristige Folgen sollen die Gedanken, Gefühle und Verhaltensweisen beschrieben werden, die bis zu einem Jahr bestehen bleiben. Ob es krankheitswertige Folgen, also Symptome einer Störung sind, lässt sich aber erst im Laufe der Zeit und in ihrer Wechselwirkung mit der Art der Risikofaktoren und der sogenannten »prämorbiden Persönlichkeit« (die Persönlichkeit, die Verhaltensweisen der Person vor dem Notfall) klären. Langfristige Folgen können mehrere Jahre oder das ganze Leben lang bestehen bleiben.

Über die langfristigen Folgen von Notfällen ist noch relativ wenig bekannt. Vorliegende Untersuchungen haben sich vorwiegend mit der Posttraumatischen Belastungsstörung (PTBS) befasst, während andere Folgen bzw. Störungen, wie Angst, sozialer Rückzug, Depression, Alkoholabhängigkeit, somatoforme Störungen (sogenannte Komorbiditäten) etc., ebenso wenig angemessen erfasst wurden (McFarlane und Yehuda 2000) wie die Auswirkungen auf die Lebensführung, das Verhältnis zur Nachbarschaft etc. Der Verlauf der Folgen ist sehr unterschiedlich. Sie können sofort oder auch erst nach einer gewissen Latenz auftreten (vgl. Schnyder 2000).

Zunächst sollen generelle Aspekte angesprochen werden, bevor auf die konkreten Folgen im Einzelnen eingegangen wird.

▶ Generelle Aspekte

Komplexität und Individualität

Die Bandbreite möglicher Folgen ist sehr groß. Wenn man etwas über die Folgen von Notfällen liest, scheint es manchmal so, als ob implizit davon ausgegangen wird, dass bei sämtlichen direkten und indirekten Notfallopfern negative Folgeerscheinungen auftreten würden. Dies ist nicht der Fall. Es können negative Folgen auftreten, die im Extremfall zu einer massiven Beeinträchtigung des gesamten Lebens führen. Aber auch das Gegenteil kann der Fall sein, nämlich dass Notfallopfer sogar von positiven Folgen eines Notfalls berichten, beispielsweise einer gesünderen und bewussteren Lebensweise, in der Literatur auch als *Posttraumatic Growth* bezeichnet (JOSEPH UND BUTLER 2010). Andere Notfallopfer weisen auch keinerlei Folgeerscheinungen irgendwelcher Art auf.

Intraindividuelle Schwankungen

Neben interindividuellen (zwischen verschiedenen Notfallopfern) Unterschieden treten intraindividuelle (innerhalb einer Person) Schwankungen auf. Die Folgen eines Notfalls zeigen sich nicht an allen Tagen gleich stark, sogar innerhalb eines Tages können Schwankungen auftreten. So ist neurobiologisch erklärbar, dass z.B. abends intrusive Phänomene oder Gedankenkreisen oder auch körperliche Begleiterscheinungen wie Übererregung und Nervosität deutlicher spürbar sind. Dies hängt auch damit zusammen, dass am Tag mehr Ablenkungen auf das Notfallopfer einwirken und abends, wenn dies nachlässt, die Wahrnehmung stärker nach innen gerichtet ist. Dies den Betroffenen mitzuteilen und somit das Erleben zu normalisieren, ggf. verbunden mit einfachen Beruhigungstechniken, ist notfallpsychologische Basisarbeit und sehr wichtig. An einigen Tagen, wie an Jahrestagen nach dem Notfall, können Folgen besonders stark in Erscheinung treten (s. KOORDINIERUNGSSTELLE 2002). Auch an Geburtstagen oder anderen Feiertagen können sich Folgen stärker bemerkbar machen. Wenn externale oder internale Hinweisreize (Trigger) auf den Notfall zutage treten, wie beispielsweise ein Fahrstuhl, wenn jemand in einem Fahrstuhl vergewaltigt wurde, kann das Erlebte besonders stark erinnert werden. Allerdings können stärkere Folgeerscheinungen auch ohne einen direkt erkennbaren Grund wieder auftreten. Auch können sich die Folgen eines Notfalls konstant verbessern, aber auch konstant verschlechtern. Dies ist sowohl von den eigenen Verhaltensweisen abhängig als auch vom Verhalten der Umwelt.

Beeinflussende Faktoren

Ursache des Notfalls

Einige Faktoren wurden identifiziert, die eher zu negativen Folgen führen können. So treten bei durch Menschen verursachten Notfällen häufiger negativere Folgeerscheinungen auf als bei nicht durch Menschen verursachten Notfällen (Maercker 2003, Münker-Kramer 2015). Eine Posttraumatische Belastungsstörung entsteht eher, wenn der Notfall eine Folge menschlichen Handelns ist und nicht beispielsweise einer Naturkatastrophe. Dies gilt auch für andere Störungen (vgl. Norris et al. 2002).

Verletzungen

Hinsichtlich des Schweregrads von Verletzungen sind die Untersuchungsergebnisse uneinheitlich. Es wird sowohl die Auffassung vertreten, dass psychische Störungen gemäß den meisten Studien nicht mit dem Schweregrad der Verletzung oder objektiven Unfallkriterien zusammenhängen (Schnyder 2000) als auch die gegenteilige Meinung, dass häufiger negative Folgeerscheinungen auftreten, wenn Unfallopfer aufgrund von Verletzungen in ein Krankenhaus eingeliefert wurden. Wichtig scheint in diesem Kontext die Heftigkeit der Sinneseindrücke zu sein, denen Notfallopfer ausgeliefert sind (z.B. offene Brüche, Blut, starke Gerüche).

Dauer und Intensität des Notfalls

Die Dauer der »Exposition«, der Darbietung der Faktoren des Notfalls, ist für die Folgen bedeutsam, weil bei langer Dauer das Ausmaß an erlebter Hilflosigkeit das Abhandenkommen der Selbstkompetenz und Selbstwirksamkeit gesteigert ist. Vermutlich ist die Belastung umso höher, je länger ein Opfer dem Notfall ausgesetzt ist (eingeklemmt im Auto, entführt, in einer Gletscherspalte hängend). Dann ist die Gefahr einer Chronifizierung größer und umgekehrt die Möglichkeit der sogenannten Spontanerholung geringer.

Ähnliches wie für die Dauer gilt für den Extremstressor »Intensität«. Je intensiver das aversive Erleben ist, desto höher ist die Gefahr des Einfrierens der Wahrnehmungen. Die Erschütterung des Selbstbildes und die Gefahr von spezifischen Intrusionen durch starke Sinneseindrücke jeglicher Art, die mit dem Notfall zu tun haben, sind höher.

Ausgang des Notfalls

Bedeutsam für die Folgen dürfte es sein, ob beispielsweise ein Notfallopfer gar nicht, ambulant oder lange Zeit im Krankenhaus behandelt werden musste oder ob ein Ehemann den Herzinfarkt überlebt hat oder verstorben ist. Der Verlust von Angehörigen oder auch der Verlust von Gliedmaßen und/oder Funktionsfähigkeit (Bedrohung von Leib und Leben, Erschütterung des Selbst- und Weltverständnisses) ist per se ein hoher Risikofaktor. Bei einer Häufung solcher Faktoren ist von Psychosozialen Notfallhelfern immer auch die Adresse von Fachkräften zu hinterlassen.

Wie der Notfall endet, prägt sich stark ein, abgesehen von den möglicherweise lebenslangen praktischen und emotionalen Folgen für die Betroffenen. In traumatherapeutischer Arbeit im Fall von Chronifizierungen wird immer Wert gelegt darauf, ein »Narrativ«, eine »Geschichte« des Ereignisses mit Beginn und Ende in einem Gesamtkontext zu entwerfen und zu bearbeiten. Wenn jemand überlebt und wieder genesen kann, wird der Notfall leichter in die Biografie eingeordnet. Wenn er versehrt überlebt, wird er jeden Tag daran erinnert und das Notfallopfer braucht stärkere Bewältigungsmechanismen. Wenn ein Angehöriger stirbt, wird es andere Folgen haben und andere Bewältigungsmechanismen auf den Plan rufen. Die Spuren sind umso heftiger, je länger jemand der Hilflosigkeit ausgeliefert ist.

Verhalten der Helfer

Verhalten sich Einsatzkräfte gegenüber einem Opfer völlig unangemessen, kann dies manchmal belastender sein als das eigentliche Notfallgeschehen. Unangemessen kann die Sprache sein (im Beisein der Angehörigen Wochenenderlebnisse austauschen, Diagnosen austauschen, wie »*Wenn der das durchsteht, ist das ein Wunder.*«, »*Der ist so gut wie hin.*«), das Verhalten an sich (nichts erklären, nichts reden, Hektik, Körpersprache, wie Augen verdrehen, drängeln, dass der Bestatter endlich angerufen werden soll, obwohl noch eine Verabschiedung zu Hause wichtig wäre etc.).

Verhalten der Umwelt

Das Verhalten der Angehörigen, Freunde, Vorgesetzten oder Außenstehenden nach einem Notfall ist mit entscheidend für die Folgen. Dieser Personenkreis kann wesentlich dazu beitragen, dass der Notfall überwunden wird, aber er kann auch dazu beitragen, dass sich negative Folgen entwickeln oder negative Folgen chronisch werden. So schilderte z.B. ein Mitarbeiter einer Bank, dass er zwei Überfälle innerhalb von acht Jahren erlebt hatte, auf die vonseiten der Organisation völlig unterschiedlich reagiert wurde. Beim ersten Überfall wurde nichts gesagt außer: »*Was stellen Sie sich so an, in dem Job muss man damit rechnen.*« Beim zweiten Überfall wurde kurzfristig eine traumaspezifische Betreuung durch eine Fachkraft organisiert. Der Geschäftsführer hatte gewechselt. Der Bankbeamte erlebte das Engagement des Vorgesetzten und die Therapie als sehr positiv und integrierte das Ereignis schnell.

Bei den Opfern schwerer Verkehrsunfälle zeigte sich, dass eine erlebte Verschlechterung der sozialen Unterstützung eher zu psychischen Auffälligkeiten führte (Auerbach 2014). Wichtig ist auch ein sorgsamer Umgang mit Sprache. Beispielsweise berichtete eine Frau, deren Mutter verstorben war, dass eine Sachbearbeiterin bei der Abonnementabteilung der Zeitung in den Tagen nach dem Tod ihrer Mutter bei einem Anruf, als sie ihre Mutter abmelden wollte, in salopp-fröhlichem Ton sagte: »*Ja ja, kein Problem, ich lösche sie einfach aus dem Computer, schönen Tag noch …*« Die Frau berichtete, dass dies bei ihr zu einem Weinkrampf führte und sie den Wunsch gehabt hätte zu schreien: »*Doch, es ist ein Problem, für mich ist die ganze Welt anders und man kann sie nicht einfach löschen …*« Sie fragte, ob das normal sei, dass sie so reagiert und so eine Wut bekommen habe. Da man auf die Sachbearbeiterin kaum einwirken kann, ist die Erklärung für die Betroffene wichtig, dass es ganz in Ordnung sei, dünnhäutig zu sein und dies auch auszudrücken.

Bedeutsam in diesem Zusammenhang ist auch der »sekundäre Krankheitsgewinn«. Dieses Konzept soll besagen, dass jede Krankheit auch positive Seiten für einen Patienten haben kann, also einen psychologischen Gewinn mit sich bringen kann. Dieser besteht beispielsweise darin, dass man umsorgt, gepflegt und schonend behandelt wird, dass sich andere Menschen um einen kümmern oder man im Zentrum des Interesses steht. Dies kann sogar dazu führen, dass der Gesundungsprozess unbewusst hinausgezögert wird, um nicht wieder selbstverantwortlich in Aktion treten zu müssen. Oder das System stellt sich schnell auf die »Fürsorgesituation« ein, was dann nicht unbedingt positiv für das Opfer ist, wenn es in Entmündigung und »nichts mehr zumuten« endet. Angehörige können es als eine zufriedenstellende und bereichernde Aufgabe empfinden, sich so intensiv um »das arme Opfer« zu kümmern (»tertiärer Krankheitsgewinn«). Dies ist oft von niemandem negativ gemeint, führt aber nicht zum »Wiedererstarken«.

▶ Konkrete Folgen

Nachdem bisher allgemein beschrieben wurde, welche Faktoren bei den Folgen relevant sind, sollen im Weiteren konkrete Folgen von Notfällen beschrieben werden. Zunächst werden *einzelne Folgeerscheinungen* beschrieben und dann *Symptomkomplexe*, die sich unter bestimmten Störungsbildern und Diagnosen summieren lassen. Bei der konkreten Darstellung der Arbeit von Psychosozialen Notfallhelfern wird darauf aufbauend verdeutlicht, wie bei der Betreuung vorzugehen ist und was sie bewirken soll.

Veränderte Sicht auf die Welt

Als Folge der Einschätzung dessen, was einem passieren kann, können nach einem Notfall veränderte Kognitionen, die Sicht auf sich selbst und auf die Welt und daraus resultierende Verhaltensänderungen auftreten. So kann im

Sinne einer größeren Vorsicht nachts die Eingangstür abgeschlossen werden, auch wenn man bisher geglaubt hatte, dies sei auf dem Land nicht nötig. Raubüberfallopfer mögen nicht mehr nachts durch den Wald gehen, wenn sie in einem Wald überfallen wurden.

Der Notfall kann auch weitreichende Folgen haben im Sinne einer massiven »Erschütterung des Weltbildes«. Dies kann sich in generalisiertem und somit unangemessenem Misstrauen äußern: Frauen können beispielsweise nach einer Vergewaltigung generell misstrauisch gegenüber Männern werden. Problematisch werden diese Reaktionen dann, wenn sie dysfunktional im Sinne von den Alltag und das Selbstbild »blockierenden Überzeugungen« werden und die Betroffenen massiv in Funktionsfähigkeit und Lebensführung beeinträchtigen.

Das geänderte Verhalten kann auch zu Reaktionen in der Umgebung führen: Sie verlieren irgendwann die Motivation, die Betroffenen darauf anzusprechen und sie ändern zu wollen. Dies wird von den Betroffenen als sich selbst erfüllende Prophezeiung im Sinne von »*Ich habe es ja gewusst, nun kann keiner mehr etwas mit mir anfangen.*« bewertet. Damit schließt sich der Teufelskreis. Wenn schwer verletzte Unfallopfer das Gefühl haben, dass sich die soziale Unterstützung in den Monaten nach dem Unfall verringert, stellt dies einen Risikofaktor für eine psychische Erkrankung dar (Auerbach 2014).

Ängstlichkeit, Angst

Angst ist die Emotion, die nach einem Notfall am häufigsten auftritt. Sie hat grundsätzlich biologisch einen Sinn, da sie vor Gefahr schützen soll. In den ersten Stunden und Tagen nach einem Notfall haben viele Opfer kurze Perioden, in denen sie Angst empfinden (Schnyder 2000). Der weitere Verlauf der Angst variiert stark. Bei vielen verschwindet die Angst, sie kann aber auch kontinuierlich ansteigen. Die Lebensqualität kann durch die Angst erheblich eingeschränkt sein und auch die privaten Beziehungen können sich ändern (Lasogga und Frommberger 2004). Die Angst kann in seltenen Fällen so stark sein, dass sie eine massive

Einschränkung im privaten und beruflichen Bereich zur Folge hat, die bis zur Berentung führen kann. Dies wäre dann ein Ausmaß von Angst, das als dysfunktional zu betrachten ist und behandelt werden muss.

Wenn Notfallopfer bestimmte Reaktionen bei sich wahrnehmen und sich deshalb nicht mehr unter Menschen begeben möchten, da sie danach gefragt werden könnten und es ihnen dann schlechter gehen könnte (Intrusionen, Schlafstörungen in der Nacht, in der vom Ereignis geredet wurde), kann sozialer Rückzug eine Folge sein. Auch kann ein Unfallopfer in den ersten Tagen vermeiden, an der Unfallstelle vorbeizufahren. Dies wird als erleichternd erlebt (sogenannte negative Verstärkung: Ein negativer Zustand wird beendet; daher tritt dieses Vermeidungsverhalten dann verstärkt auf) und das Unfallopfer fährt noch großräumiger darum herum. Irgendwann meidet es den Stadtteil oder auch alle Leute, die davon wissen, dann Menschenmengen überhaupt usw. So kann eine generalisierte Angststörung entstehen, die ihm subjektiv möglicherweise nicht auffällt, aber die Familie oder die Beziehungen belasten kann. Dies ist dann als sogenannte Komorbidität zu werten im Sinne einer eigenständigen Diagnose, die aber ihren Ursprung in dem erlebten Notfall hat.

Deprimiertheit, Depression

Deprimiertheit und Verzweiflung treten kurzfristig besonders in den ersten Tagen nach einem Notfall auf. Sie können aber auch verzögert auftreten, wenn die Helfer sich zurückziehen und der Alltag wieder in den Vordergrund tritt, wenn das Notfallopfer das Gefühl hat, allein zu sein, wenn wenig soziale Ressourcen zur Verfügung stehen (Lasogga und Frommberger 2004). Mittelfristig wird bei fehlenden Ressourcen und fehlender Unterstützung auch von Depressionen berichtet. Dies kann sich u. a. aus der Tatsache heraus ergeben, dass unkorrigierte Attributionen bzw. sogenannte blockierende Überzeugungen generalisiert werden (*»Ich bin allein, niemand kennt dieses Gefühl.«*, *»Keiner will mit mir etwas zu tun haben.«*), auch im Sinne von »erlebter Hilflosigkeit«. Häufig wird dies auch im Sinne der sogenannten

Anpassungsstörungen deutlich, die differenzierte Beschreibungen liefern wie »länger dauernde depressive Reaktion nach Extremereignis«, »mittelgradige depressive Reaktion nach Extremereignis mit Störung des Sozialkontaktes«. In einer Studie im Zuge des sogenannten OPSIC-Projekts z.B. hatten 15 Jahre nach der Katastrophe noch 13 % der Notfallopfer eine Depression und 16 % eine PTBS-Diagnose (Ajdukovic und Bakic 2015).

Schuld- und Verantwortungsgefühle

Der Schuldfrage wird sehr unterschiedlich nachgegangen (vgl. Schnyder 2000). Für einige Personen ist sie von zentraler Bedeutung. Sie versuchen sofort zu klären, ob sie die Schuld an dem Notfall tragen oder an dem Tod des Ehemanns, weil sie nicht rechtzeitig den Arzt benachrichtigt haben. Anderen ist die Schuldfrage völlig gleichgültig. Die Entwicklung von Schuldgefühlen ist bedeutsam für die Entwicklung psychischer Störungen. Notfallopfer tendieren zu stärkeren psychischen Beeinträchtigungen, wenn sie stärkere Schuldgefühle entwickeln (Lasogga und Frommberger 2004).

Eine Differenzierung, die vorgenommen werden muss, ist die in objektive und subjektive Schuldgefühle. Bei subjektiven Schuldgefühlen fühlt sich ein Notfallopfer schuldig, obwohl es objektiv nicht an dem Notfall schuld ist. Bei einer anderen und schnelleren Hilfeleistung wäre der Ausgang des Notfalls unverändert gewesen, beispielsweise wäre der Mann auch verstorben, wenn die Frau sofort den Notarzt angerufen hatte und nicht erst nach 30 Minuten. Bei objektiven Schuldgefühlen liegt ein Mitverschulden an dem Notfall vor und/oder bei einer adäquateren Hilfeleistung wäre beispielsweise der Ehemann nicht verstorben. (Genauere Ausführungen zum Umgang mit Schuldgefühlen finden sich in Kapitel 6.6)

Akute Belastungsreaktion

Die »Akute Belastungsstörung«, so genannt im DSM 5 (Falkai und Wittchen 2015), bzw. die »Akute Belastungsreaktion«, so genannt im ICD-11 (WHO 2019), und die »Posttraumatische Belastungsstörung« (DSM 5 und ICD-11) sind Störungen in den diagnostischen Inventaren, die als direkte Folge eines Notfalls aufgeführt werden. Der Begriff »Akute Belastungsstörung« (DSM 5) ist aber insofern problematisch, als von einer »Störung« gesprochen wird. Damit werden Personen stigmatisiert. Wenn sie drei Tage nach einem Notfall bestimmte Symptome aufweisen, gelten sie bereits als »gestört«.

Die Wortwahl im ICD ist als treffender zu bewerten als im DSM 5. Im ICD-11 (das seit Mai 2019 verabschiedet ist und am 1. Januar 2022 in Kraft treten wird) wird von einer »Belastungsreaktion« gesprochen. Notfallopfer werden damit nicht stigmatisiert und als behandlungsbedürftig dargestellt, sondern es wird nach dem benannt, was es ist und hat somit beschreibend-normalisierenden Charakter: eine Reaktion auf etwas, das »außen« geschehen ist. Auch die Beschreibung im Text zeigt eine andere Sichtweise:

> *»Eine vorübergehende Störung von beträchtlichem Schweregrad, die ... im allgemeinen innerhalb von Stunden oder Tagen abklingt.«* (ICD-10 / Dilling et al. 2005, S. 168)

In der Webversion des ICD–11 werden folgende Reaktionen und Symptome (Zugriff am 3.10.2019, 20.33 Uhr, Übersetzung Münker-Kramer) angegeben:

- Vorübergehende emotionale, somatische, kognitive verhaltensbezogene Symptome als Folge der Konfrontation mit einem Ereignis oder einer Situation (kurz oder lang andauernd), extrem bedrohlichen und schrecklichen Charakters (natürliche Katastrophen oder »menschengemachte Katastrophen [wie Zugunglücke ...], Kriegshandlungen, schwere Unfälle, sexuelle Gewalt, Überfall ...).
- Die Symptome können vegetative Symptome von Angst (z. B. Tachykardie, Schwitzen, Errötung) sowie Zustände von Betäubung, Verwirrung, Traurigkeit, Angst, Ärger, Verzweiflung, Überaktivität, Inaktivität, sozialer Rückzug, Stupor umfassen.

- Die Symptome können in Anbetracht der Schwere des Ereignisses als normal angesehen werden und beginnen gewöhnlich einige Tage nach dem Ereignis nachzulassen oder nach dem sich Entfernen von der bedrohlichen Situation.

Akute und Posttraumatische Belastungsstörung

Da die Diagnosekriterien einer Akuten oder Posttraumatischen Belastungsstörung im DSM 5 sehr ähnlich sind, werden sie hier zusammen aufgeführt. Für die Diagnose gemäß DSM 5 müssen folgende Kriterien vorliegen (ausführlich s. DSM 5):

Die Betroffenen müssen mit einem Ereignis konfrontiert worden sein, das den tatsächlichen oder drohenden Tod beinhaltete, ernsthafte Verletzungen oder die Gefahr körperlicher Unversehrtheit der eigenen oder anderer Personen beinhaltete.

Die Betroffenen können

- dieses Ereignis selbst erlebt oder bei anderen Personen beobachtet haben,
- erfahren haben, dass dieses Ereignis nahestehenden Familienangehörigen oder Freunden zugestoßen ist oder
- wiederholt mit den belastenden Folgen eines oder mehrerer derartiger Ereignisse konfrontiert gewesen sein (beispielsweise Einsatzkräfte).

Darüber hinaus müssen folgende Kriterien erfüllt sein (ausführlich s. DSM 5):

- Wiedererleben: Vorhandensein eines (oder mehrerer) Symptome des Wiedererlebens, die auf das oder die traumatischen Ereignisse bezogen sind und die nach dem oder den traumatischen Ereignissen aufgetreten sind.
- Vermeidung: Anhaltende Vermeidung von Reizen, die mit dem traumatischen Ereignis verbunden sind und die nach dem traumatischen Ereignis begannen.

- Veränderung der Kognitionen und Stimmung: Negative Veränderungen von Kognitionen und der Stimmung im Zusammenhang mit dem traumatischen Ereignis. Die Veränderungen haben nach dem traumatischen Ereignis begonnen oder sich verschlimmert und sind durch zwei (oder mehr) Symptome gekennzeichnet.
- Arousal: Deutliche Veränderungen des Erregungsniveaus und der Reaktivität im Zusammenhang mit dem traumatischen Ereignis. Die Veränderungen haben nach dem traumatischen Ereignis begonnen oder sich verschlimmert und sind durch zwei (oder mehr) Symptome gekennzeichnet.
- Das Störungsbild verursacht in klinisch bedeutsamer Weise Leiden oder Beeinträchtigungen in sozialen, beruflichen oder anderen wichtigen Funktionsbereichen.
- Das Störungsbild ist nicht die Folge der physiologischen Wirkung einer Substanz (z.B. Medikament, Alkohol) oder eines medizinischen Krankheitsfaktors.

Für die Diagnose Akute Belastungsstörung müssen die Symptome innerhalb eines Monats nach dem Ereignis begonnen haben und mindestens drei Tage dauern. Wenn das Störungsbild länger als einen Monat dauert, wird die Diagnose umgeschrieben in Posttraumatische Belastungsstörung.

In der ICD-11 wird der Schwerpunkt der Einschätzung weg vom Ereignis als entscheidender Faktor hin zu den Reaktionen und Symptomen betont (Maercker 2013, 2017). Folgende Beschreibung findet sich in der Webversion des ICD-11 (Übersetzung Münker-Kramer):

Die Posttraumatische Belastungsstörung ist eine Störung, die sich als Folge der Konfrontation mit einem Ereignis oder einer Serie von Ereignissen extrem bedrohlichen und schrecklichen Charakters entwickeln kann. Sie ist charakterisiert durch:

1. Das Wiedererleben des oder der traumatischen Ereignisse in der Gegenwart in Form von intrusiven

Erinnerungen, Flashbacks oder Albträumen. Diese werden üblicherweise begleitet von starken oder überwältigenden Gefühlen, speziell Furcht oder Horror und starken physischen Empfindungen.
2. Die Vermeidung von Gedanken und Erinnerungen an das/die Ereignis(se) oder Vermeidung von Aktivitäten, Situationen, Menschen, die an das/die Ereignis(se) erinnern und
3. die andauernde Wahrnehmung von erhöhter anhaltender Bedrohung, z.B. durch Hypervigilanz, Schreckreaktion auf Reize wie unerwartete Geräusche.

Diese Symptome dauern über einige Wochen an und verursachen bedeutsame Einbußen im familiären, persönlichen, sozialen, schulischen oder beruflichen Funktionieren oder in anderen Bereichen des Funktionierens.

Um Hinweise auf das Vorliegen einer PTBS zu erhalten, gibt es einige Fragebögen (Zusammenstellung bei Schützwohl 2003, Hausmann 2016). Verbreitet sind z.B. die PTSS-10 (Posttraumatische Stress-Skala, Maercker 1998) und die IES (Impact of Event Scale, Horowitz et al. 1997). Zur Prävalenz finden sich in der Literatur wenig verlässliche Angaben. In methodisch besseren Studien fällt die Prävalenzrate geringer aus. Anhaltspunkte, dass die Prävalenz sogar unter 1 % liegen dürfte, bieten einige neuere und vor allem methodisch bessere Studien (ausführlich s. Lasogga und Karutz 2011). Die großen Unterschiede bei den Prävalenzraten dürften durch die unterschiedlichen Stichproben und insbesondere durch die unterschiedlichen Definitionen von Notfall zusammenhängen. Wenn beispielsweise die Opfer von sehr schweren Verkehrsunfällen, die einen längeren Krankenhausaufenthalt hatten, oder Vergewaltigungsopfer untersucht werden, dürfte die Prävalenzrate höher ausfallen, als wenn man Personen untersucht, die einen Herzinfarkt hatten oder Opfer von leichtem sexuellen Missbrauch, denen sich beispielsweise ein Exhibitionist gezeigt hatte.

Es gab Stimmen, die sich kritisch mit der PTBS auseinandersetzten. An dem PTBS-Konzept wurde u.a. kritisiert, dass es sich um eine Ansammlung von psychologischen Reaktionen nach einem Notfall handele. Die klare Diagnose wie bei anderen Störungen, etwa Angststörungen oder einer Depression fehle aber. Dies hat sich inzwischen geändert: Die PTBS wird eindeutig als Störung definiert und anerkannt. Das Konzept der PTBS sowie anderer Traumafolgestörungen ist weltweit im Zuge der breiten Recherche auf Plausibilität und klinische Relevanz überprüft und im Zuge der mehrjährigen Entwicklung und Revision grundsätzlich bestätigt und differenziert worden in die klassische PTBS und komplexe PTBS (Stein et al. 2014, Maercker 2017). Auch relevante Leitlinien im deutschsprachigen (Flatten et al. 2011) und englischsprachigen Raum (NICE 2005) führen die PTBS als Traumafolgediagnose. Da die PTBS als klinische Diagnose nicht in das Gebiet der Psychosozialen Notfallhilfe fällt, wird dieser Punkt nicht weiter vertieft.

Anpassungsstörungen

Anpassungsstörungen in verschiedener Form können einige Tage nach dem Notfall auftreten. Die Bezeichnung »Anpassungsstörung« beschreibt das Charakteristische recht gut: Die Anpassung an die veränderte Situation nach dem Notfall fällt schwer. Es entwickeln sich Kennzeichen, die deutlich machen, dass *»etwas nicht in Ordnung ist«*. Diese Kennzeichen treten aber oft nicht in der Klarheit und Intensität wie bestimmte Störungen auf, sondern eher zugespitzt im Zuge von an sich häufig auftretenden Reaktionen, wie Trauer (z.B. als »traumatische Trauer«) oder im Zuge von Deprimiertheit als »länger dauernde depressive Reaktion«. Dies können die Vorzeichen spezifischer Störungen sein, die so früh wie möglich behandelt werden sollten, um nicht zu chronifizieren.

Somatoforme Störungen

Somatoforme Störungen, d.h. körperliche Beschwerden ohne objektives somatisches Korrelat, können sich in zweierlei Hinsicht entwickeln: einerseits als sogenannte (chronifizierte) Körpererinnerung (Rothschild 2002). Dies können z.B. Parästhesien (Lähmungsgefühle) im Unterarm bei einem Feuerwehrmann sein, der tote Kinder aus einem Haus getragen hat und dabei Hautkontakt mit ihnen hatte, oder chronische Entzündungen im Unterleib bei Opfern von früher sexueller Gewalt. Andererseits kann es sich um symbolisierte Körperkorrelate des Erlebten handeln: Den Hörsturz einer Frau, die am Telefon unerwartet die Nachricht über den Tod ihrer Tochter bekam.

Suchtverhalten

Wenn abends zu Hause die Anzahl der Anwesenden und Unterstützenden nachlässt, bleiben Betroffene oft mit Gedanken, Körperzuständen und Gefühlen allein und werden nicht selten regelrecht davon überflutet. Dies erscheint manchen nahezu unaushaltbar, und sie greifen zu Mitteln und Möglichkeiten, es zu ertragen. Dazu können Alkohol, Medikamente etc. gehören. Aufgrund der Wirkung dieser Mittel kann es in eine Gewohnheit münden, die bis zur Suchtentwicklung führt (sogenannte operante Konditionierung – etwas hilft und wird wieder gemacht). Aufgabe in der Betreuung ist die Erklärung dieses Musters, das Aufzeigen der Gefahr und die Bereitstellung alternativer Selbstberuhigung.

Keine Folgen

Bei den meisten Notfallopfern treten nur kurzfristig stärkere Folgen auf, aber nicht mittel- oder langfristig (s.a. Shalev 2001, Kessler et al. 1999). Wenn direkte und indirekte Notfallopfer einige Nächte nicht schlafen können oder in den ersten Tagen noch sehr häufig an den Notfall denken, legt sich dies meist nach einigen Tagen. Schnyder (2000) schreibt resümierend über die psychischen Folgen von schwer verletzten Unfallpatienten: »*Die allgemeine psychische Befindlichkeit war also bereits ein halbes Jahr nach dem Unfall offensichtlich nicht mehr wesentlich beeinträchtigt.*« (S. 49) und an anderer Stelle nach der Sichtung der relevanten Studien:

> »*Daraus lässt sich folgern, dass körperlich und psychisch gesunde, mit guten psychosozialen Ressourcen*

ausgestattete Personen auch einen schweren Unfall und seine Folgen in der Regel ohne größere psychische Probleme verarbeiten können.« (S. 82)

Auch bei Großschadensfällen kann davon ausgegangen werden, dass letztlich nur eine sehr geringe Anzahl an Personen längerfristige negative psychische Folgeerscheinungen entwickelt (SEYNAEVE 2001).

Positive Folgen

Das Erleben eines Notfalls kann aber nicht nur negative oder keine Folgen haben, sondern sogar positive. Manche Menschen berichten, dass sie infolge eines Notfalls ihr Leben überdacht und konsequent geändert haben (JOSEPH UND LINLEY 2008). Einige Menschen werden spirituell oder religiös, auch wird von einer persönlichen Reifung, Weiterentwicklung oder Werteverschiebung, bewussterer Lebensführung oder einer gesünderen Lebensweise nach einem Notfall berichtet.

So werden Phänomene – wie intensivere Wertschätzung des Lebens, Intensivierung persönlicher Beziehungen, Bewusstwerden eigener Stärke, intensiviertes spirituelles Bewusstsein, Entdeckung neuer Möglichkeiten im Leben (neuer Beruf, vermehrtes soziales Engagement wie »Appreciation to Life«) – zum Beipiel von TEDESCHI ET AL. (2018) beschrieben. JOSEPH UND BUTLER (2010) konstatieren, dass 30–70 % derjenigen, die einen Notfall erlebt haben, auch positive Änderungen und Wachstum berichten.

Es sind bereits etliche Messinstrumente für dieses Forschungsgebiet PTG (Posttraumatic Growth) vorhanden. Eine ausführliche Liste weiterführender Literatur zu diesem in der psychosozialen Notfallhilfe wichtigen Thema findet sich auf der Webseite der Universität North Carolina, Charlotte (s. Internetquellen in KAP. 10) und bei Trauma Recovery (s. Internetquellen in KAP. 10). Neben diesen empirischen Ansätzen zu diesem Thema war der Grundgedanke schon in den Werken und der Philosophie Viktor Frankls richtungsweisend (z.B. FRANKL 2018).

4 Das Psychosoziale Versorgungsdreieck

Wie aus den obigen Ausführungen ersichtlich ist, unterscheidet sich das Ausmaß an psychischer Unterstützung, das nach einem Notfall indiziert ist, bei den direkten und indirekten Notfallopfern aufgrund der unterschiedlichen Notfalltypen, der unterschiedlichen Moderatorvariablen und des aus diesen Faktoren resultierenden unterschiedlichen Ausmaßes an psychischer Verletzung erheblich. Die folgende Abbildung stellt die mögliche und notwendige Art

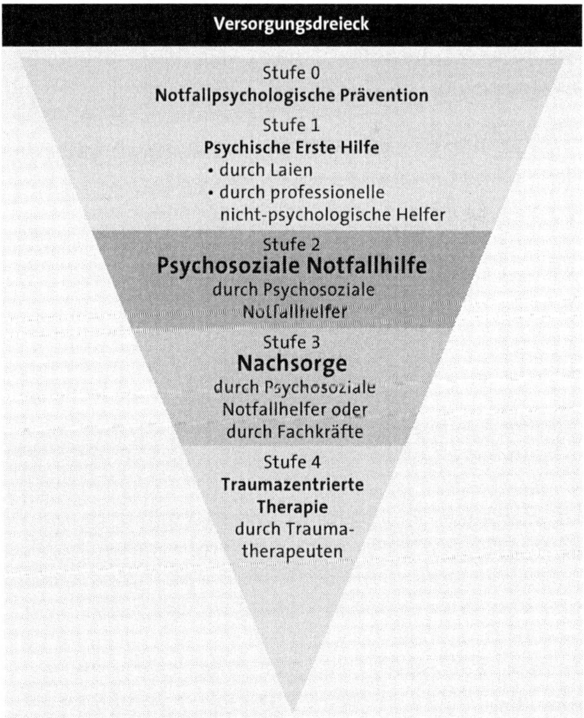

Abb. 3 ▶ Versorgungsdreieck

der Hilfe dar und skizziert die Anzahl der Personen, die eine derartige Hilfe benötigen. Grafisch wird deutlich, dass die Anzahl der »Bedürftigen« für die jeweilige Art der Hilfe und die Anzahl mit der notwendigen Qualifikation zur Verfügung stehenden Helfer sich entsprechen: Von der Psychischen Ersten Hilfe, die jedes Notfallopfer benötigt und für die jeder Laienhelfer und erst recht jede Einsatzkraft qualifiziert sein sollte, ähnlich der medizinischen Ersten Hilfe, bis hin zur spezifischen Traumatherapie, die wenige brauchen und die nur von Spezialisten durchgeführt werden kann.

4.1 Indikation für Psychische Erste Hilfe (Stufe 1)

Sämtliche Notfallopfer benötigen nach einem Notfall Psychische Erste Hilfe (PEH), d. h. mit ihnen sollte von jeder Einsatzkraft und letztlich auch von jedem Laienhelfer, der mit Notfallopfern in Kontakt kommt, regelgeleitet psychologisch angemessen umgegangen werden. Psychische Erste Hilfe deckt in der ersten Phase nach einem Notfall die psychischen Bedürfnisse von direkten und indirekten Notfallopfern ab. Durch einen angemessenen psychologischen Umgang kann bereits in dieser Phase dafür gesorgt werden, dass wenig Notfallopfer an Folgestörungen erkranken.

Ein psychologisch angemessener Umgang wird als entlastend, ein unangemessener Umgang aber als starke zusätzliche Belastung neben den Belastungen durch den Notfall empfunden. Diese zusätzliche Belastung wird besonders stark empfunden, da Notfallopfer labilisiert sind. Selbst falsche bzw. unangemessene Worte von Laienhelfern oder Einsatzkräften können sich zu diesem Zeitpunkt in das Gedächtnis »einbrennen« und werden dann möglicherweise ein Leben lang von den Notfallopfern nicht mehr vergessen bzw. können Auslöser für traumatische Trauer sein.

Beispiele: Die Mutter einer Betroffenen, die diese monatelang gepflegt hat, starb genau in den fünf Minuten, in denen die Tochter kurz zur Toilette gegangen war.

Die Pflegeperson sagte, als diese sich schwere Vorwürfe machte: »Dann hätten Sie halt nicht weggehen dürfen, Sie wussten doch, dass es ihr schlecht geht.«

Eine Einsatzkraft sagte nach dem Tod eines Kindes im Rahmen eines Unfalls, der durch eine Unvorsichtigkeit der Mutter ausgelöst wurde: »Was wollen Sie denn, das hätten Sie sich früher überlegen sollen. Sie sind schließlich selbst schuld.«

Sehr häufig sind die Ersthelfer Laien, die meist keine Ausbildung im psychologisch angemessenen Umgang mit Notfallopfern haben. Diese Laienhelfer können sich gemäß den vier inzwischen weit verbreiteten Regeln zur Psychischen Ersten Hilfe verhalten (Lasogga und Gasch 2013). Es ist sinnvoll, diese in einem kleinen Exkurs im Rahmen der Schulungen zur medizinischen Ersten Hilfe aufzunehmen. Dies wurde in Deutschland teilweise bereits umgesetzt.

Nach den Ersthelfern treffen in der Regel die Einsatzkräfte (Rettungsdienste, Feuerwehr, Polizei) ein, aus Sicht der psychologischen Betreuung professionelle nicht-psychologische Helfer. Sie sollten psychologisch adäquat mit den Notfallopfern umgehen. Für diese Gruppe liegt ein umfangreicherer Regelsatz als für Laienhelfer zur Psychischen Ersten Hilfe vor und viele Hintergrundinformationen (Lasogga und Gasch 2013). Bei dieser Gruppe kann davon ausgegangen werden, dass sie nach entsprechender Ausbildung detaillierte Maßnahmen im psychologischen Bereich realisieren können. Viele Einsatzorganisationen haben diese Regeln inzwischen in die Ausbildung aufgenommen.

Diese Psychische Erste Hilfe genügt bei vielen Notfallopfern, mehr ist nicht notwendig. Viele Notfallopfer sind psychisch derartig wenig beeinträchtigt bzw. haben gute innere und/oder soziale Ressourcen, die aktiviert werden können. Sie können nach dem Notfall in die gewohnte Umgebung gehen oder dort verbleiben, was auch bereits stabilisierend wirkt.

4.2 Indikation für Psychosoziale Notfallhilfe (Stufe 2)

Eine kleinere Gruppe benötigt weitere Hilfe, und zwar Psychosoziale Notfallhilfe (PSNH). Psychosoziale Notfallhilfe ist als konkrete Betreuung in einem bestimmten Zeitfenster und in einer bestimmten Situation angemessen: in der Phase *nach* der Psychischen Ersten Hilfe und in der Phase *vor* der Intervention durch Fachkräfte, falls diese notwendig ist.

Die Erforderlichkeit einer derartigen Hilfe kann sofort nach dem Notfall ersichtlich werden, wie beispielsweise bei Großschadensereignissen, sodass die Alarmierung von Psychosozialen Notfallhelfern sofort nach dem Bekanntwerden eines Notfalls erfolgen sollte. Aber auch zu einem späteren Zeitpunkt kann das Hinzuziehen eines Psychosozialen Notfallhelfers notwendig erscheinen, beispielsweise wenn Einsatzkräfte aufgrund der vorgefundenen Situation eine Nachalarmierung für notwendig erachten.

Die Psychosoziale Notfallhilfe sollte nicht nach Belieben oder per Zufall erfolgen, sondern aufgrund klarer Indikationskriterien durch geschulte Personen. Entscheidend dafür, ob Psychosoziale Notfallhelfer gerufen werden sollten, sind

- der Notfalltyp: z. B. ein Verkehrsunfall oder eine Naturkatastrophe
- die Moderatorvariablen: z. B., ob die Person viele oder wenige Ressourcen hat
- die situativen Variablen: z. B., ob die Person den Belastungen kurz- oder langfristig ausgesetzt war oder stark körperlich betroffen ist
- die Reaktionen des Notfallopfers: z. B., ob die Person starke dissoziative Symptome zeigt oder nicht.

Aus dem Verhältnis dieser Faktoren sowie aus den wahrnehmbaren Ressourcen ergibt sich die Indikation für Psychosoziale Notfallhilfe.

Inzwischen gibt es zahlreiche Kooperationsvereinbarungen zwischen Rettungsorganisationen und Institutionen, die Psychosoziale Notfallhilfe zur Verfügung stellen, und klare Indikationen, wann auf jeden Fall nachalarmiert werden soll.

▶ Alarmierung durch die Leitstelle

Günstig ist es, wenn in Leitstellen Kriterienkataloge vorliegen, anhand derer Psychosoziale Notfallhelfer alarmiert werden. Im Folgenden werden einige Notfälle aufgeführt, zu denen häufig Psychosoziale Notfallhelfer gerufen werden (Lasogga und Gasch 2006, Zehentner 2011):

Todesfälle

- plötzlicher Tod von Angehörigen
- plötzlicher Kindstod
- erfolglose Reanimation
- Überbringen einer unerwarteten Todesnachricht
- Identifizierung einer (verstorbenen) nahestehenden Person
- vermisste nahestehende Person
- Verursachung des Todes einer anderen Person (mit Ausnahme von Tätern)
- Suizid und Suizidversuch.

Kriminelle Delikte

- Gewalttaten
- Vergewaltigung
- Mord, Mordversuch
- Geiselnahmen.

Kinder

- Kinder direkt oder indirekt beteiligt.

Großschadensereignisse

- Großschadensfälle
- Unfälle mit mehreren Schwerverletzten oder Toten.

Bei plötzlichem Kindstod, einem Suizid bzw. Suizidversuch, kriminellen Delikten und wenn Kinder direkt oder indirekt beteiligt sind, sollten, sofern vorhanden, Fachkräfte sofort alarmiert werden. Diese Notfälle bergen aufgrund ihrer Charakteristika Risikofaktoren für negative Folgen. In Niederösterreich zum Beispiel hat man mit einer derartigen Vereinbarung gute Erfahrungen gemacht. Hier wird bei diesen Notfällen immer häufiger das Psychosoziale Akutteam Niederösterreich alarmiert (Münker-Kramer und Lasogga 2011). Auch in der sogenannten Krisenhilfe Oberösterreich gibt es klare Einsatzkriterien.

▶ Nachalarmierung durch Einsatzkräfte

Nicht immer kann durch die Leitstelle festgestellt werden, ob es notwendig ist, einen Psychosozialen Notfallhelfer zu alarmieren. Dies kann sich mitunter erst im Nachhinein vor Ort als notwendig erweisen. Wenn folgende Faktoren von den Einsatzkräften festgestellt werden, sollte eine Nachalarmierung von Psychosozialen Notfallhelfern erwogen werden:

Situative Faktoren

- lange Dauer des Notfalls
- lebensbedrohliche Situation
- schwere körperliche Verletzungen
- extrem intensive Sinnesbeteiligung
- hohe »Betroffenheit« (psychisch, situativ, körperlich)
- hoher potenzieller Grad der Identifikation mit dem Opfer (z.B. bei Tod eines Kollegen im Dienst oder wenn die Konstellation der Opfer der eigenen Familiensituation oder eigenen Erfahrungen ähnelt).

Biografische und soziografische Risikofaktoren

- mehrere Notfälle hintereinander ohne Erholungsphase

- Retraumatisierung bzw. frühere belastende Erfahrungen
- Zugehörigkeit zu einer Risikogruppe
- mangelnde soziale Unterstützung (privat, beruflich).

Reaktionen

- starkes Als-ob-Empfinden (Intrusionen, Flashbacks): Das Opfer fühlt sich unsicher, ob es in einem vorangegangenen Zustand ist oder in der Gegenwart, obwohl der vorangegangene Zustand längst abgeschlossen ist. Dies zeigt die mangelnde Integration als Ereignis der Vergangenheit im biografisch-raum-zeitlichen Kontext.
- dauernde Übererregung (Herzfrequenz > 90) bzw. ständige adrenerge Stimulation, Tachykardie. Dies bedeutet, dass der physiologische Hoch-Stress-Zustand sozusagen »im Körper steckengeblieben ist«.
- starke Hilflosigkeit
- starke Schuldgefühle
- hohes Ausmaß an Dissoziation
- expliziter Wunsch des Betroffenen.

▶ Vorgehen

Psychosoziale Notfallhilfe kann noch am Notfallort geleistet werden, beispielsweise wenn die Ehefrau eines Mannes betreut werden muss, der einen Herzinfarkt hatte, oder bei einem Straßenbahnfahrer, der eine Person überfahren hat. Psychosoziale Notfallhilfe kann auch Stunden oder Tage später im Haus des Notfallopfers oder an einem anderen Ort erfolgen. Psychosoziale Notfallhilfe muss nicht unbedingt durch psychosoziale Fachkräfte erfolgen, auch wenn diese selbstverständlich eine Psychosoziale Notfallhilfe leisten können, wenn sie vor Ort sind. Dies ist aber ohnehin nicht oft der Fall.

Eine traumazentrierte Psychotherapie oder eine andere Psychotherapie ist zu diesem Zeitpunkt nicht indiziert. Es gibt keine zuverlässigen Prädiktoren, welche Personengruppen einer Therapie bedürfen.

Gemäß den Statuten der meisten Anbieter-Organisationen findet eine Psychosoziale Notfallhilfe einmalig statt. Eine meist ereignis- und wohnortnahe Betreuung dauert dann in der Regel bis zu drei Stunden ohne weitere Kontakte. Es genügt auch häufig eine einzige Betreuung. Bei einem verlässlichen sozialen Umfeld, wenigen Risikofaktoren, positiv ausgeprägten Moderatorvariablen und im Bereich der Monotraumatisierungen bedürfen wenige Betroffene einer weiteren Betreuung, sei es durch Psychosoziale Notfallhelfer oder durch Fachkräfte. Weitere Betreuung ist dann nicht nur nicht indiziert, sondern kann sogar kontraindiziert sein. Wenn zu lange eine überflüssige Psychosoziale Notfallhilfe erfolgt, kann dies dazu führen, dass vorhandene innere und soziale Ressourcen durch das Notfallopfer nicht aktiviert werden und die Opfer pathologisiert werden. Deshalb sollte immer überprüft werden, ob tatsächlich eine weitere Betreuung notwendig ist.

4.3 Indikation für Nachsorge und Akutintervention durch Fachkräfte (Stufe 3)

Falls sich eine weitere Intervention als notwendig erweist, gibt es zwei Möglichkeiten:

▶ Indikation für kurzfristige weitere Nachsorge

Wenn ein Notfallopfer keinerlei stärkere Beeinträchtigungen zeigt und allem Anschein nach lediglich ein, zwei oder drei weitere Gespräche mit einem, oft explizit demselben Psychosozialen Notfallhelfer benötigt bzw. wünscht und die üblichen Strategien von Psychosozialen Notfallhelfern Erfolg versprechen, kann eine weitere Betreuung durch diese erfolgen. Das ist beispielsweise der Fall, wenn durch einen Psychosozialen Notfallhelfer eine Todesnachricht überbracht wurde, am nächsten Tag die Leiche identifiziert werden muss und einige Tage später der hinterbliebene Mann noch einmal den Ort sehen möchte, an dem seine

Ehefrau ums Leben kam. Eine weitere Betreuung sollte aber in der Regel drei zusätzliche Kontakte nicht überschreiten und soll auf jeden Fall innerhalb des Anbietersystems reflektiert werden (je nach Vorgabe mit einem Kollegen oder einem Vorgesetzten).

▶ Indikation für Fachkräfte

Für wenige bestimmte Situationen sollte, wie z. B. die Untersuchungen des Psychosozialen Akutteams Niederösterreich gezeigt haben (Lasogga und Gasch 2006), aufgrund ihres potenziell sehr stark belastenden Charakters bzw. aufgrund der Häufung von Risikofaktoren schnellstmöglich eine psychosoziale Fachkraft, meist ein Notfallpsychologe, oder eine andere Fachkraft hinzugezogen werden. Hier sind vor allem Suizid und Suizidversuch, Verursachung des Todes einer anderen Person, Beteiligung von Kindern, Vergewaltigung und Mord relevant. Diese Personen können auch über die Kooperation mit anderen (psychosozialen) Fachkräften entscheiden.

Auch wenn sich bei der Betreuung durch einen Psychosozialen Notfallhelfer herausstellen sollte, dass eine von einem Akutereignis betroffene Person eine Typ 2-Traumatisierung mitbringt, sollte diese Person sofort einer Fachkraft im Sinne von traumaspezifischer Differenzialdiagnostik bzw. traumaspezifischer Psychotherapie zugeführt werden, da Vorerfahrungen solcher Art per se ein Risikofaktor sind.

Falls zunächst ein Psychosozialer Notfallhelfer die Betreuung übernimmt, besteht seine Aufgabe in der Verhinderung von Zusatzbelastungen und weiteren Risikofaktoren (z. B. Schuldzuschreibungen im Familiensystem, Vorwürfe an eine Person, die »ungewöhnlich« mit der Todesnachricht umgeht) und die gute Übergabe an eine Fachkraft.

Da in Österreich viel weniger Notfallpsychologen in Bereitschaftsdiensten tätig sind und Psychosoziale Notfallhelfer bei entsprechender Informiertheit über Übergabeindikationen und bei guter Netzwerkkompetenz eine inhaltliche und persönliche Brücke zu diesen Fachkräften darstellen, kommt häufiger die Variante der Nachalarmierung von Fachkräften zum Tragen. Die in dieser Hinsicht geschulten Psychosozialen Notfallhelfer sind dann diejenigen, die aufgrund der äußeren Risikofaktorenabschätzung und einem ersten Eindruck Fachkräfte nachalarmieren bzw. dorthin weiterverweisen und die entsprechenden Beobachtungen weitergeben. Dies entspricht etwa der Funktion von Rettungspersonal in der Weitergabe an den Notarzt, der aus den Informationen über Vitalwerte und Rahmenbedingungen und der eigenen klinischen Bewertung weitere Entscheidungen treffen und Interventionen setzen muss. Einsatzkräfte, die lediglich in Psychischer Erster Hilfe ausgebildet sind, würden nicht detailliert genug schauen und bewerten, da ihr Fokus ein anderer ist.

An folgende Fachkräfte wird in den meisten Fällen zu denken sein:

Notfallpsychologen, Psychotherapeuten

Bei Häufung der einschlägigen Risikofaktoren in den bereits genannten Fällen sollte ein Psychologe in Anspruch genommen werden. Dabei geht es nicht darum, Heilbehandlung im Sinne einer Psychotherapie durchzuführen. Es handelt sich in dieser Phase auch diagnostisch um ein klinisches Screening eines von einem Ereignis Betroffenen sowie eine Akutintervention von einigen Stunden und nicht um Patienten, die gestört bzw. krank sind. Vielmehr soll eine notfallpsychologische Intervention über das hinausgehen, was Psychosoziale Notfallhelfer leisten können.

Diese Intervention kann auch an Beratungsstellen erfolgen oder in einem Setting, wo Psychologen die Betroffenen vor Ort aufsuchen. Inzwischen gibt es einige Organisationen, die auf Anforderung einen Notfallpsychologen senden. Diese führen eine Kontaktaufnahme in der Regel innerhalb von zwölf Stunden durch. Die erste Intervention wird spätestens gewöhnlich nach maximal 72 Stunden durchgeführt, wobei auch die Notwendigkeit einer schnellen Intervention berücksichtigt wird.

Die Interventionen dauern häufig zwischen zwei und sechs Stunden. In diesem Rahmen ist auch eine Diagnostik im Sinne der Akuten Belastungsreaktionen, möglicher

Anpassungsstörungen, der »prämorbiden Persönlichkeit« und in Bezug auf mögliche Komorbiditäten durchzuführen. Dies kann Fragestellungen betreffen wie »Person mit früher Traumatisierung, die nun ein Monotrauma erlebt«, »Person nach Mehrfachtraumatisierung im Erwachsenenalter mit Komorbidität, Angststörung und Depression«. Dafür ist neben der Arbeit mit entsprechenden Testverfahren das beobachtbare Erleben und Verhalten des Notfallopfers ein wichtiger Indikator für die klinische Einschätzung. Als Methoden sind beispielsweise die Aktivierung von Ressourcen und Psychoedukation zunächst die Methoden der Wahl sowie die individuelle Behandlung der bestehenden Symptome und die Stabilisierung. Eine Vorbeugung gegen die Entwicklung spezifischer Komorbiditäten, die Arbeit mit den Angehörigen im Sinne von Erklärungen und Entlastung sind Tätigkeitsbereiche.

In einigen Fällen erfolgt auch eine Akutintervention mit einer Gruppe, bei der zwei Psychologen eingesetzt werden. In diesem Fall sollten die beiden Psychologen sich vorab über eine Rollenverteilung verständigen, beispielsweise wer mit einer stark weinenden Person den Raum verlässt, falls dies notwendig erscheint. Die Vorstellung der beiden Psychologen sollten wie auch in anderen Situationen so erfolgen, dass man zuerst seinen Namen nennt und dann die Institution, von der man kommt. Bei der Verabschiedung ist ein Zettel mit einer Kontaktadresse zu hinterlassen und explizit zu fragen, ob man noch etwas tun könne.

Vor allen bei größeren Organisationen gibt es inzwischen auch Psychologen, die eine notfallpsychologische Zusatzausbildung haben und sich um die Betroffenen kümmern.

Auch an Beratungsstellen laufen Klienten auf, bei denen eine derartige Akutintervention notwendig ist, die häufig auch nur bis zu sechs Stunden dauert.

Sozialarbeiter

Wenn der Fokus auf sozialen Problemen liegt (Stichwort »schutzlose Preisgabe und Hilflosigkeit« in ganz praktischer Hinsicht), ist die Arbeit von Sozialarbeitern vonnöten. Falls beispielsweise der Ernährer einer Familie bei einem Unfall ums Leben kommt und die Schuldenlast durch das neu gebaute Haus erdrückend ist, kann Schuldnerberatung sinnvoll und notwendig sein. Wenn Waisen hinterbleiben, muss die Jugendwohlfahrt eingreifen. Wenn aufgrund von Verletzungen ein Notfallopfer pflegebedürftig wird, müssen entsprechende Unterstützungen beantragt und organisiert werden. Es kann auch um einen Begräbniskostenzuschuss oder um Hilfe beim Zugriff auf Konten gehen, wenn das Familienkonto auf den Verstorbenen ohne Zeichnungsberechtigung für die Hinterbliebenen läuft. Diese Arbeit kann bis zur Heranziehung von Juristen gehen.

Gerade die Kooperation der Fachkräfte aus Psychologie und Sozialarbeit kann für die Betroffenen sehr hilfreich sein, da oft die eine Betreuung und Problemlösung ohne Unterstützung der anderen nicht möglich wäre. Dabei kann es auch darum gehen, Ziele und neue Perspektiven zu erarbeiten oder Depressivität abzuschätzen. Dies wäre zum Beispiel ohne eine Klärung der Schuldensituation praxisfern. Ein Erstkontakt mit Sozialarbeitern ist auch insofern sinnvoll, als Behördengänge nach Abschluss der Akutphase notwendig sein können. Es ist dann gut, wenn der Übergang in den Alltag vorbereitet ist.

Theologen

Bei Notfällen im Zusammenhang mit Tod und Sterben, auch bei Suizid und Suizidversuch, wenn Rituale und Sinnfragen und spirituelle Bedürfnisse im Vordergrund stehen, sollte die Unterstützung durch Theologen angeboten werden. Für viele Menschen ist es hilfreich, wenn von einem Seelsorger ein Gebet gesprochen wird oder ein Toter ausgesegnet wird. Auch wenn Glaubensfragen im Mittelpunkt der mentalen Beschäftigung stehen (»*Wieso passiert so etwas?*«, »*Wie kann Gott so etwas zulassen?*«), ist die Hinzuziehung einer theologischen Fachkraft indiziert. Dies kann auch der Pastor in der Heimatstadt sein. Hier kann eine Übergabe in das engere soziale Netz erfolgen, möglicherweise kennt dieser Pastor sogar die Familie.

Mediziner

Wenn z.B. körperliche Erschöpfung oder körperliche Beschwerden im Vordergrund stehen (z.B. Hyperarousal) und dies nicht mit Möglichkeiten wie Entspannungs- und Distanzierungstechniken gelöst werden kann oder andere körperliche Auswirkungen im Vordergrund stehen, sind Mediziner, u.U. auch Psychiater gefragt.

Dabei sollte aber beachtet werden, dass bei Notfallfolgestörungen die Attribuierungen der Betroffenen wesentlich für die Wiederermächtigung sind. Wenn Medikamente helfen, könnten Notfallopfer sagen: *»Dann brauche ich ja nichts mehr zu tun.«* Damit entwickelt ein Notfallopfer aber kein Selbstwirksamkeitserleben. Wichtig ist also vonseiten des Mediziners, dass pharmakologische Unterstützung als Stabilisierungsmedikation für den Patienten hilfreich sein kann, aber keine Dauerlösung darstellt. Dies sollte auch den Betroffenen kommuniziert werden: *»Ich gebe Ihnen dies jetzt, um die körperliche Seite zu entlasten, das sehe ich aber nicht als die einzige Lösung …«* Die Gabe von Benzodiazepinen wird nicht selten nahezu »reflexartig« erwogen, denn sie bringt den Betroffenen eine sofortige Entspannung. Dies kann jedoch auch leicht zu einer Abhängigkeit führen. Außerdem können weitere, ggf. zielführendere Schritte wie Maßnahmen der psychosozialen Notfallhilfe unterbleiben, weil sowohl Betroffene als auch Mediziner dies als ausreichende Maßnahme erachten.

4.4 Indikation für traumazentrierte Psychotherapie (Stufe 4)

Bei einem psychologisch angemessenen Umgang durch die Einsatzkräfte (Psychische Erste Hilfe), einer adäquaten Betreuung durch Psychosoziale Notfallhelfer und der gezielten Hilfe durch Fachkräfte benötigen nur sehr wenige Notfallopfer eine traumazentrierte Psychotherapie. In diesen wenigen Fällen kann eine gute Betreuung durch Psychosoziale Notfallhelfer und Fachkräfte für die Betroffenen eine Brücke sein, die empfohlene Behandlung zu probieren. Die Betroffenen kämen sonst vielleicht nicht in den Kontakt mit qualifizierter traumazentrierter Psychotherapie.

Grundsätzlich können bestimmte Notfallcharakteristika eine Therapie notwendig machen, z.B. wenn eine extreme Dauer des Notfalls mit Bedrohung von Leib und Leben und intensiver Sinnesbeteiligung einhergeht oder ein Angehöriger bei dem Notfall ums Leben kam, mit dessen Körper man stundenlang eingeklemmt in Kontakt ist, ferner bei Beteiligung von Kindern, beim Auffinden eines Angehörigen, der sich suizidiert hat und äußerlich extrem aussieht. Wenn der Notfall offensichtlich die Ressourcen der Person objektiv oder subjektiv derartig schwächt, dass er zu einer überdurchschnittlichen Belastung wird, stellt dies ein Risiko und die Häufung von Risikofaktoren dar.

Bei persistierenden Symptomen, die in Frequenz, Intensität und Menge nicht nachlassen, wie erhöhter Schreckhaftigkeit, dauernder Übererregung (Herzfrequenz permanent höher als 90), Schlaflosigkeit, Intrusionen und starkem Vermeidungsverhalten, besteht die Gefahr einer Chronifizierung. Diese Symptome führen zu einem hohen Leidensdruck und einer deutlichen Beeinträchtigung des Selbstbildes und der Selbstwirksamkeit. Wenn »merkwürdige« Verhaltensweisen anhalten, ist ebenso an genauere Abklärung zu denken.

Des Weiteren kann eine Indikation für Traumatherapie vorliegen, wenn durch einen Notfall eine Retraumatisierung erfolgt ist, z.B. wenn das zweite Kind stirbt oder wenn es im Sinne eines »Multitraumas« das soundsovielte Ereignis in einer Kette ist. Bei der psychotherapeutischen Behandlung ist nicht nur an die Posttraumatische Belastungsstörung zu denken, sondern es können vielfältige andere Störungen auftreten, die einer Behandlung bedürfen, beispielsweise Anpassungsstörungen, Angststörungen, Depression (s.a. Herman 2003), Sucht und Somatisierungsstörungen. Für Letzteres ist eine starke Betroffenheit des Körpers oft ein Auslöser. Es gilt nochmals zu betonen, dass eine wichtige Indikation vorliegt, wenn ein Einzelereignis zu einer alten Traumatisierung (Typ 2) hinzukommt und vielleicht noch aus einem ähnlichen Bereich ist (z.B. sexuelle Gewalt in der Kindheit und Vergewaltigung im Hier und Jetzt).

▶ Traumazentrierte Psychotherapie

Auch wenn Psychosoziale Notfallhelfer und Notfallpsychologen keine Traumatherapie durchführen, sollten sie in Grundzügen wissen, was in einer traumazentrierten Psychotherapie geschieht, um dies ggf. den Notfallopfern erklären zu können und um sie zu ermutigen. Deshalb soll sie hier kurz dargestellt werden.

Psychotherapeuten benötigen eine Qualifikation in Traumatherapie, da die herkömmliche Psychotherapie bei Notfallopfern in vielen Fällen in Bezug auf Techniken und Haltung kontraindiziert ist. Orientierung bieten die Richtlinien der Deutschsprachigen Gesellschaft für Psychotraumatologie e.V. (DeGPT), die sowohl Ausbildungsinstitute als auch Einzeltherapeuten nach klaren Richtlinien zertifizieren, oder auch der Fachverband für Anwender der psychotherapeutischen Methode Eye Movement Desensitization and Reprocessing (EMDR) in Deutschland. In Österreich und in der Schweiz gibt es Kriterien in Anlehnung an die DeGPT.

Die Traumatherapie orientiert sich an vier Phasen. Nach dem Aufbau einer guten Arbeitsbeziehung zwischen Therapeut und Patient ist die erste Phase der Behandlung die traumaspezifische Anamnese, die Informationsvermittlung und die Psychoedukation. Dem Patienten werden grundlegende Zusammenhänge über die Entstehungsbedingungen und die Folgen von Traumafolgeerkrankungen vermittelt. Dies ist der erste Schritt für das Wiedergewinnen von Kontrolle und Selbstwert. Dieses Vorgehen, gemeinsam mit einer partnerschaftlichen Grundhaltung, bleibt ein wesentlicher Teil der Behandlung, denn es kommen immer wieder Phasen, wo Hintergrunderklärungen und gemeinsame Analyse von Symptomen, Hinweise zu Literatur etc. sinnvoll und hilfreich sind. Sowohl die verhaltenstherapeutischen Ansätze als auch das EMDR werden explizit empfohlen für die Betreuung von Personen mit Traumafolgestörungen (NICE 2005, WHO ICD-11, Schultz et al. 2015). Beide Ansätze arbeiten mit Informationsunterlagen und schriftlichen Arbeitsmaterialien, durch die der Patient aktiv eingebunden ist.

Die zweite Phase umfasst traumaspezifische Stabilisierung und Verstärkung von Ressourcen – grundlegende Maßnahmen, die je nach Art des Notfalls auch längere Zeit in Anspruch nehmen können und das Fundament einer Behandlung bilden. Sie müssen vor jeder Traumakonfrontation erfolgen. Hier sind zum einen einfache Distanzierungstechniken gefragt, die zur Unterbrechung z.B. von Intrusionen und zur sukzessiven Wiedererlangung von Kontrolle und Selbstkompetenz dienen und somit wesentliche Schritte in Richtung Therapiemotivation sind. Die Patienten sind oft durch lange Behandlungsodysseen gegangen und haben vielfach das Vertrauen eingebüßt, »*dass überhaupt etwas hilft*«. Zum anderen müssen impliziten negativen Traumanetzwerken positive Erinnerungsnetzwerke, z.B. mittels imaginativer Techniken und Bezug auf eigene positive Erfahrungen, gegenübergestellt und aufgebaut werden, bevor an die negativen Erinnerungsnetzwerke herangegangen wird.

In der dritten Phase, der Traumakonfrontation oder Traumaintegration, wird gezielt und strukturiert auf der Basis der in den ersten beiden Phasen erarbeiteten Vorbereitungen mit dem belastenden Material in Kontakt gegangen.

In der vierten Phase der Traumatherapie geht es um Trauer und Neuorientierung. Dies umfasst das Abschließen mit der Vergangenheit, das Trauern um das, was unwiederbringlich ist, sei es unbeschwerte Lebenszeit, seien es Menschen, Dinge oder Möglichkeiten, und den Wiedereintritt in ein aktives Leben in der Gegenwart und in der Zukunft. Dies kann auch einen Umzug bedeuten oder das Aufbauen neuer Sozialkontakte, das Beenden von Beziehungen oder das Etablieren bestimmter Rituale, die an das Gewesene erinnern. Wichtig ist das nachhaltige Bewusstsein, dass es ein Hier und Jetzt und ein Dort und Damals gibt und dass das Leben im Hier und Jetzt mit Blick nach vorn stattfindet, ohne das traumatische Ereignis zu tabuisieren oder zu leugnen.

In den letzten Jahren wurden EMDR-Methoden für eine Akutintervention entwickelt. Dabei handelt es sich um Interventionen, die explizit nicht Psychotherapie sein sollen.

Diese Ansätze adaptieren einzelne Wirkkomponenten des EMDR wie die sogenannte bilaterale Stimulation zur Entlastung des Hyperarousals (Quinn 2014, Fernandez 2010) oder nutzen Desensibilisierung durch gezielte Kurzkontakte mit Dauerintrusionen verbunden mit Außenorientierung (Rost und Münker-Kramer 2016, Luber 2014). Neben der Entlastung ist hier der Präventionscharakter der Intervention wichtig (Maslovaric et al. 2013).

4.5 Tabellarische Darstellung der Stufen

Die Unterschiede zwischen den einzelnen Stufen des Versorgungsdreiecks und grundlegende Charakteristika sind in der folgenden Tabelle zusammengefasst. Es sei angemerkt, dass die Betreuung auf der jeweils vorangegangenen Stufe auch durch Personen der jeweils nächsten Stufe erfolgen kann, aber nicht umgekehrt.

Tab. 1 ▶ Stufen der Betreuung und jeweilige Haltung, Ziele und Interventionen im Überblick

	Psychische Erste Hilfe	**Psychosoziale Notfallhilfe**	**Interventionen durch Fachkräfte**	**Trauma-zentrierte Psychotherapie**
Haltung, Ziele, Intervention				
Ziel(e)	psychische Entlastung, Vermeidung von Zusatzbelastung	**Vermeidung von Zusatzbelastung, Stabilisierung, Aktivieren von Ressourcen**	Behandlung spezieller Fragestellungen	längerfristiger Wiederaufbau der psychischen Stabilität, Behandlung von Folgestörungen
Bezeichnung der zu unterstützenden Person	Betroffener, Notfallopfer	**Betroffener, Notfallopfer**	Betroffener, Notfallopfer	Notfallopfer, Klient, Patient
Bezeichnung der unterstützenden Person	Laienhelfer, professioneller nicht-psychologischer Helfer, Einsatzkraft	**Psychosozialer Notfallhelfer, KIT-Mitarbeiter, Notfallseelsorger**	Notfallpsychologe, Psychologe, Theologe, Sozialarbeiter, Arzt etc.	traumaspezifischer Psychotherapeut
Änderung der Gedanken und des Verhaltens	wenig	**ja**	ja	langfristige Verhaltensänderung
spezifische Methoden	Verhalten nach den PEH-Regeln	**Ressourcen nutzen, erstes Aufzeigen von Perspektiven**	umfassende Behandlung der verschiedensten Bedürfnisse	weitere Stabilisierungstechniken, Traumaintegration
Psychoedukation	weniger wichtig	**sehr wichtig**	sehr wichtig	sehr wichtig, sehr spezifisch
Direktivität	direktiv	**eher direktiv**	je nach Thema und Fragestellung	wenig direktiv
Aktivität	aktiv	**sehr aktiv**	je nach Thema und Fragestellung	gemeinsame Behandlungsplanung
informieren	ja	**ja, allgemein und spezifisch**	spezifisch	sehr spezifisch
Ratschläge	ja	**teilweise, dosiert**	nur, wo notwendig	nur Expertenwissen als Angebot

TAB. 1 ▶ Stufen der Betreuung und jeweilige Haltung, Ziele und Interventionen im Überblick

	Psychische Erste Hilfe	Psychosoziale Notfallhilfe	Interventionen durch Fachkräfte	Trauma-zentrierte Psychotherapie
Konfrontation	kein Thema	**teilweise indiziert, z.B. Anerkennung des Todes**	wichtig im Sinne von Klärung, um an weiteren Stufen zu arbeiten	indiziert je nach Art der Störung
Einsichtsgewinnung	kein Thema	**eher ja**	ja	ja, sehr wichtig
entlasten	sofort, stark	**sofort, stark**	ja, teilweise auch noch mal Belastungen in der Vorbereitung	kann und muss teilweise warten
praktische Hilfe	eher Vermeidung von Zusatzbelastung	**stark im Vordergrund**	von den sozialarbeiterischen Fachkräften am ehesten	nur symptombezogen
sozialarbeiterische Komponente	nein	**ja**	ja, insbesondere von Sozialarbeitern	nein
Handlungsorientiertheit	ja	**ja**	ja, teilweise	teilweise
Management-Aufgaben	möglich, aber nur im Rahmen der eigenen Tätigkeit	**sehr stark, auch im System der Einsatzorganisationen**	teilweise, im Netzwerk	nein
Fokus/Thema im Gespräch	aktuelle Befindlichkeit	**Notfall und aktuelle Konsequenzen**	Notfall und erste Folgesymptome und Konsequenzen	Störung im Kontext des bisherigen Lebens
zeitlicher Fokus der Arbeit	hier und jetzt	**hier und jetzt, morgen**	seit dem Notfall und nächste Zukunft	Vergangenheit (Belastungen, Ressourcen), Gegenwart (Trigger, Symptome, Ressourcen), Zukunft

TAB. 1 ▶ Stufen der Betreuung und jeweilige Haltung, Ziele und Interventionen im Überblick

	Psychische Erste Hilfe	**Psychosoziale Notfallhilfe**	**Interventionen durch Fachkräfte**	**Trauma-zentrierte Psychotherapie**
Zeitfenster	erste Zeit vor Ort	**vor Ort, zu Hause**	in der Zeit nach der ersten Betreuung bis zu ca. vier Wochen	ab vier Wochen, so lange wie nötig
Befindlichkeit, Screening, Diagnose				
Diagnose-erstellung	nein, auch nicht möglich	**noch nicht indiziert, nur Risikofaktoren-abschätzung, genaue Diagnose nicht möglich**	notwendig und in dieser Phase gefragt für die Entscheidung, wie es weitergeht	unabdingbar, Basis für Psychotherapie
Ziel eines Screenings	nur sekundär Thema	**wichtiger Zeitpunkt, aber nur Risikofaktoren und Hochrisikogruppen zu identifizieren**	nur als Information für die klinische Diagnose	nicht mehr relevant, weil es schon vorher passiert
Vorerkrankungen	unbekannt	**erhebbar im Kontakt z. B. mit Angehörigen oder beim Erfassen der Coping-Strategien**	ausführlich Thema	Thema, soweit noch nicht erhoben, Teil der Therapie
Rahmenbedingungen				
Ort/Aktivität des Klienten	vor Ort, Helfer kommen	**vor Ort, zu Hause, Betreuer kommt**	teilweise vor Ort und in Institution/teilweise kommt Fachkraft, sucht Notfallopfer auf	in Institution, Praxis, Klient sucht auf
Störungen	viel	**viel möglich**	eher wenig	keine Störungen

TAB. 1 ▶ Stufen der Betreuung und jeweilige Haltung, Ziele und Interventionen im Überblick

	Psychische Erste Hilfe	**Psychosoziale Notfallhilfe**	**Interventionen durch Fachkräfte**	**Trauma-zentrierte Psychotherapie**
Anzahl/Dauer/ Frequenz der Kontakte	viele (von kurz bis einige Minuten) in kurzer Zeitspanne	**nur Erstkontakt drei bis vier Stunden, in Ausnahmefällen Nachsorge bis zu drei Kontakten**	ca. zwei bis zehn Stunden	je nach Therapiemaßnahme Kurzzeittherapie, bis 40 Stunden oder mehr
Helfer				
Erreichbarkeit	24 Stunden, ist vor Ort in seiner eigentlichen Aufgabe und bleibt so lange, bis diese erfüllt ist	**24 Stunden**	vereinbarungsgemäß bzw. bestimmte Sprechzeiten	nach Termin
Orientierung	salutogenetisch	**salutogenetisch**	salutogenetisch und pathogenetisch	pathogenetisch
Gefahren/ Herausforderungen	Spagat zwischen reiner Funktionalität in eigentlicher Funktion und Berücksichtigen der psychosozialen Bedürfnisse	**durch starke Emotionen hereingezogen werden**	Klarheit in der professionellen Beziehung	spezifische traumatherapeutische Haltung der »parteilichen Abstinenz« durchhalten
Bezahlung	im Rahmen der Hauptfunktion	**meist ehrenamtlich, manchmal Aufwandsentschädigung**	meist bezahlt, entweder in Systemen oder Beratungsstellen	bezahlt durch Krankenkassen, Firmen, Beratungsstellen oder privat
Personenanzahl (Helfer)	mehrere	**manchmal mehrere**	meist einer	meist einer
Kleidung	Uniform in der Hauptfunktion	**Uniform, dezente Kennzeichnung (Weste, Namensschild)**	selten Uniform	normale Alltagskleidung

Tab. 1 ▶ Stufen der Betreuung und jeweilige Haltung, Ziele und Interventionen im Überblick

	Psychische Erste Hilfe	**Psychosoziale Notfallhilfe**	**Interventionen durch Fachkräfte**	**Trauma-zentrierte Psychotherapie**
Notfallopfer				
Personenkreis	jeder, der da ist	**jeder, der es braucht und diesbezüglich identifiziert wurde oder es wünscht**	jeder, der mit dieser Indikation selbst kam oder geschickt wird, auch Angehörige	»identifizierter« Klient, ggf. Angehörige
Erwartung der Notfallopfers	dass auch psychosoziale Bedürfnisse gesehen werden	**dass jemand da ist, der psychosoziale Hilfe leistet**	dass jemand bei speziellen Fragen hilft	langfristige Linderung bzw. Verlust der Symptome
Verhalten	große Varianz	**große Varianz, auf Notfall zentriert**	Varianz, Ausprägung erster klarer klinischer Störungsbilder	intraindividuell geringere Varianz, interindividuelle Unterschiede
Regression	wird akzeptiert	**wird akzeptiert und so stehen gelassen, wird erklärt, wo es nötig ist**	vorhanden, wird bearbeitet und erklärt	in der spezifischen Traumatherapie teilweise Elemente der Symptomatik und der Arbeit erlaubt
Entscheidung zu Annahme von Hilfe	schnell und automatisch	**schnell beim adäquaten Zugang**	oft zögerlich aus Angst vor Stigmatisierung	oft sehr zögerlich aus Angst vor Stigmatisierung, oft Weg über Mediziner

TAB. 1 ▶ Stufen der Betreuung und jeweilige Haltung, Ziele und Interventionen im Überblick

	Psychische Erste Hilfe	Psychosoziale Notfallhilfe	Interventionen durch Fachkräfte	Trauma-zentrierte Psychotherapie
Netzwerkarbeit				
Alarmierer	Bürger, der bei der Leitstelle angerufen hat	**oft Leitstelle**	entweder PSNH oder Polizei, Rettungsdienste, Behörden etc.	Mediziner, Beratungsstellen, PSNH, Fachkräfte, Notfallopfer selbst
Zusammenarbeit mit anderen Gruppen	stark	**stark**	weniger stark, aber wichtig	punktuell wichtig in Absprache mit den Patienten
Kenntnisse anderer Organisationen	unabdingbar	**unabdingbar**	wichtig und hilfreich	nur wichtig bei speziellen Fragestellungen
Kenntnisse von Strukturen der Rettungsorganisationen und Nachfolgeangeboten	unabdingbar	**unabdingbar**	relativ wichtig	nicht speziell wichtig
Kompetenzgerangel	selten	**möglich**	möglich	kaum
unterschiedliche Ziele beteiligter Helfergruppen	kaum	**ja**	nein	nein
Anweisungen von anderen	sind normal	**möglich, müssen befolgt werden**	eher weniger	nein
Einbindung in Strukturen	notwendig und normal	**notwendig und normal**	gemischt	nur in Beratungsstellen

5 Der Umgang mit Notfallopfern

5.1 Grundsätze

Die konkrete praktische Betreuung von Notfallopfern sollte im Rahmen bestimmter Grundhaltungen und Grundsätze erfolgen. Diese Grundsätze bzw. Leitsätze sind im folgenden Kapitel dargestellt und bieten die Basis für die Darstellung der konkreten Betreuungsarbeit. Ähnliche Grundsätze, wenn auch nicht so konkretisiert, finden sich in der internationalen Literatur zum Umgang mit Notfallopfern, so beispielsweise bei HOBFOLL ET AL. (2007), die schreiben:

- ein Gefühl von Sicherheit vermitteln
- beruhigen
- ein Gefühl für die eigene und die kollektive Selbstwirksamkeit anstoßen
- ein Gefühl von Verbundenheit anstoßen (Bindungssystem aktivieren)
- Hoffnung vermitteln.

▶ Ressourcenorientierung (salutogenetische Orientierung)

Das Vorgehen bei Notfallopfern ist salutogenetisch, d.h. zu sehen, was gesund hält, und nicht pathogenetisch orientiert, also was krank gemacht hat. Im Bereich der Psychischen Ersten Hilfe, der Psychosozialen Notfallhilfe und der Akutintervention sollte es in jedem Detail ressourcenorientiert ablaufen. Notfallopfer sind aufgrund des Ereignisses nicht per se psychisch krank. So können viele Betroffene erfolgreich unterstützt werden, ihren Weg in den Alltag schnell wiederzufinden. Auch bei denen, die die Hilfe einer Traumatherapie benötigen, ist die Haltung salutogenetisch, selbst wenn größere und komplexere Interventionen erfolgen müssen. Alle diese Stufen des Versorgungsdreiecks sollen eine Erkrankung bzw. Chronifizierung verhindern.

Dieser Haltung soll auch sprachlich Rechnung getragen werden. Man spricht im Bereich der ersten drei Stufen bei den Notfallopfern von Betroffenen und erst in Stufe vier, in der Symptome sich zu konkreten Diagnosen verdichten können, von Patienten, die behandlungsbedürftige Störungen aufweisen. Zur Illustration dieser Haltung seien einige konkrete Beispiele für ressourcenorientiertes Vorgehen genannt:

- Psychische Erste Hilfe: »*Wen könnten Sie anrufen, was halten Sie um diese Uhrzeit für das Sinnvollste?*«
- Psychosoziale Notfallhilfe: »*Können Sie mir erzählen, wie Sie sonst mit Stresssituationen umgehen?*«
- Fachkräfte, z. B. Sozialarbeiter: »*Sie haben wahrscheinlich mehr Überblick bei Ihren Unterlagen. Können Sie mir helfen, diese erst einmal auseinander zu sortieren, damit wir den Umfang der Versicherungsleistung ansehen können?*«
- Traumatherapie: »*In welchen Momenten in Ihrem Leben haben Sie sich kompetent erlebt und was war da genau?*«

Der Betreuer signalisiert damit auch: »*Ich traue Dir zu, dass Du meinen Erklärungen folgen kannst und diese für Dich verwertest und etwas unternehmen kannst.*« Die Effektivität dieses Vorgehens wird eindrucksvoll unterstützt durch ein – wenn auch pathetisches – Zitat eines Angehörigen der Opfer des Attentats in Madrid im März 2005: »*Die Psychologen haben geschafft, uns auf der Basis unserer individuellen Ressourcen wieder in den Zug des Lebens einsteigen zu lassen.*«

▶ Psychoedukation

Den direkten und indirekten Notfallopfern sollten Erklärungen und Sichtweisen angeboten werden, die ihnen den eigenen Zustand verstehen lassen, die ihnen auch signalisieren: »*Du bist nicht verrückt, sondern die Umstände sind schwierig. Es gibt wissenschaftliche Kenntnisse, die Dir helfen können.*« Dies wird wiederum in den vier Stufen dargestellt:

- Psychische Erste Hilfe: *»Es ist völlig nachvollziehbar, dass Sie in dieser Situation die Telefonnummer Ihrer Frau nicht auswendig wissen, der Zugang ist blockiert.«*
- Psychosoziale Notfallhilfe: *»Die meisten Menschen, die so etwas erleben, müssen sich erst mal wieder darauf besinnen, was sie sonst alles können, da sie gerade maximale Hilflosigkeit erlebt haben und in einem Ausnahmezustand sind.«*
- Fachkräfte, z.B. Akutintervention durch Notfallpsychologen: *»Sie haben keine Erinnerung an den genauen Ablauf und haben das Gefühl, es sei alles wie im Film gewesen. Viele Leute beschreiben das so, die so etwas erlebt haben, und aus der Hirnforschung weiß man, dass das so ein psychischer Schutzmechanismus ist wie eine körperliche Betäubung, wenn der Schmerz zu groß wird. Man nennt das Dissoziation.«*
- Traumatherapie: *»Es war zu diesem Zeitpunkt Ihres Lebens offensichtlich ganz überlebensnotwendig, diese Dinge nicht zu spüren. Jetzt ist das dysfunktional, so nennt man das, weil Sie inzwischen in äußerer Sicherheit sind. Aber damals war es ein segensreicher Mechanismus. Wir müssen nun Ihrem Gehirn klarmachen, dass es sich im Hier und Jetzt orientieren darf.«*

Generell sollen bei der Psychoedukation zunächst Erklärungen für das Verhalten gegeben werden und andere Informationen (*»Das geht vielen Menschen so nach einem Erlebnis, wie Sie es hatten.«*). Sodann sollen Möglichkeiten des Umgangs bzw. der Selbsthilfe gegeben werden (*»Sprechen Sie mit anderen darüber oder schreiben es auf.«*). Dieses trägt auch dazu bei, das Selbstwirksamkeitserleben zu stärken, zu bemerken, ich kann etwas machen und bin meinen Gedanken und Gefühlen nicht hilflos ausgeliefert.

Aktives und direktives Vorgehen

Auf Basis der salutogenetischen und ressourcenorientierten Grundhaltung müssen Psychosoziale Notfallhelfer und Notfallpsychologen vorwiegend aktiv und eher direktiv auf die direkten und indirekten Notfallopfer zugehen. Nur zu Beginn des Kontaktes kann für kurze Zeit ein eher wenig direktives Vorgehen indiziert sein, um zu den Opfern eine gute Beziehung herzustellen und um möglichst viel von ihrer Befindlichkeit und ihren Bedürfnissen zu erfahren. Sodann sind direktivere Vorgehensweisen vorzuziehen, nicht zuletzt deshalb, weil ein anderes Verhalten bei den Opfern den Eindruck entstehen lassen kann, die betreuende Person sei unsicher, kenne sich nicht aus, habe Angst usw. Die Opfer brauchen Orientierung und eine zuverlässige »Bindungsperson«. (Psychosozialen Notfallhelfern oder Notfallpsychologen mit einer psychotherapeutischen Ausbildung fällt dies häufig nicht leicht. Daher sollte in einer notfallpsychologischen Ausbildungen dieses Vorgehen explizit thematisiert werden.)

Dieses aktive und direktive Vorgehen mag oberflächlich betrachtet ein Widerspruch zur ressourcenorientierten Haltung sein, bei der vermittelt wird, dass das Notfallopfer möglichst an allen Entscheidungen beteiligt wird. Genauer betrachtet ist aber das Gegenteil der Fall. Es wird vermittelt, dass klare Angebote und klares Wissen über die Möglichkeiten vorhanden sind und der Helfer dem Notfallopfer zu traut, dies für sich zu bewerten und zu integrieren. Schließlich herrscht in der Notfallsituation viel Chaos, sodass Sicherheit und Klarheit zur Orientierung und Stabilisierung notwendig sind.

Haltung

Bei aller Notwendigkeit und Einigkeit, neben – falls notwendig – medizinischer Betreuung auch Psychosoziale Notfallhilfe anzubieten, muss hinsichtlich der Psychosozialen Notfallhilfe klar bleiben: Es sollte so viel wie nötig und so wenig wie möglich von außen angeboten werden, um das natürliche soziale Netz nicht zu schwächen oder zu stören und auch nicht das Selbstwirksamkeitserleben zu mindern. Dieser Ansatz gilt ebenso für Coaching, Supervision und Therapie. Je schneller die Betreuung überflüssig ist, desto besser hat die betreuende Person gearbeitet.

Das hat im Kontext von Notfällen einen besonders hohen Stellenwert, weil es von der ersten Sekunde an um Stärkung der eigenen Ressourcen und Wiederermächtigung geht. Manchmal ist es zu Beginn von Ausbildungslehrgängen über den Bereich der Psychosozialen Notfallhilfe notwendig, klar zu sagen, dass die Ausbildung und die Bewusstmachung von Notwendigkeiten nicht dazu führen soll, dass die Teilnehmer oder Entscheidungsträger das Gefühl haben, ab sofort braucht jeder, der eine tote Maus sieht, psychische Betreuung. Die Betroffenen sollten nicht pathologisiert werden, ihnen sollte nicht Betroffenheit eingeredet werden, die nicht vorhanden ist.

Psychosoziale Notfallhelfer sollten keine paternalistische Haltung im Sinne von *»Ich halte es für besser, wenn Sie …«* haben. Ihr Ziel sollte eine optimale Unterstützung bei dem sein, was die Betroffenen wünschen. (Optimum bedeutet nicht gleich Maximum.) Dies ist in gewisser Weise ein »Paradigmenwechsel« bei Notfällen. Lange wurde und wird teilweise heute noch ein paternalistischer Umgang gehandhabt (*»Ich weiß, was gut für Sie ist.«*). Dies geschah oft auch, um die eigenen Gefühle zu schonen, um nicht mit Emotionen konfrontiert zu werden und um die Betreuung schneller zu erledigen. Außerdem ist für einige Betreuer auch das Gefühl der Macht und Kompetenz recht angenehm.

▶ Auswahl der Maßnahmen

Bei einem Notfall gibt es kein Standardvorgehen. Zu unterschiedlich sind die Notfalltypen, die Verhaltensweisen der direkten und indirekten Notfallopfer etc. Manchmal muss ein Opfer zunächst beruhigt werden, indem der Psychosoziale Notfallhelfer einfach still dasitzt und gegebenenfalls die Hand hält, oder es müssen zunächst Informationen gegeben werden. Manchmal muss zuerst ein Angehöriger angerufen werden, manchmal zuerst Notfallmanagement betrieben werden. Ein Opfer sollte grundsätzlich dort abgeholt werden, wo es ist, und dann eine klare Unterstützung bekommen.

Nicht alle Maßnahmen sind in jedem Notfall notwendig oder gleich bedeutsam. Ferner müssen die dargestellten Maßnahmen von Fall zu Fall abgewandelt werden. Vor dem Hintergrund einer guten Ausbildung ist ein Qualitätsmerkmal für Psychosoziale Notfallhelfer und Notfallpsychologen, dass sie die für das spezifische direkte oder indirekte Notfallopfer unter diesen Bedingungen adäquaten Maßnahmen auswählen können und angesichts der Personen und Situation modifizieren können.

▶ Zeitpunkt der Betreuung

Nicht bei jedem Notfall ist eine sofortige Betreuung erforderlich, ein Psychosozialer Notfallhelfer oder Notfallpsychologe muss nicht innerhalb weniger Minuten eintreffen. Gewöhnlich genügt es, wenn ein Psychosozialer Notfallhelfer oder Notfallpsychologe innerhalb einiger Stunden eintrifft. Hierbei ist allerdings der Notfalltyp entscheidend. Wenn eine Todesnachricht überbracht werden muss, sollte dies so schnell wie möglich geschehen, damit die Angehörigen dies nicht z. B. über die Medien erfahren. Auch bei einem plötzlichen Kindstod muss ein Psychosozialer Notfallhelfer eintreffen, bevor die Leiche von der Polizei bzw. Staatsanwaltschaft beschlagnahmt und abgeholt wird. Da in einer akuten Notsituation manche Betroffenen nicht ein schätzen können, ob sie Hilfe benötigen, können Psychosoziale Notfallhelfer in Ausnahmefällen erst später kontaktiert werden (s. Versorgungsdreieck, Kap. 4).

▶ Nicht in die eigene Praxis

Manchmal haben Psychosoziale Notfallhelfer oder Notfallpsychologen eigene Praxen als Lebens- und Sozialberater, als psychologische oder medizinische Psychotherapeuten oder andere Beratungsangebote. Diese sind teilweise auch aufgrund der Erfahrungen in der Psychosozialen Notfallhilfe entstanden oder waren schon vorher vorhanden.

Eine Überweisung in die eigene Praxis sollte per Vertrag von der Organisation, in der die Psychosozialen Notfallhelfer arbeiten, ausgeschlossen sein. Psychosoziale Notfallhilfe bzw. Notfallpsychologie sollte klar von den weiterführenden Angeboten getrennt sein. Dies ist auch im Sinne der Psychoedukation von Bedeutung. Die betreute Person soll wissen, was warum von wem mit ihr gemacht wird, um sie angemessen maximal an dem zu beteiligen, was mit ihr passiert.

Das Opfer soll auch wissen, dass es, falls dies notwendig ist, eine weitere Stufe gibt (*»Ich war jetzt von meiner Funktion her – auf die ich auch spezialisiert bin – in dieser ersten Zeit für Sie da, in der für sie ... im Vordergrund stand. Jetzt ist es wichtig darauf zu achten, wie sich dies weiterentwickelt, und wenn Sie dann noch Unterstützung brauchen, wäre es ganz wichtig, sich an ... zu wenden. Die Unterlagen habe ich Ihnen hier gelassen, eine Verbindung kann ich Ihnen auch gerne herstellen.«*).

Eine deutliche Trennung ist auch aus lerntheoretischer Sicht wichtig. Die Betreuer sind »klassisch konditioniert« verbunden mit der ersten Phase eines Notfalls. Um von der Vergangenheits- zur Zukunftsperspektive zu kommen, darf diese Verknüpfung nicht aufrechterhalten werden.

Ein weiterer Punkt ist das Image der Organisationen, in denen die Psychosozialen Notfallhelfer arbeiten. Es kann nicht in deren Interesse sein, dass es aussieht, als rekrutierten die Mitarbeiter sich Klientel in die eigene Praxis. Die Menschen, die betreut werden, sind beeinflussbar, verletzlich, prägbar und lenkbar. Es darf nicht der Verdacht eines Nutzens im eigenen Vorteil entstehen, auch wenn die Betroffenen u.U. sogar zu Recht sagen: *»Das war jetzt so gut mit Ihnen und Sie wissen, wie es mir geht. Darf ich nicht weiter zu Ihnen kommen?«* Durch eine solche Wahrnehmung der Betroffenen wird gute Bindungsarbeit attestiert, aber es muss die sanfte und klare Abgrenzung vonseiten des Betreuers erfolgen.

▶ Klarheit der Funktion

In der Betreuung und Nachbehandlung von Notfallopfern sind verschiedene Berufsgruppen mit verschiedenen Ausbildungen und Qualifikationen beteiligt. Sie sollten sich im Sinne eines Netzwerkes verstehen. Dazu sollte jede dieser Gruppierungen die Angebote und Leistungen der anderen Gruppe kennen und gegebenenfalls an diese verweisen können, aber nicht deren Funktion übernehmen (*»Schuster, bleib bei Deinen Leisten.«*) (MÜNKER-KRAMER 2010). Diese Regeln gelten selbstverständlich für jedes Betreuungssystem, das mit Notfallopfern arbeitet.

5.2 Alarmierung

Bereits bei der Alarmierung sollte ein Psychosozialer Notfallhelfer bzw. Notfallpsychologe wichtige Informationen einholen, sei es von der Leitstelle, die anruft, sei es von einer bestimmten Person, wie einem Hausarzt, oder einer Organisation. Dies ist wichtig, da es das gezielte Gespräch mit den Betroffenen und den Beziehungsaufbau sehr unterstützt. Von den Betroffenen selbst sollten möglichst wenige Informationen erfragt werden müssen. Daher sollte man sich im Falle einer Alarmierung einige Minuten nehmen, um die verfügbaren Informationen zusammenzutragen und zu verarbeiten. Ansonsten besteht auch die Gefahr, dass man mitten im begonnenen Gespräch irritiert und verunsichert wird oder unterbrechen müsste, was völlig kontraindiziert wäre.

Der alarmierte Psychosoziale Notfallhelfer bzw. Notfallpsychologe sollte überlegen, ob er in diesem Fall der richtige Ansprechpartner ist oder ob es Personen gibt, die bei diesem speziellen Notfall oder bei dieser speziellen Risikofaktorenkonstellation und dem zeitlichen Abstand besser geeignet sind. Im Falle einer Vergewaltigung sollten beispielsweise bevorzugt weibliche Helfer herangezogen werden oder bei einem plötzlichen Kindstod oder Suizid sollten sofort Fachkräfte alarmiert werden, die sich mit diesem speziellen Notfalltyp auskennen.

Mittels einer Checkliste können systematisch und schnell Daten erfragt werden. Eine derartige Checkliste kann wie folgt aussehen (modifiziert nach LASOGGA UND GASCH 2004):

Checkliste für Anrufe

Anrufer

- Name des Anrufenden
- Auftraggeber (Organisation)

Vorfall

- Was ist passiert? (Typ des Notfalls)
- Wann?
- Wo?
- Wie viele Personen sind betroffen?
- Wie heißen die Betroffenen?
- Wo befinden sich die Betroffenen?
- In welchem Verhältnis stehen die Betroffenen zueinander?

Zustand der direkten / indirekten Notfallopfer

- In Sicherheit?
- Körperlicher Zustand?
- Psychische Symptome?
- Direkte Aussagen, Äußerungen der direkten/indirekten Notfallopfer
- Wer hat die Betreuung angeboten, verlangt?
- Wird eine Betreuung explizit gewünscht?

Organisation

- Wer leitet den Einsatz?
- Wo befindet er sich?
- Welche Organisationen sind vor Ort?
- Welche Räume stehen zur Verfügung?
- Abholung durch wen oder eigenes Fahrzeug?
- Von wem können ggf. noch weitere Informationen (auch nach Abschluss) eingeholt werden?
- Welche Informationen zu objektiven Fakten, wie Ursachen, Alkoholbeteiligung, abgesicherte Schlussfolgerungen aus den polizeilichen Erhebungen, gibt es? (können im Gespräch sehr wichtig werden, z.B. beim Thema Schuldfrage)

Psychologischer Notfallkoffer

Ebenso wie Mediziner einen Notfallkoffer bereitstehen haben, sollten Psychosoziale Notfallhelfer und Notfallpsychologen einen psychologischen Notfallkoffer haben und mit sich führen. In diesem sollten sich diverse Dinge befinden, die für unterschiedliche Notfallopfer hilfreich sein können. Dieser Koffer soll natürlich nicht vor sich hergetragen werden, um damit zu imponieren, sondern er wird dezent mitgenommen und bei Bedarf herangezogen. Er dient der Unterstützung und ist kein Statussymbol. Empfehlenswert ist z. B. folgender Inhalt (modifiziert nach LASOGGA UND GASCH 2004):

Inhalt psychologischer Notfallkoffer

- Visitenkarten
- Ansteckkarte mit dem eigenen Namen
- 20 vorgedruckte Zettel mit Informationen für Betroffene und Angehörige
- 20 Merkblätter mit Adressen von Nachsorgeeinrichtungen für Betroffene
- 3 Packungen Papiertaschentücher
- Notizblock und Schreibbrett
- Handy
- Feuerzeug
- Schere
- Hefter
- 10 Stifte
- 2 Flaschen stilles Mineralwasser
- 20 Plastikbecher und Umrührstäbchen
- Tüte mit abgepackten Schokoladestückchen
- Kaugummi
- 1 größerer Plastiksack (für Abfall)
- 2 Rollen Toilettenpapier
- Seil
- 3 Kuscheltiere, mindestens 30 – 50 cm groß
- Malstifte, Malblock, Bilderbuch
- Taschenlampe
- 1 medizinischer Erste-Hilfe-Koffer

▶ Kleidung

Ein Psychosozialer Notfallhelfer muss, sofern der Einsatz am Notfallort stattfindet, von den Einsatzkräften und von den Opfern schnell zu identifizieren sein. Die Identifikation kann am schnellsten durch die Kleidung (Weste oder Uniform) bzw. eine entsprechende Schärpe erfolgen. Eine Schärpe hat den Vorteil, dass sie im Gespräch mit dem Opfer schnell abgelegt werden kann. Außerdem erzeugen Uniformen auch bei einigen Menschen Angst oder Reaktanz.

Diese Kleidung sollte sich eindeutig von der Kleidung der übrigen beteiligten Einsatzkräfte unterscheiden. Dies ist auch gegenüber den Notfallopfern im Sinne eines klaren »Etiketts« wichtig. Außerdem führt eine falsche Kleidung zu falschen Erwartungen vor Ort, z.B. dass nicht als Sanitäter ausgebildete Personen wegen ihrer Uniform zu medizinischen Handlungen herangezogen werden sollen und diesem Anspruch nicht nachkommen können. Dies führte teilweise zu einem schlechten Image und Missverständnissen (*»Machen sich wichtig und dann können sie nicht einmal mit anfassen.«*). Inzwischen gibt es für viele Gruppen von Psychosozialen Notfallhelfern eigene – leider sehr uneinheitliche – Uniformen. Viele haben den englischen Ausdruck »Support« oder z.B. den deutschen Ausdruck »Betreuung« als Hauptaufschrift. Neben einer entsprechenden Kleidung und einem Namensschild sollte auch ein Dienstausweis mitgeführt werden. Schließlich tauchen auch gerade bei Großschadensereignissen immer mehr Mitglieder dubioser Sekten auf oder auch als Helfer getarnte Journalisten.

5.3 Ankunft

Nach der Ankunft sollten sich Psychosoziale Notfallhelfer nicht sofort zu den Notfallopfern begeben, sondern es müssen manchmal zunächst andere Aufgaben wahrgenommen werden. Die bei der Alarmierung erfragten Fakten sollten auf jeden Fall noch einmal kurz überprüft werden. Manchmal gibt es Hörfehler, manchmal liegen zum Zeitpunkt des Eintreffens schon mehr Informationen vor. Die Information soll einem guten Gesprächseinstieg und dem notwendigen Beziehungsaufbau dienen. Wenn wesentliche Informationen und Fakten nicht bekannt sind, z.B. wenn der Psychosoziale Notfallhelfer das Gespräch damit beginnt, dass er die Betroffenen mit falschem Namen anredet oder die Schwester als Ehefrau bezeichnet, hat dies gravierende Folgen für den weiteren Gesprächsverlauf. Es ist dann schwer, einen guten Kontakt zu bekommen, da Notfallopfer sehr vulnerabel und sensibel sind.

▶ Meldung bei der Einsatzleitung

Erfolgt der Einsatz noch direkt am Notfallort bzw. sind noch Einsatzkräfte anwesend, muss sich der Psychosoziale Notfallhelfer zunächst einen Überblick über Situation, Betroffene, Personal und zur Verfügung stehende Räumlichkeiten verschaffen. Ein Psychosozialer Notfallhelfer sollte sich daher bei der Einsatzleitung melden und sich erkundigen, welche Personen nach deren Einschätzung welcher Psychosozialen Notfallhilfe bedürfen und wie die Lage vor Ort ist.

Wenn der Psychosoziale Notfallhelfer direkt alarmiert wurde, sollte die Person aufgesucht werden, die alarmiert hat, um sich über deren Gründe und Beobachtungen ein Bild zu machen. Manchmal kann sich die Einschätzung des Psychosozialen Notfallhelfers von der Alarmierenden unterscheiden (z.B. werden »Ruhige« als nicht belastet eingeschätzt, obwohl sie dissoziieren und jederzeit selbst- und fremdgefährdend »losstarten« könnten). Dies muss angemessen geklärt und erklärt werden, um Klarheit in die Kooperation zu bringen und die weitere Zusammenarbeit auf eine gute Grundlage zu stellen.

Geklärt werden sollte auch, welche Personen vor Ort sind (Jugendleiter, Lehrkräfte, Peers u.Ä.), die hilfreiche Informationen geben oder in die Betreuung eingebunden werden könnten. Dies transportiert Wertschätzung und macht den Bedarf und die Sinnhaftigkeit sinnvoller Kooperation deutlich.

Folgendes sollte noch einmal vor Ort erfragt und gegebenenfalls ergänzt werden:

- Hergang des Notfalls
- involvierte Personen
- direkte und indirekte Notfallopfer, die nach Einschätzung der Alarmierer einer Intervention bedürfen – möglichst mit Namen und der Art und Weise der Verbundenheit, wie Verwandtschaftsverhältnis
- Zustand dieser Personen – möglichst viel Hintergrundwissen, u.U. auch über Schuldfragen, Fakten, wie Ergebnisse verkehrstechnischer Untersuchungen, Alkohol, Polizeiergebnisse. Dies ist auch für die Zuteilung der Psychosozialen Notfallhelfer zu den Betroffenen hilfreich, z.B. sollte nicht der Verursacher und das Opfer von einer Person betreut werden.
- bereits erfolgte Einleitung weiterer oder paralleler Schritte.

Eigengefährdung ausschließen

Psychosoziale Notfallhelfer müssen immer klären, ob eine Eigengefährdung vorliegt und diese ausschließen. Daran ist nicht nur zu denken, wenn ein Suizidaler auf einer Brücke steht und er den Helfer mit sich in die Tiefe reißen könnte. Die Frage der Eigengefährdung bezieht sich also nicht nur auf die äußeren und physischen Gefahren, sondern auch auf die psychische Situation. Es ist zu überlegen, ob man sich dem gewachsen fühlt. So kann man persönliche Bezüge zum Opfer haben – das wäre eine Kontraindikation, als Psychosozialer Notfallhelfer tätig zu sein –, es kann aber auch eine Identifizierung mit dem Opfer oder der Situation vorliegen, z.B. wenn ein 16-jähriger Mopedfahrer einen Genickbruch erlitten hat und das Kind des Psychosozialen Notfallhelfers in derselben Woche einen Mopedunfall hatte. Professionell ist es, dies zu erkennen und einen anderen Psychosozialen Notfallhelfer nachzualarmieren.

Ebenso gehört die Abschätzung der eigenen körperlichen und psychischen Befindlichkeit dazu. Während der Tsunami-Fernsehberichterstattung verlor ein KIT-Helfer während des Gesprächs mit dem Moderator vor laufender Kamera das Bewusstsein, nachdem er vorher auf die Frage des Moderators nach der eigenen Schlafversorgung quasi mit Heldenethos erklärt hatte, er habe 48 Stunden im Zuge der Rückbegleitung auf dem Flug nicht geschlafen, aber das müsse man wegstecken, wenn man diesen Job mache. Das wirkt angeberisch, verantwortungslos und unreflektiert. Zurück blieb ein sprachloser Moderator mit zusammengebrochenem Helfer, der im Studio medizinisch betreut werden musste. Zudem musste schnell Werbung eingeblendet werden. Derartige Botschaften schaden der Psychosozialen Notfallhilfe.

Im Zuge der Rekrutierung von Psychosozialen Notfallhelfern sollten daher die Verantwortlichen bei den Bewerbern auch deren eigene Geschichte erfragen, um darauf bei der Einsatzzuteilung Rücksicht zu nehmen und die Kollegen ggf. vor sich selbst und die Betroffenen vor ihm zu schützen. Hier sind in den letzten Jahren Fortschritte zu verzeichnen.

▶ Überblick gewinnen

Bei sehr vielen Notfällen muss sich ein Psychosozialer Notfallhelfer nicht nur um das direkte Notfallopfer kümmern, sondern um weitere indirekte Notfallopfer. Wenn er Kontakt mit den Opfern aufgenommen hat, muss er noch einmal klären, welche direkten und indirekten Notfallopfer welcher Hilfe bedürfen. Daraufhin muss er abschatzen, ob er allein dazu in der Lage ist oder ob weitere Psychosoziale Notfallhelfer oder auch Fachkräfte alarmiert werden müssen bzw. wer zuerst zu betreuen ist und was delegiert werden kann.

Wenn z.B. entschieden werden muss, ob der noch allein vor Ort befindliche Psychosoziale Notfallhelfer einen Ehemann, der neben der verstorbenen Frau am Boden kauert und sie nicht loslässt, oder den Autofahrer, der droht, sich die Brücke hinunterzustürzen, unmittelbar betreut, muss ggf. ein anderer Helfer (z.B. Feuerwehrmann) abgeordnet werden, der bei dem Ehemann bleibt, während die erste Betreuung beim Suizidgefährdeten erfolgt. Dies gilt bei Einsätzen im häuslichen Bereich entsprechend. Der Psychosoziale Notfallhelfer muss einen Gesamtüberblick haben und den Personaleinsatz überlegen, bevor er in die Detailbetreuung einsteigt.

Wenn mehrere Psychosoziale Notfallhelfer gleichzeitig vor Ort eintreffen, müssen sie sich vor der Betreuung die Rollenverteilung überlegen. Ein Psychosozialer Notfallhelfer – der dann nicht direkt in die Einzelbetreuung geht – sollte eine Art Einsatzleitung mit dieser Überblicksfunktion haben und auch die Koordination und Kommunikation mit den anderen Einsatzleitern abdecken (ausführlich s. Kap. 6.9).

▶ Non- und paraverbale Kommunikation

Die non- und paraverbale Kommunikation des Psychosozialen Notfallhelfers ist außerordentlich wichtig. Mit der paraverbalen Kommunikation ist alles gemeint, was sich in der Stimme niederschlägt wie Lautstärke, Sprechgeschwindigkeit, Stimmhöhe. Die paraverbale Kommunikation determiniert die verbale Kommunikation. So kann beispielsweise der Satz *»Das hast Du aber gut gemacht«* als Lob oder aber auch bei entsprechender Betonung (ironisch) als Kritik aufgenommen werden.

Sowohl die paraverbale Kommunikation als auch die nonverbale Kommunikation – also Gestik, Mimik, Blickkontakt etc. – werden oft von den Opfern genauestens in allen Nuancen wahrgenommen. Widersprüche werden aufgedeckt, z.B. wenn der Helfer unsicher wegen spezieller Informationen ist oder sich in speziellen Situationen mit Formulierungen schwertut, wie bei Todesmitteilungen oder Kondolenzbezeugungen. Er sollte für sich Formen gefunden haben, die für ihn passen und angemessen sind.

Außerdem sollte er angemessen langsam und deutlich sprechen, ohne zu entmündigen. Die Sprache – paraverbale Kommunikation – kann etwas suggestibel sein, besonders wenn sie durch nonverbale Signale wie deutlichem Blickkontakt unterstützt ist *(»Das wird Sie beruhigen.«, »Sie werden das schaffen.«)*. Dies kann »Balsam« für den Betroffenen sein.

Mimik und Gestik – nonverbale Kommunikation – sollten nicht hektisch sein. Mit kleinen Gesten können oft komplexe Inhalte transportiert werden, z. B. kann mit einem Druck auf die Schulter und entsprechendem Gesichtsausdruck Mitgefühl ausgedrückt werden oder mit einem Suchen bzw. »Fangen« des Blickkontaktes, wenn ein Opfer sich abwendet, signalisiert werden, dass man sich alles anhört, auch wenn sich das Opfer vielleicht schämt.

5.4 Setting

Die Psychosoziale Notfallhilfe kann noch am Ort des Notfalls erfolgen, aber auch zu Hause bei den direkten und indirekten Notfallopfern oder an einem anderen Ort, beispielsweise bei der Begleitung eines Notfallopfers zum Notfallort.

Die Zeitdauer des Einsatzes ist sehr unterschiedlich. Ein Einsatz kann eine bis drei Stunden dauern, in Ausnahmefällen aber auch länger, wobei die Dauer nichts über die Qualität und Intensität der Betreuung aussagt. In einer Studie des Psychosozialen Akutteams (Lasogga und Gasch 2006) dauerte der erste Kontakt durchschnittlich 2,2 Stunden, aber mit einer großen Varianz. Wenn Notfallpsychologen herangezogen werden, sind von verschiedenen Organisationen maximal sechs Sitzungen vorgesehen. Danach sollte an eine andere Organisation wie beispielsweise eine Traumaambulanz überwiesen werden. In den meisten Fällen genügen aber auch sechs oder sogar weniger Sitzungen. Erinnert sei an die salutogenetische Orientierung der Psychosozialen Notfallhilfe bzw. Notfallpsychologie; die Betroffenen waren in der Regel vorher nicht in größerem Ausmaß beeinträchtigt.

Die Zahl der zu betreuenden Personen ist nicht immer absehbar. Durchschnittlich werden vom Psychosozialen Akutteam 2,2 Personen betreut, es kann aber auch notwendig sein, eine große Gruppe zu betreuen. Auf jeden Fall sollten weitere Psychosoziale Notfallhelfer bzw. Fachkräfte je nach Schwerpunktproblematik und somit benötigter Fachkompetenz nachalarmiert werden können. Falls sie nicht im Hintergrund zur Verfügung stehen, sollten zumindest Adressen der relevanten Personengruppen bekannt sein.

▶ Besonderheiten des Settings am Notfallort

Erfolgt die Psychosoziale Notfallhilfe noch am Notfallort, sollte das Setting schnell gestaltet werden (DASCHNER 2001). Das Notfallopfer sollte an einen Ort gebracht werden, der möglichst ruhig ist und außerhalb der Sichtweite des Notfallortes liegt, sodass das Opfer nicht mit weiteren Sinneseindrücken konfrontiert wird. Jede Art von Sinneseindrücken kann starke Erinnerungen und Intrusionen hervorrufen und gilt als Risikofaktorerhöhung (s. o.). Einige Organisationen verfügen über ein Fahrzeug, dessen Scheiben getönt sind und das genutzt werden kann. Hier ist das Notfallopfer vor den Blicken anderer Beteiligter geschützt.

Falls derartige Räume nicht zur Verfügung stehen, sollte sich der Helfer so setzen, dass die Notfallopfer den Ort des Geschehens nicht ansehen bzw. Einschlägiges nicht hören oder riechen können. So konnte ein Opfer eines Hausbrands, bei dem Menschen starben, monatelang kein gegrilltes Fleisch riechen, geschweige denn essen, weil es unmittelbar Würgen hervorrief und die ganze Szenerie sich jedes Mal mit einstellte (olfaktorischer Trigger).

Ein Beispiel: Die Vernehmung eines Busfahrers durch Polizeibeamte muss erfolgen. Der Psychosoziale Notfallhelfer kann auf den Ort der Vernehmung Einfluss nehmen. Sie sollte nicht neben dem Bus erfolgen, wo noch andere Unfallopfer oder Tote liegen. Auch auf die Art der Befragung sollte der Psychosoziale Notfallhelfer Einfluss nehmen und dies den Polizeibeamten sachlich erklären (»Übersetzen der Bedürfnisse des Notfallopfers«). Zwischen legitimer Faktenerhebung und zusätzlichem belastendem Setting ist abzuwägen und dies angemessen mit den Verantwortlichen zu besprechen.

Mit vielfältigen Störungen muss gerechnet werden. Die Polizei kann einen Busfahrer, der einen Unfall verursacht hat, noch einmal befragen wollen, andere Helfer können zu unterschiedlichen Zeitpunkten kommen und gehen. Nicht selten halten sich derartig viele Helfer am Ort des Notfalls auf, dass allein dies schon belastend ist. Manchmal muss vom Psychosozialen Notfallhelfer erst einmal Notfallmanagement geleistet werden.

▶ Besonderheiten des Settings zu Hause

Die Kontaktaufnahme mit dem Notfallopfer erfolgt in den meisten Fällen zu Hause (LASOGGA UND GASCH 2006). In 85 % aller Situationen findet die Betreuung in den Wohnungen der Opfer und nur in seltenen Fällen auf Straßen und öffentlichen Plätzen statt (KRÜSMANN UND MÜLLER-CYRAN 2005). Dies deckt sich mit den Zahlen des Psychosozialen Akutteams Niederösterreich, demnach erfolgen auch 85 % der Betreuungen in der Wohnung und nur 15 % in der Öffentlichkeit.

Die Betreuung in der Wohnung der Opfer birgt vielfältige Herausforderungen. In die häusliche Umgebung kommt ein Psychosozialer Notfallhelfer oder Notfallpsychologe als Gast, u.U. als Eindringling. Hier widersprechen sich zwei Faktoren: Einerseits sind die Notfallopfer Hausherr und Gastgeber, andererseits sind sie labil und hilfsbedürftig. Der Psychosoziale Notfallhelfer bzw. Notfallpsychologe kommt also an einen Ort, wo er an sich die passivere Rolle hätte, muss aber oft direktiv und aktiv sein. Dies kann für den Helfer verunsichernd sein, andererseits aber Machtgefühle aktivieren. Es handelt sich dabei um eine sogenannte asymmetrische Beziehungskonstellation, die umgekehrt wie im Alltag ist. Diese Situation braucht ein hohes Ausmaß an Reflexionsfähigkeit, Fingerspitzengefühl und sozialer Kompetenz.

Wenn z.B. ein Psychosozialer Notfallhelfer nach dem Tod eines Familienmitgliedes in dessen Wohnung kommt und im Wohnzimmer sitzen zehn Personen (Nachbarn und Familienangehörige), die sich kennen und betroffen sind, muss man als Psychosozialer Notfallhelfer viel Bodenständigkeit und spontane Einschätzungsfähigkeit haben, was angemessen ist, was erwartet wird, was notwendig ist und welche Dynamik herrscht. Abzuwägen ist häufig zwischen Maßstäben der Höflichkeit und der Betreuung auf Basis des notfallpsychologischen Wissens.

Die Regeln der Gastgeber sind unbedingt zu beachten, sei es die Sitzordnung am Küchentisch oder das Ausziehen der Schuhe. Auch dieses Vorgehen signalisiert Normalität und lässt den Betroffenen ihre Rolle. Es kann für die Betroffenen auch ein Gegengewicht zum Verhalten mancher Rettungskräfte darstellen, die manchmal notwendigerweise, manchmal unreflektiert übergriffig sind. Die Betroffenen kommen aus der Hilflosigkeit heraus, wenn ihnen signalisiert wird, dass sie trotz der momentanen Belastung »Herr« über die Gepflogenheiten sind.

Sodann sind konkrete Aufgaben zu übernehmen. Es ist z. B. abzuklären, ob die Betroffenen vom Ort des Geschehens entfernt werden sollen (beispielsweise beim plötzlichen Kindstod) und ob beispielsweise die Verstorbenen kurzfristig gut versorgt sind (abgedeckt, u. U. vom Boden auf eine Liege gelegt wurden, wenn es nicht den Untersuchungen durch die Polizei widerspricht) und wann und ob diese abgeholt werden. Hiervon hängt es ab, ob Zeit verbleibt, ins Gespräch generell einzusteigen oder ob das Thema Verabschiedung in der Wohnung zuerst aufgegriffen werden muss. Auch die Anzahl der Personen, die bleiben sollen, muss geklärt werden. Davon und von den Themen, die die Betroffenen vorgeben, hängt es ab, ob man sich bemüht, ein Gespräch allein zu führen oder Betroffene zusammenführt.

Es kann auch angemessen sein, in einen anderen Raum als den des Hauptgeschehens zu gehen, zumindest wenn eine temporäre Verabschiedung erfolgt ist. Ein Opfer sollte aber nicht um jeden Preis aus der Situation entfernt werden. Dies ist manchmal ein Fehler von Einsatzkräften, die ohne Rücksicht auf die Bedürfnisse der Betroffenen die Opfer entfernen wollen. »Weg vom Ort« kann auch »weg vom Angehörigen« heißen. Dies zu unterscheiden und im Sinne der Betroffenen zu managen, ist eine wichtige Aufgabe der Psychosozialen Notfallhelfer.

Ein Beispiel: Ein Jugendlicher hatte Suizid begangen. Die Mutter und der Vater gingen damit eine Stunde nach der Entdeckung unterschiedlich um (Mutter: »Dann brauch ich auch gar nicht mehr zu leben.«). Der Vater fing an, Bestattungsinstitute aus dem Telefonbuch zu suchen, Verwandte schauten Fotos an. Alle können an einen Tisch gebracht werden und von ihren verschiedenen Perspektiven her im Hier und Jetzt ankommen. Gemeinsam können nächste Schritte und eine Aufgabenverteilung vereinbart werden. In anderen Fällen, wenn alte Wunden anlässlich des Ereignisses aufbrechen, kann es nötig sein, die Betroffenen voneinander zu entfernen, damit sie sich gegenseitig nicht weiter belasten.

Wenn Kinder unter den Betroffenen sind, müssen deren Bedürfnisse und die der Erwachsenen gleichzeitig berücksichtigt werden. Es ist abzuklären, welche Informationen sie in welcher Form brauchen, wie sie reagieren und ob sich jemand um sie kümmern kann, ohne dass sie sich abgeschoben vorkommen. Schließlich braucht auch z.B. die Ehefrau und Mutter Raum für sich.

In den Räumlichkeiten der Betroffenen besteht leichter als am Notfallort die Chance, den Betroffenen durch kleine Handlungen das Gefühl der Selbstkontrolle wiederzugeben, z.B. sich ein Glas Wasser geben zu lassen. Angebotener Kaffee sollte nicht abgelehnt werden. Dieses Vorgehen hat außerdem folgende Vorteile: Wenn die Notfallopfer wieder »normaler« agieren können, kann man schauen, was sie schon wieder können. Die Betroffenen kommen aus der Hilflosigkeit heraus und können durch diese alltägliche Handlung Stress abbauen, ohne viel nachzudenken, da diese Arbeiten aus der Routine heraus funktionieren. Auch wird die oben beschriebene Asymmetrie im Setting aufgehoben.

5.5 Kontaktaufnahme

▶ Begrüßung

Der Psychosoziale Notfallhelfer sollte sich den Betroffenen vorstellen, und zwar mit seinem Namen und dann der Nennung der Organisation, von der er kommt, gegebenenfalls mit dem Grundberuf und der Funktion. Bei Notfällen agieren viele Personen, sodass ein Notfallopfer häufig nicht weiß, mit wem es zu tun hat. Diese Reihenfolge (erst Name, dann Organisation, dann Funktion) signalisiert, dass man nicht als anonymer Vertreter einer Organisation kommt, sondern als Mensch, der sich um einen anderen Menschen kümmern will. Gleichzeitig wird die Funktion erwähnt, sodass beides transportiert ist. Diese Vorstellung bringt etwas Normalität in die Situation, denn auch im Alltag ist es üblich, sich zunächst einmal mit dem Namen vorzustellen.

Daraufhin sollte der Psychosoziale Notfallhelfer bzw. Notfallpsychologe noch einmal explizit sagen, dass er jetzt ganz für das Notfallopfer da ist und Zeit hat. Dies ist wie ein »Sesam-öffne-Dich-Satz«. Durch diese explizite Mitteilung wird auch eine positive Beziehung zum Opfer aufgebaut, die für die weitere Interaktion wichtig ist.

Als Nächstes sollte er das Notfallfallopfer nach dem Namen fragen und es damit im weiteren Gesprächsverlauf ansprechen. Dies hat neben der Grundhöflichkeit und wertschätzenden Haltung folgenden Nebeneffekt: Bei der Betreuung von Notfallopfern gilt immer, dass jedes Ansprechen, jedes Handeln auch gleichzeitig diagnostische Abschätzung ist. Die Art der Antwort, die Wortwahl, die Körpersprache enthält neben der inhaltlichen Information auch eine Aussage über den psychisch-mentalen Zustand der Betroffenen. Lücken im Gespräch können ein »nicht-Kontakt-aufnehmen-können« darstellen, Nichterreichbarkeit ein Zeichen für Dissoziation, ein Risikofaktor für Chronifizierung.

Betroffene akuter Belastungsreaktionen sind teilweise kortikal nicht orientiert. Je nach Antwort ist ersichtlich, ob jemand zu sich als Person, zur Situation, zum Ort oder zur

Zeit orientiert ist. Diagnostische Hinweise auf das Ausmaß der kortikalen Beeinträchtigung durch das Erlebte und damit, wie viel Reorientierungsarbeit (noch) notwendig ist, sind wichtig. Aufseiten des Betreuers können damit Hypothesen über die mental-psychische Befindlichkeit gebildet werden, die zunächst gesammelt und gegebenenfalls an die psychosoziale Fachkraft weitergegeben werden sollten.

▶ Sicherheit vermitteln

Bei einigen Notfällen ist den Opfern zunächst ein Sicherheitsgefühl zu vermitteln. Ein derartiges Sicherheitsgefühl gehört zu den Bedürfnissen, deren Erfüllung für die Opfer besonders wichtig ist (Resick 2003, Hobfoll et al. 2007). Erforderlich ist dies insbesondere bei kriminellen Delikten, wenn es zum Kontakt mit den Tätern kam, wie bei Vergewaltigungen, Raubüberfällen und Einbrüchen (hierbei auch ohne Täterkontakt). Den Betroffenen sollte explizit gesagt werden, dass sie sich nun in Sicherheit befinden, dass beispielsweise seitens der Polizei das Haus durchsucht wurde und der Täter nicht mehr anwesend ist oder dass die Adresse eines Frauenhauses nicht bekannt ist, in die das Opfer gebracht werden kann. Manchmal ist auch eine mehrmalige Wiederholung notwendig, da ein Opfer noch nicht realisiert hat, dass es sich in Sicherheit befindet.

Bei der Tsunami-Betreuung 2004 an den Flughäfen war der Satz *»Sie sind jetzt wieder in Deutschland/Österreich … und Sie sind in Sicherheit.«* ein Ventil für viele, mit dem die tagelange Spannung abfiel. Dabei sollte die Betreuung in diesem Fall unbedingt nur kurz sein, weil der stärkste Wunsch in dieser wie auch anderen Situationen war, nach dem Schrecklichen und dem Warten endlich nach Hause zu kommen. Seitens der Opfer bestand keine Bereitschaft zu längeren Gesprächen am Flughafen, und dies war auch nicht notwendig, wenn die Personen nicht allein waren.

Zu einem Gefühl der Sicherheit kann auch beitragen, dass ein Opfer in den Arm genommen wird. Auch eine Decke, in die sich ein Opfer einwickeln kann, kann ein Gefühl der Sicherheit vermitteln. Manche finden Sicherheit spirituell in einem Gebet, auf das sie ebenfalls instinktiv zurückgreifen. Ein Gebet sollte angeboten und gegenüber der Umgebung wertfrei ermöglicht werden. Hier tun sich Theologen, wenn sie als Notfallseelsorger tätig sind, oft leichter und verfügen über ein größeres Repertoire als andere Psychosoziale Notfallhelfer.

▶ Entdramatisieren – Normalisieren

Die meisten Notfallopfer empfinden den gesamten Notfall als sehr dramatisch, überwältigend, einmalig. In diesem Fall ist es wichtig, das Geschehen, die eigenen Empfindungen generell zu entdramatisieren. Das ist beispielsweise durch die Information möglich, dass die Einsatzkräfte alles im Griff haben, dass die Helfer gewohnt sind, mit derartigen Situationen umzugehen. Auch die Information, dass heftige emotionale Reaktionen und Gedankenströme bei vielen Notfallopfern auftreten, sich aber nach einiger Zeit von selbst wieder geben können, beruhigt.

Dies soll allerdings nicht den Anflug von bagatellisieren haben. Ein Notfallopfer sollte niemals der »Überdramatisierung« bezichtigt werden (*»Stellen Sie sich nicht so an, das ist alles halb so schlimm.«, »So was passiert alle Tage, jetzt beruhigen Sie sich mal endlich wieder.«)*. So sagte ein Notarzt zu einer Mutter, deren sehr schwer verletztes und dem Tode geweihtes Kind nach einem Unfall beim Spielen im Hubschrauber abtransportiert wurde, ohne dass die Mutter mitfahren konnte und damit rechnen musste, es im 200 km entfernten Krankenhaus nur noch tot anzutreffen: *»Nun seien Sie nicht so hysterisch.«*

Gefühle der direkten und indirekten Notfallopfer sollten wahrgenommen werden. Ziel sollte sein, emotional zu entlasten bzw. auf belastende Gefühle einzugehen und sie gegebenenfalls zu modulieren. Dabei können zunächst einfach alle Gefühle wahrgenommen und angenommen werden, die geäußert werden (nicht ausreden, nicht wegreden, nicht absprechen, nicht werten). Aussagen, wie *»Sie brauchen keine Angst zu haben.«, »Sie brauchen nicht zu weinen.«,* sind kontraproduktiv und zeugen von mangelnder Kompetenz und Empathie.

Kompetenz zeigen

Ein Psychosozialer Notfallhelfer bzw. Notfallpsychologe sollte zeigen, dass er kompetent ist. Er sollte seine Maßnahmen ruhig, nicht hektisch, aber deutlich vornehmen. Dies bedeutet auch, Bewertungen angemessen zu korrigieren, die das Opfer vornimmt, z.B. *»Es ist alles nur meine Schuld.«* In diesem Fall ist eine sehr sensible Gesprächsführung vonnöten, die in Kapitel 6.6 unter dem Begriff »sokratischer Dialog« genauer illustriert wird. Der Psychosoziale Notfallhelfer muss also die Rolle des Fachmanns annehmen, der weiß, was richtig ist, der die Situation »im Griff« hat, ohne so weit zu gehen, das Opfer zu entmündigen im Sinne von *»Ich weiß, was für Sie richtig ist«*.

Es geht vor allem um die Bewertung der Symptome, um Kurzanleitungen zur Distanzierung, um Flashbackstopp, um Reorientierung. Klare, kurze Anweisungen und vor allem die nachfolgende Erklärung der Maßnahmen, z.B. warum sie gewirkt haben, wie das Opfer sie selbst anwenden kann, die Erklärung möglicher Symptomentwicklungen und Psychoedukation, z.B. die Erläuterung möglicher Gegenmaßnahmen, in denen Selbstwirksamkeit erlebt wird, zeigen die Kompetenz des Helfers auf. Dies stellt allerdings eine Gratwanderung zwischen »Kompetenz zeigen« in der Sache und im Setting und »dem Opfer die Kompetenz für sich selbst zu lassen« dar.

Bedürfnisse erkennen

Psychosoziale Notfallhelfer können Bedürfnisse erkennen, die andere Helfer bisher entweder nicht bemerkt und aufgegriffen oder bagatellisiert haben. So können sie bemerken, dass eine Frau immer hektisch auf die Uhr schaut und sie dann fragen: *»Sie schauen immer auf die Uhr, was ist denn?«* Die Betroffene antwortet dann vielleicht verschämt, dass der Hund oder die Katze um diese Zeit hinausgeführt oder gefüttert werden muss. Dann ist gemeinsam zu überlegen, was man tun und wer angerufen werden kann. Dies kann ungemein erleichternd für die Betroffene sein, sodass sie sich wieder auf die Maßnahmen vor Ort konzentrieren kann. Eine Bemerkung wie: »*Was machen Sie sich denn darüber jetzt Gedanken, schauen Sie lieber, dass Sie sich beruhigen, Sie haben jetzt Wichtigeres zu tun und zu denken.*« wäre kontraproduktiv.

5.6 Beruhigen

Wenn Notfallopfer sehr aufgeregt sind, steht deren Beruhigung auf ein angemessenes Erregungsniveau zunächst im Vordergrund. Es gibt keine Methode, die für alle Notfallopfer gleich gut geeignet ist, sondern diese sprechen auf verschiedene Methoden unterschiedlich gut an. Deshalb sollte ein Psychosozialer Notfallhelfer möglichst viele Methoden zum unmittelbaren Herunterfahren der Erregung kennen, um für die spezifischen Notfallopfer die geeignete Methode auswählen zu können.

Die gewählten Methoden hängen auch vom Helfer ab. Einigen Helfern liegen bestimmte Methoden mehr, andere weniger. Es hat keinen Sinn, Methoden anzuwenden, die für einen selbst nicht passen oder mit denen man sich nicht identifizieren kann. Dies wirkt sich auch in der Effektivität aus.

Den Notfallopfern sollte der Mechanismus erklärt werden, der im Organismus stattfindet. Dies können die körperlichen Reaktionen bei Extremstress sein oder die Wirkungsweise der Methoden zur Beruhigung. Dies ist angewandte Psychoedukation. Das Notfallopfer hat auch das Gefühl, ernst genommen zu werden, und es führt zu einem Erleben von Selbst- und Fremdkompetenz und reduziert somit das Gefühl von Ausgeliefertsein und Hilflosigkeit. Wenn beispielsweise ein Vergewaltigungsopfer schnell hin- und herläuft (diese bilaterale Stimulation geht direkt mit einer Aktivierung des Parasympatikus einher, dem beruhigenden Teil unseren vegetativen Nervensystems, ist also physiologisch wirksam), kann mit diesem zunächst auch hin- und hergelaufen werden. Erst wenn es sich zu beruhigen beginnt, kann man sich gemeinsam hinsetzen und über die Situation sprechen. Oft ist dies jetzt erst möglich, weil die höheren kortikalen Leistungen der Hirnrinde funktionieren, wenn der körperliche Extremstress vorbei ist.

▶ Methoden

Im Folgenden sind einige Methoden zur Beruhigung dargestellt.

Körperkontakt

Körperkontakt empfinden viele Notfallopfer als beruhigend. Viele Mütter nehmen ihre Kinder, wenn sie unruhig werden oder bei Gefahr, in den Arm. Eine ganze Reihe von Opfern wünscht genau dieses, denn es wird das »Bindungssystem, der Ruf nach der Mutter bzw. der sicheren Bezugsperson« aktiviert (s. Brisch und Hellbrügge 2006). Jedoch sollte der Helfer dabei große Vorsicht walten lassen; nicht jedem Opfer ist Körperkontakt angenehm. Von Betroffenen als angenehm erlebte Körperregionen sind Hand, Unterarm und Schulter. Statischer Kontakt (Halten) wird häufig angenehmer empfunden als dynamischer (Streicheln), wobei es aber Unterschiede gibt. Empfehlenswert ist, die Hand zu halten, wenn es die Person deutlich toleriert, und zwar die eigene Hand auf die Hand des Opfers oder die Hand auf die Arme zu legen. Weiterer Körperkontakt, wie in den Arm nehmen, sollte nur angewendet werden, wenn eindeutig erkennbar ist, dass dem Opfer dies angenehm ist oder es dies von sich aus macht. Generell wird mit zunehmendem Alter und von Frauen Körperkontakt als etwas wichtiger angesehen und angenehmer empfunden als von Männern (Ladenbauer 2002).

Atmung

Bei vielen Notfallopfern hat sich bewährt, sie aufzufordern, sich auf die Atmung zu konzentrieren und ruhig ein- und auszuatmen. Es kann auch helfen, mit dem Opfer gemeinsam eine Zeit lang ruhig zu atmen und es so ganz spielerisch in den ruhigeren Rhythmus hineinzubegleiten (Atempacing). Dies kann zunächst einfach durchgeführt werden, ohne es zu thematisieren. Langsames Atmen aktiviert sofort den Parasympatikus, den »Beruhiger«, im vegetativen Nervensystem.

Daneben kann das Opfer auch aufgefordert werden, tiefe Bauchatmung durchzuführen, deutlich lange auszuatmen und/oder bei jedem Ausatmen zu zählen oder an etwas Bestimmtes zu denken. Durch die Konzentration auf die Atmung wird auch Hyperventilation vorgebeugt und die Opfer können es gut selbst und allein zur Regulierung von Übererregung einsetzen. Auch die Angehörigen können darin geschult werden. Beiden Gruppen wird damit etwas an die Hand gegeben, das sie ein wenig aus ihrer Hilflosigkeit herausholt. Die Wirkung der Atmung kann auch mit dem Opfer besprochen werden, was wiederum die Kompetenz des Helfers unterstreicht. Es aktiviert auch die abstrakte Analysefähigkeit der Betroffenen und bringt diese auf eine »Metaebene« als Beobachter. So ist es sehr hilfreich und gleichzeitig auch eine Distanzierungstechnik.

Eine andere Übung ist die sogenannte 10-Finger-Drucktechnik: Die Betroffenen werden aufgefordert, die Fingerspitzen auf Brusthöhe gegeneinander zu drücken. Dadurch wird automatisch Bauchatmung induziert und damit auch eine ruhigere Atmung, weil die Arme den Brustkorb zusammendrücken und die hektische »sympatikotone« Brustatmung nicht funktioniert (vgl. Kap. 9).

Weinen lassen

Weinen kann sehr beruhigend und entlastend sein. Vielen Menschen, insbesondere Männern, ist es allerdings unangenehm, in Gegenwart anderer zu weinen. Wenn ein Notfallopfer sichtlich mit den Tränen kämpft, kann es zum Weinen ermuntert werden (*»Es ist o.k., wenn Sie weinen, das geht vielen Menschen in einer solchen Situation so.«*). Damit hat das Opfer quasi die Erlaubnis, vor anderen zu weinen.

Muskelentspannung

Das Opfer kann aufgefordert werden, sich auf bestimmte Muskeln zu konzentrieren, diese anzuspannen, die Spannung ca. 10 Sekunden lang zu halten und dann wieder die Spannung loszulassen und nachzuspüren, wie sich das anfühlt. Hände, Arme und Beine sind dabei am besten geeignet. Diese Form der Muskelentspannung (in ihrer Grundform nach Jacobson) wirkt schnell und ist sehr effektiv mit der entsprechenden Erläuterung. Allerdings sollte nicht die gesamte Muskelentspannungsübung vor Ort und in der Akutsituation durchgeführt werden, weil die Ruhe dafür nicht vorhanden ist und es vom Setting her nicht passt.

Achtsamkeitsübung

Übungen zur Achtsamkeit sind geeignet, wenn Opfer Symptome sogenannter Depersonalisation haben, d.h. einzelne Gliedmaßen oder sich insgesamt überhaupt nicht spüren bzw. sie als nicht zu sich gehörig empfinden. So hatte ein Überfallopfer, das sich mit einer Hand die andere verletzte Hand hielt, das Gefühl, jemand anderer halte seine Hand. Dann können die Opfer aufgefordert werden, dort hinzuspüren (»*Nehmen Sie wahr, wie Ihr Arm auf der Sessellehne liegt und Sie den Stoff spüren.*«). Dabei muss unbedingt erklärt werden, aus welchen Gründen diese Aufforderung erfolgt, was es bewirkt und wie die Person es selbst anwenden kann.

Bildvorstellung

Das Opfer wird aufgefordert, sich ein Bild, eine Farbe oder eine bestimmte Musik vorzustellen, die es beruhigt. Oft fallen den Opfern dabei Sachen ein, die sie schon selbst in anderen Belastungssituationen oder als Kind angewendet haben. Dabei kann das Opfer auch aufgefordert werden, die Augen zu schließen. Dies sollte allerdings unterbleiben, wenn es Angst erzeugt.

Rückwärtszählen

Beim Rückwärtszählen wird das Notfallopfer aufgefordert, z.B. in 7er-Schritten von 1.000 rückwärts zu zählen. Der Kortex wird dabei maximal beschäftigt. Damit ist kein Platz mehr für die Beschäftigung mit angstauslösenden Bildern und Inhalten.

Distanzierung

Wenn das Opfer den Wunsch nach einer Möglichkeit und Methode hat, nicht ständig an das Geschehene denken zu müssen, empfehlen sich Distanzierungstechniken. Nachdem die Grundbetreuung erfolgt ist, können verschiedene Distanzierungstechniken angewendet werden. Hiermit kann auch die Selbstwirksamkeit ansatzweise wieder erlebt werden. Das Gefühl, den Gedanken hilflos ausgeliefert zu sein, z.B. am Abend allein zu Hause oder wenn zwischendurch Intrusionen auftreten, kann reduziert werden, auch dysfunktionale »Selbstmedikation« wie Alkohol oder Schlafmittel.

Eine einfache Technik ist die Instruktion, sich bewusst und aktiv die Umgebung anzusehen und zu benennen, am besten in Sätzen mit Hauptwort, Zeitwort, Eigenschaftswort (»*Ich sehe ein rotes Sofa/einen blauen Vorhang. Ich höre lautes Vogelzwitschern. Ich rieche Kaffee.*«). Dies ist die sogenannte 5-4-3-2-1-Übung, die im Kapitel 9 dargestellt wird. Mit dem Konstruieren von sinnvollen Sätzen mit einer Bedeutung wird der Kortex, das für Traumaintegration wichtige Sprachareal, stark beschäftigt, sodass die Intrusionen nicht gleichzeitig wahrgenommen werden können.

Bei all diesen Interventionen ist es wichtig, dies den Betroffenen vorher oder nachher zu erklären im Sinne von Psychoedukation, damit diese es ggf. auch übernehmen können. Sie sollen so auch verstehen, warum es wirkt, und sich ernst genommen fühlen.

Ablenken

Teilweise wird empfohlen, über ein völlig anderes Thema mit dem Opfer zu sprechen und es auf diese Weise von dem Notfall abzulenken. Diese Maßnahme kann nur angewendet werden, wenn es sich harmonisch ergibt, nicht mit Zwang und künstlich. Die Methode hat Vor- und Nachteile. Es kann als unnatürlich empfunden werden, wenn angesichts des gerade erlebten Notfalls über etwas anderes gesprochen wird, bzw. aggressiv machen und im schlimmsten Fall zum Beziehungsabbruch führen.

Andererseits kann es für manche Personen gut sein, wenn sie für einige Zeit nicht über den Notfall nachdenken. Psychosoziale Notfallhelfer sollten also vorsichtig sein, wenn sie ein anderes Gesprächsthema anbieten. Sie sollten die ablenkende Maßnahme transparent machen (»*Vielleicht tut es Ihnen jetzt, wo wir warten müssen, gut, kurz über etwas anderes zu sprechen, das darf sein.*«). Ein derartiges Gesprächsangebot sollte nur ein- bis zweimal gemacht und dabei die Reaktion des Opfers beobachtet werden. Einige Betroffene werden dieses Gesprächsangebot über ein völlig anderes Thema positiv empfinden.

Aufklärung und Information sind auch hier wichtig, damit die Betroffenen nicht irritiert sind und nicht missverstehen, dass man mit ihnen über scheinbar Belangloses redet, obwohl ihnen gerade etwas ganz Dramatisches passiert ist.

Psychopharmaka

Diese können nur durch Mediziner verabreicht werden. Die Gabe von Psychopharmaka ist ambivalent zu sehen. Für einige wenige direkte und indirekte Notfallopfer ist es notwendig, dass sie durch Psychopharmaka beruhigt werden, da sie es ansonsten nicht aushalten und nicht ansprechbar sind oder einige Nächte nicht geschlafen haben. Die Probleme sind aber nicht verschwunden, wenn die Wirkung der Medikamente nachlässt. Die Betroffenen haben dann nicht das Gefühl, selbst etwas bewirkt zu haben. Wenn Psychosoziale Notfallhelfer vor Ort sind, ist dies in vielen Fällen eine gute Alternative zur »chemischen Beruhigung« durch Psychopharmaka.

Manche Opfer bereuen es anschließend sehr, wenn sie die Situation nicht bewusst miterlebt haben, sondern quasi »benebelt« waren. Am besten sollte dies angesprochen und Vor- und Nachteile dargelegt werden (»*Es ist vielleicht einfach gut, wenn sich jetzt Ihr Körper einmal gründlich ausruhen kann, das soll nicht die gesamte Bewältigung ersetzen.*«, »*Vielleicht warten wir bis nach der Verabschiedung und probieren vorher einige andere Methoden zur Beruhigung. Das ist ja doch eine Situation, die Sie nicht wiederholen können und wo Sie mit allen Sinnen dabei sein sollten. Was meinen Sie?«).* Es darf nicht ein bevormundender Griff zum Medikament erfolgen, aber auch nicht ein Verweigern.

Ein Medikament soll auch manchmal eher den Arzt oder die Angehörigen beruhigen, weil sie die Hilflosigkeit nicht aushalten. Selbst wenn diese Hilflosigkeit verständlich ist, muss das Problem anders gelöst werden. Grundsätzlich zu empfehlen ist hier die Grundhaltung: *»Ich bin Experte für Psychosoziale Notfallhilfe (Medizin, Psychologie, Sozialarbeit, Theologie), aber Du bist Experte für Dich, Dein Leben und Deine Ressourcen und wir gehen gemeinsam auf die Suche nach der besten Kombination von Hilfsangeboten.«*

▶ Zur Anwendung der Methoden

Die dargestellten Methoden – mit Ausnahme der beiden letztgenannten – sind Bewältigungstechniken und dienen auch der Steigerung des Gefühls, aktiv etwas tun zu können, weniger ausgeliefert und hilflos zu sein. Sie sind in der akuten Situation, auch wenn sie zunächst etwas technisch wirken, die bessere Alternative als Suchtmittel, um »den Kopf voll zu dröhnen und nichts mitzubekommen« (Aussage eines Lokführers nach dem Überfahren eines Suizidanten). Sie dürfen aber nicht im Sinne von *»Machen Sie mal das und das und dann denken Sie nicht mehr daran.«* angewendet werden. Auch darf die Übung nicht im Vordergrund stehen. Die Opfer haben dann das Gefühl: *»Was tue ich hier, mein Angehöriger ist gestorben und ich soll irgendwelche Übungen machen«*. Die Übungen müssen immer mit Psychoedukation verbunden sein, ihnen müssen Erklärungen vorausgehen oder folgen. Sie dürfen nicht den Eindruck erwecken: *»Da wird etwas mit mir gemacht und ich weiß nicht was.«* Ziel muss es sein, die eigene gedankliche Verarbeitung beim Opfer zu bahnen und in angemessener Sprache zu erklären, wozu die Übung dienen soll – unter Wahrung der Würdigung der Ausnahmesituation, in der die Betroffenen sind.

Bei den Beispielen wird deutlich, dass nicht das Kennen der Techniken, sondern das Verstehen der differenzierten Indikationen und der angemessene Einsatz die Kunst sind.

Fehler dabei können genau das Gegenteil bewirken. Sie können sogar dazu führen, dass die Betroffenen den Kontakt abbrechen, im schlimmsten Fall sogar zu einer Dekompensation. Komplexere Methoden und Teile therapeutischer Techniken gehören in Hände von ausgebildeten Fachleuten mit klaren Indikationen und in einen entsprechenden Kontext eingebettet. In anderen Händen können sie mehr schaden als nützen. Aber Teile von Techniken, die beispielsweise eben Selbstwirksamkeit vermitteln, Intrusionen und Übererregung reduzieren, sind gut geeignet.

5.7 Kommunikation

▶ Zuhören

Von den meisten Notfallopfern wird es als spannungsmindernd erlebt, wenn sie über das Geschehen sprechen können und ihnen zunächst einfach jemand zuhört. Die Themen sollten zu Beginn eines Gesprächs vom Opfer selbst bestimmt werden. Es sollte signalisiert werden, dass »alle Themen o.k. sind«. Das Reden allein kann wichtiger als der Inhalt sein. Hier ist eine wenig direktive Form, wie das »Aktive Zuhören« nach ROGERS indiziert (s. LASOGGA UND GASCH 2013). Durch diese Methode spürt das Opfer auch, dass es als Opfer angenommen wird, dass es alles erzählen darf und dies nicht in irgendeiner Form bewertet wird und eine gute Beziehung zum Opfer wird aufgebaut. Zur Fortführung des Gesprächs können auch offene Fragen gestellt werden (»*Wie sehen Sie das jetzt?*«, »*Was veranlasst Sie ...?*«).

Notfallopfer empfinden es aber auch manchmal als angenehm, schweigen zu können. Sie sollten nicht zum Reden gedrängt werden. Es wird als positiv erlebt, dass einfach jemand da ist und sie nicht allein sind. Auch bei späteren Kontakten sollten Notfallopfer nicht dazu gedrängt werden, über den Notfall, ihre Erlebnisse und Gefühle zu sprechen, wenn sie dies nicht von sich aus möchten. Sie können dies nicht nur als kontraproduktiv erleben, sondern es besteht sogar die Gefahr einer Retraumatisierung. Klare

Fragen, was wann passiert ist, sind jedoch sinnvoll, außer, wenn die Betroffenen signalisieren, dass es ihnen zu viel ist. Das Ziel dabei ist, das Großhirn so schnell wie möglich wieder zu aktivieren, eine Chronologie hineinzubringen (wann begann es, was passierte dann, was nahm ich wann wahr). Damit wird auch realisiert, dass jetzt das Ereignis vorbei ist.

Wichtig ist außerdem bei späteren Gesprächen, dass man »Bewegung« in den Erzählungen wahrnimmt, dass sich etwas verändert. Dies kann der Psychosoziale Notfallhelfer auch anstoßen, indem er z. B. fragt: *»Hat sich da schon etwas verändert in Ihrer Erinnerung?«* Ansonsten kann das Gespräch eher belasten und der Betroffene entwickelt sich nicht weiter. (Manche kennen dies aus »Kriegserzählungen« der Eltern oder Großeltern, bei denen *»das Grauen stehen blieb«* und immer wieder das Gleiche mit fast den gleichen Worten und Emotionen erzählt wird.) Das Erzählen soll nicht wie ein »endloses Fahren im Kreisverkehr sein, sondern es soll hinausgefahren werden«. Anmerkungen können vorsichtig gemacht und das Geschehen entlang der Wahrnehmung des Betroffenen strukturiert werden.

Interessanterweise sind es oft gerade dann, wenn die Betroffenen sagen oder signalisieren, *»dass das vielleicht ein Blödsinn«*, *»ganz unwichtig ist«* oder sie *»sich gar nicht trauen, das zu sagen«*, sehr wichtige Dinge. Sie sagen etwas über Bewertungen, Gefühle, Hypothesen, Tabus und besondere Schwierigkeiten aus. Hier kommen oft die schwierigen Dinge zutage, über die Betroffene letztlich vielleicht lieber mit Außenstehenden sprechen möchten. Manchmal ist es beziehungsfördernd oder prozessfördernd zu sagen: *»Also, das kann etwas sein, auf das ich mich gleich draufstürze, sagen sie es doch einfach. Dann schauen wir, ob Sie es dann noch blöd finden. Meiner Erfahrung nach sind die Dinge, die Betroffene, wie Sie, auf diese Weise ankündigen, ganz wichtig und interessant für unsere weitere Arbeit.«*

▶ Informieren

Die Vermittlung von Informationen ist für die Opfer sehr bedeutsam (Turnbull und McFarlane 2000, Hobfoll et al.

2007, Lasogga und Gasch 2013). Der Psychosoziale Notfallhelfer bzw. Notfallpsychologe sollte aber von sich aus zunächst nicht viele Informationen geben, sondern prüfen, ob und welche Informationen ein Notfallopfer wünscht und auch hat. Wenn der Eindruck entsteht, dass Informationen gewünscht werden, können sie über den Notfall etc. gegeben werden. Im Gespräch ist auch oft diagnostisch interessant, welche Bewertungen und Perspektiven die Opfer haben und wie sie die Informationen interpretieren.

Informationen sollten dosiert gegeben, ein Opfer nicht überfordert werden. Es ist also darauf zu achten, wie aufnahmefähig das Opfer in dieser Situation ist. Dabei spielt auch der zeitliche Abstand zum Notfall eine Rolle. Wenn der Notfall länger zurückliegt, kann das Opfer mehr Informationen aufnehmen und wünscht in der Regel auch mehr Informationen. Informationen müssen manchmal mehrfach wiederholt werden, weil das Opfer immer wieder danach fragt oder weil man den Eindruck hat, das Opfer habe diese Informationen noch nicht realisiert. Auch kann es notwendig sein, über die nächsten Schritte zu informieren. So muss nach einem plötzlichen Kindstod beispielsweise die Staatsanwaltschaft eingeschaltet und das Kind obduziert werden. Dies und das weitere Vorgehen kann den Eltern schon vorab erläutert werden. Wenn das Opfer nach Dingen fragt, die man selbst nicht weiß, sollte dies offen gesagt und eine Möglichkeit erwähnt werden, wie man zu dieser Information gelangen konnte.

Derartige Informationen und ihre Verarbeitung durch das Opfer und die logische und zeitliche Integration in dessen Geschichte und vor allem Biografie sorgen u.a. dafür, das Geschehen kognitiv einzuordnen. Somit tragen sie zu einem Kohärenzgefühl bei, ein wesentlicher Faktor bei der Bewältigung von Notfällen. Die gedankliche Strukturierung stellt auch einen protektiven Faktor hinsichtlich der Entwicklung einer späteren psychischen Störung dar und ist bei einer ggf. notwendigen Therapie eine wichtige und hilfreiche Vorarbeit.

Manchmal ist es auch wichtig, Informationen zu geben, wenn das Opfer diese nicht explizit erfragt. So meinten beispielsweise nach einem Brand in einer Diskothek jugendliche Besucher lange Zeit, dass sie die Verstorbenen totgetrampelt hätten, obwohl die Opfer erstickt waren. Diese Information hätte den Jugendlichen sehr geholfen.

▶ Strukturierung

Nach der Phase des reinen Zuhörens und Informierens ist oft eine strukturierende Phase notwendig. Das Geschehen und die Gedanken sollten strukturiert und Zusammenhänge hergestellt werden. In dieser Phase muss der Gesprächsstil direktiver werden. Dieser Ablauf und die Art der Gesprächsführung, die von außen scheinbar zufällig wirken kann, sollten genau geplant sein. Vom ersten Moment der Begegnung an sollte den Betroffenen der Weg zur bestmöglichen Verarbeitung des Erlebten gebahnt und sie von Sprachlosigkeit wieder in eine Kommunikationsfähigkeit gebracht werden. Häufig führt dies dazu, dass keine weitere Intervention notwendig ist.

Nach einem überraschenden Notfall fühlen sich Betroffene oft nicht mehr so kompetent wie zuvor. Sie sind völlig von Gefühlen überflutet, mit der Welt oft nicht mehr verbunden. Sie empfinden die Vergangenheit als nicht mehr existent, die Gegenwart unerträglich und die Zukunft nicht vorstellbar.

Ein Beispiel: Ein Autofahrer hat in der Nacht einen Mann überfahren, der dunkel gekleidet auf einer Landstraße nach einer Kurve alkoholisiert die Straße überquerte (laut Zeugen unaufmerksam). Der Autofahrer ist völlig verzweifelt und nicht ansprechbar, hat massivste Schuldgefühle und äußert immer nur stereotyp, dass sein Leben verpfuscht sei mit dieser Schuld, die er auf sich geladen habe. Einige Personen, sein Beifahrer, Angehörige und andere haben ihm bereits mehrmals gesagt, dass er doch nicht schuld sei. Jedes Mal habe er sie wütend angefahren, dass sie von Nichts eine Ahnung hätten oder ist in sich zusammengefallen. Die kognitive Information über die Fakten hat also keinen

Effekt. Deshalb muss er zunächst nach der Zeit kurz vor oder, je nachdem wie er »einsteigt«, etwas länger vor dem Geschehenen gefragt werden: »Was war das letzte, an das Sie sich vor dem Unfall erinnern?« oder »Was haben Sie gemacht, bevor Sie weggefahren sind?« Hier muss so lange gesucht werden, bis man den Punkt hat, an dem der Fahrer in die Chronologie des Tages »einsteigen kann«, ohne sofort überflutet zu sein. Dann muss der Verlauf miteinander sukzessiv rekonstruiert werden. Dabei wird es hin und wieder notwendig sein, ihn zu reorientieren, wenn er dissoziiert oder von Gefühlen einfach überflutet ist (»Es ist o.k., Sie sind im Hier und Jetzt, es ist vorbei, das waren die Erinnerungen, das ist normal nach so einem Erlebnis«). Außerdem werden hier Logik und Zeitablauf eingebracht durch scheinbar zufällige Strukturierungen des Gesprächs (»Was war denn dann?«, »Was passierte gleichzeitig?«, »War das kurz danach oder dauerte es länger?«). Dies hilft, die Struktur wieder hineinzubringen, die für den Betroffenen »im Nebel« liegt. Neben dieser Zeit-Raum-Strukturierung können eine Logik und »wenn-dann«-Verflechtungen hineingebracht werden. Dinge, die das Schuldgefühl entlasten, können betont werden, um die anderen zu löschen (»Sie sagten, Sie seien nicht schnell gefahren? Heißt das, sie waren im Rahmen der Richtgeschwindigkeit?« ... Pause... »Also wenn ich es richtig verstehe, ist es dann wohl so, dass Sie den Mann sehr schlecht sehen konnten? ... Pause ... »Aha ...«).

In dieser Situation hat man als Betreuer enge Zeitfenster, in denen agiert werden muss. Eine bestimmte Formulierung im Zeitabstand von zehn Minuten kann einen Beziehungsabbruch bewirken oder auf sehr fruchtbaren Boden fallen. Psychosoziale Notfallhelfer müssen also vorsichtig und sehr dicht beim Erleben und Verhalten des Betroffenen sein, um das richtige Zeitfenster für die Maßnahme zu erkennen. Das ist im Beispiel ein Prozess von 15 bis 30 Minuten. Hier werden auch die grundsätzliche Haltung und das Arbeiten mit den »Erlebens- und Wahrnehmungsfenstern« der Betroffenen klar. Der Effekt ist spürbar in Haltung, Mimik, Gestik, Interaktion und Stimme des Betroffenen.

Zeiterleben

Indem das Ereignis strukturiert und in einen zeitlichen Kontext gestellt wird, wird auch das Zeiterleben wiederhergestellt. Dies geschieht konkret z.B. durch Information und Aktivierung des narrativen Gedächtnisses, durch das Aufzeigen von Chronologie, auch durch das Einbetten des Ereignisses in den normalen Alltagskontext, um einen Teil des zerrissenen Wahrnehmungsgefüges zu kitten. Dazu können Zeitbegriffe deutlich und konstant einfließen (jetzt, vorher, nachher, danach, davor, heute Vormittag).

Wortwahl und Sprache

Direkte und indirekte Notfallopfer sind häufig dünnhäutig und leicht beeinflussbar, sozusagen im Ausnahmezustand. Jedes Wort und jede Aktion des Psychosozialen Notfallhelfers oder Notfallpsychologen hat eine Auswirkung und wiegt schwer – oft über die direkte Handlung bzw. die Worte in der Situation hinaus. Das, was die Betreuer kommunizieren (verbal, nonverbal, paraverbal) und tun und was sie nicht kommunizieren und nicht tun, hat massive Auswirkungen nicht nur auf die aktuelle Situation, sondern nicht selten auf die gesamte Verarbeitung des Erlebten.

Ein Beispiel: Eine Frau musste zur Identifizierung ihres verunfallten Ehemannes an den Ort des Geschehens kommen. Sie war völlig aufgelöst und berichtete der Psychosozialen Notfallhelferin, dass sie mit dem Ehemann noch kurz vor dem Wegfahren gestritten habe und ihm nachgerufen habe, er brauche gar nicht wiederkommen, wenn er sich so benehme. Die Betroffenheit ging nun so weit, dass sie sich einbildete, sie habe den Unfall »wie mit Voodoo« verursacht. Sie hatte aufgrund dessen starke Schuldgefühle. In einer ersten spontanen Reaktion sagte die Psychosoziale Notfallhel-

ferin: »Um Gottes willen, da täte ich mir jetzt aber auch etwas an.« im Sinne von: »Das würde mich nun aber auch nicht loslassen.«

Dies ist menschlich verständlich, aber grob unprofessionell, außerdem sehr gefährlich. Die Betroffene sah ihre Schuld quasi offiziell bestätigt. Dies wurde zu einer sogenannten blockierenden Überzeugung; die Frau generalisierte sogar die Idee ihrer Beeinflussungsmöglichkeiten. Es entwickelte sich eine Störung, sodass diese Überzeugungen und die anderen Folgen (Depression) traumatherapeutisch behandelt werden mussten. Eine professionellere Handlungsweise hätte den Prozess entweder verhindert oder zumindest vermindert. Die unprofessionelle Handlung verstärkte den pathologischen Prozess.

Wichtig kann es auch sein, eindeutige Worte zu finden. Wenn beispielsweise nach einiger Zeit der Tod offensichtlich von den Angehörigen nicht zur Kenntnis genommen wird und von *»schläft noch immer«* gesprochen wird, nachdem die Todesnachricht durch den Arzt oder die Polizei mitgeteilt worden ist, müssen deutliche Worte gefunden werden (s. KAP. 6.7). Damit werden die adäquaten Reaktionen unterstützt oder eine Verabschiedung ermöglicht, wenn z.B. vonseiten der Staatsanwaltschaft ein baldiger Abtransport der Verstorbenen vonnöten ist

Vorwürfe, die Aufforderung sich zusammenzureißen, Sätze, wie *»Die Zeit heilt alle Wunden.«*, *»Sie haben ja noch drei andere gesunde Kinder.«*, *»Jetzt dürfen Sie sich nicht gehen lassen, Sie müssen stark sein. Sie müssen doch an Ihre Familie denken.«*, oder Tipps, wie *»alles sofort wegräumen« oder »nichts anrühren«*, sind zusätzlich belastend, da sie hohen sozialen Stress verursachen.

▶ Belanglose Themen und Reorientierung

Manche Opfer sprechen plötzlich über scheinbar Belangloses und auf einmal ist ihnen dies dann wiederum unangenehm. In diesem Fall können sie entlastet werden, indem man zunächst darauf eingeht und es »normalisiert«, sobald sie sich dessen bewusst werden und dafür schämen (»*Das ist o. k., das Hirn braucht auch einmal eine Entspannung, das heißt nicht, dass Ihnen das Geschehene egal ist, Ihr Hirn ist nur vielleicht ganz klug gewesen, sich mal eine Auszeit zu nehmen.*«).

Diagnostisch kann es relevant sein, wenn man den Eindruck hat, dass jemand komplett dissoziativ ist und den Realitätsbezug zum Hier und Jetzt verloren hat. Dann ist es notwendig, diese Person aktiv, direktiv und deutlich in die Realität zurückzuholen (sog. Reorientierung). Dabei kann es notwendig sein, sie an den Armen zu fassen, anzuschauen, laut und deutlich zu sagen: »*Herr S. ..., Sie sind hier in ..., ich bin ..., wir haben gerade über ... gesprochen, schauen Sie sich kurz um ... Sie sind wieder hier ... Sie sind in Sicherheit, der Unfall ist vorbei. Ja, es ist o. k., das kann manchmal passieren, das ist vorbei.*«

Damit wird die Wahrnehmung umgelenkt. Ziel sollte sein, die Intensität von unangenehmen Wahrnehmungen zu reduzieren und ungewöhnliche Wahrnehmungen zu erklären. Manchmal müssen die Betroffenen von (weiteren) Sinneseindrücken abgeschirmt werden. Es kann auch Hilfe und Unterstützung oder umgekehrt angemessene Vorbereitung bei unvermeidlichen belastenden Wahrnehmungen (Identifizierung, Verabschiedung) bieten.

▶ Übersetzung

Nicht selten haben die Psychosozialen Notfallhelfer »Übersetzungsaufgaben«, d.h. sie müssen erklären, wieso jemand die Situation so oder so erlebt und sich so verhält, damit dies nicht für andere Personen missverständlich oder ärgerlich wird. So begann nach der Mitteilung über den Tod des Ehemannes dessen Frau abrupt, die Toilette akribisch zu putzen. Die zufällig anwesende Mutter wollte eingreifen, sodass der Psychosoziale Notfallhelfer signalisieren musste, dass das jetzt o.k. und gut ist, weil es ihre Art ist, mit dem Notfall umzugehen. Später konnte die Tochter wieder in die

Situation hineingeholt werden und ihr auch ihr Entsetzen über ihr eigenes Verhalten genommen werden (»*Ich denke, das war jetzt nötig, das ist ganz in Ordnung, sagen Sie einfach, wenn es für Sie geht, wieder weiterzusprechen, oder überlegen Sie, was Ihnen jetzt helfen könnte.*«).

▶ Konfliktmanagement

In einigen Fällen ist Konfliktmanagement notwendig. Eventuell möchten die Eltern eines verstorbenen Kindes von diesem Abschied nehmen oder die Ehefrau möchte mit dem verstorbenen Ehemann noch einmal allein sein. Dem können die Interessen der Polizei entgegenstehen, die die Todesursache ermitteln will und die Beseitigung von Spuren befürchtet, oder die Interessen des Bestattungsinstituts, das schnell mit seiner Arbeit beginnen möchte. Auch im Familienkreis kann es manchmal notwendig sein, Konfliktmanagement zu betreiben. Wenn Anwesende lautstarke Schuldzuweisungen vornehmen, muss der Psychosoziale Notfallhelfer moderieren und versuchen, deeskalierend auf die Situation einzuwirken und zusätzliche Belastungen zu vermeiden.

Beispiel: Beim Hochwasser 2002 war eine Konfliktlösung zwischen einer älteren betroffenen Dame und ihrer Tochter nötig. Die Frau, deren vor Jahren eingemachte Stachelbeeren aus den überfluteten Kellerregalen auf der Straße standen, wollte, dass die Tochter sie in ihrer unversehrten Wohnung in der Badewanne abwaschen möge. Diese wollte sie aber auf den Müll werfen. Die Mutter warf ihr vor, dass ihr die Wohnung dafür zu fein sei. Die Tochter sah die Prioritäten anders und fühlte sich undankbar behandelt nach tagelangem Helfen. Ein Wort gab das andere, alles auf offener Straße. Die Tochter kam und sagte zur Notfallpsychologin: »Sie müssen uns helfen, wir machen uns nur noch mehr fertig, weil wir alle nicht mehr können.«

▶ Rituale

Bestimmte Rituale, wie das Anzünden einer Kerze oder ein Gebet, werden von vielen Notfallopfern als sehr angenehm erlebt. Überhaupt scheinen direkte und indirekte Notfallopfer sehr ansprechbar für Rituale zu sein. Möglicherweise erinnert dies auch an die Kindheit, in der Rituale Sicherheit vermittelt haben. Psychosoziale Notfallhelfer und Notfallpsychologen sollten diese Möglichkeit der Rituale nutzen. Günstig ist es dabei, vorab zu reflektieren, mit was sie sich vertraut fühlen und was sie anbieten können.

5.8 Ressourcen

▶ Selbstkontrolle stärken

Das Notfallopfer sollte dazu angeregt werden, über das Geschehen und über sein Leben die Kontrolle zu behalten oder wiederherzustellen, sich als selbstwirksam zu erleben. Dieses Gefühl der Selbstkontrolle ist für Opfer sehr wichtig (Resick 2003). Generell stellt Selbstwirksamkeitserleben auch eine wichtige protektive Variable dar.

Zum Gefühl der Selbstkontrolle können Aufforderungen zur Entscheidung bei einfachen Dingen beitragen, beispielsweise: »*Möchten Sie jemanden anrufen?*«, »*Möchten Sie links oder rechts gehen?*«, »*Können Sie mir sagen, wie Sie am liebsten sitzen wollen?*«, »*Möchten Sie viel oder wenig Zucker in den Tee?*«. Hier sind also geschlossene Entscheidungsfragen indiziert, Fragen, bei denen das Opfer mit »Ja« oder »Nein« antworten kann. Durch das Fällen einer Entscheidung merkt das Opfer, dass es etwas kontrollieren kann und nicht völlig hilflos ist, eines der schlimmsten Gefühle bei Notfallopfern.

Einige Opfer haben die Tendenz, alles an die Helfer zu delegieren. Diesem sollte nicht in falsch verstandener Fürsorge nachgegeben werden. Handlungen, die das Opfer selbst erledigen kann, sollte es selbst verrichten. Es geht auch darum, gegen den möglicherweise erfolgten Selbstbildeinbruch zu arbeiten. Dies kann u.U. durch den Bezug zu anderen hergestellt werden (»*Wer braucht Sie jetzt?*«). Asymmetrische Beziehungskonstellationen (Kap. 5.4) müssen kurz gehalten bzw. bewusst unterbrochen werden.

Allerdings erfährt dies eine Einschränkung. Bei einigen besonders beeinträchtigten Opfern kann es auch indiziert sein, ihnen zunächst jede Entscheidung abzunehmen. Sie wissen momentan nicht mehr, was für sie richtig ist, können sich nicht mehr entscheiden. Generell gilt: So viel Selbstkontrolle wie möglich, so viel Fremdkontrolle wie nötig. Dies bedeutet auch, dass Psychosoziale Notfallhelfer oder Notfallpsychologen sich so schnell wie möglich überflüssig machen sollten. Dies kann nicht immer ganz leicht fallen. Es ist schön, einem Opfer geholfen zu haben und zu wissen, dass es ihm wieder gut geht, und die Dankbarkeit zu erleben.

▶ Ressourcen aktivieren

Die meisten Notfallopfer bringen genügend eigene Ressourcen mit, um den Notfall zu bewältigen. In der Situation und danach haben sie aber oft keinen Zugang dazu. Psychosoziale Notfallhelfer und Notfallpsychologen sollten sie darin unterstützen, ihre eigenen Ressourcen zu aktivieren. Sie können dazu das Opfer auffordern, Überlegungen anzustellen, welche Ressourcen sie haben und wie sie diese nutzen können. Die Aktivierung der Ressourcen ist auch unter dem Aspekt wichtig, dass ein Notfallopfer dann bemerkt, dass es selbstwirksam ist und nicht die Kontrolle über das Leben verloren hat. Notfallopfer sollten erkennen, dass sie nicht nach dem Notfall hilflos dem Leben, ihren Gefühlen und Empfindungen ausgeliefert sind, sondern selbst zur Bewältigung beitragen können (»Ziel der Wiederermächtigung«).

Unterschieden werden kann zwischen inneren und äußeren Ressourcen:

Innere Ressourcen

Bei den inneren Ressourcen handelt es sich um Erkenntnisse des Opfers, wie sie diese Situation am besten meistern können. Um die inneren Ressourcen zu aktivieren, bieten sich folgende Möglichkeiten an:

- Das Notfallopfer kann aufgefordert werden, sich an Situationen zu erinnern, die es erfolgreich gemeistert hat. Dann kann mit dem Opfer überlegt werden, was es damals konkret gemacht hat, um diese Situation zu meistern.
- Mit dem Opfer kann gemeinsam überlegt werden, welche Verfahren und Methoden, welche Stärken ihm bisher in kritischen Lebenssituationen geholfen haben und welche Methoden es davon jetzt anwenden oder aufrufen kann.
- Dem Opfer kann mit der Durchführung von Handlungen das Gefühl von Selbstkontrolle vermittelt werden. So kann das Opfer dazu aufgefordert werden, eine Liste der Personen zu erstellen, die es anrufen will und die es nicht anrufen will.
- Das Opfer wird gebeten, sich Kraftquellen im Hier und Jetzt konkret oder in der Vorstellung zu suchen, zu imaginieren.

Folgende Fragen können zur Aktivierung der inneren Ressourcen gestellt werden:

- *»Haben Sie schon einmal eine ähnliche Situation erlebt? Was hat Ihnen damals geholfen?«*
- *»Kennen Sie jemand, der eine derartige Situation erfolgreich gemeistert hat? Was hat der getan?«*
- *»Was würden Sie jemand anderem raten, was er in einer derartigen Situation tun soll?«*
- *»Was würden Sie gerne in einem Jahr anderen über die Situation erzählen können?«*
- *»Welche inneren Kraftquellen haben Sie? Wie können Sie damit in Kontakt kommen?«*
- *»Wie sind Sie sonst mit Belastungen umgegangen?«*
- *»Was machen Sie, wenn es Ihnen nicht gut geht, was gibt Ihnen Kraft?«*

Äußere (soziale) Ressourcen

Bei den sozialen Ressourcen (privat und beruflich) spielt nicht so sehr die Quantität der Ressourcen eine Rolle, sondern die Qualität. Gute Beziehungen zu Personen, die angemessen mit dem Opfer umgehen, sind sehr bedeutsam für die Verarbeitung des Geschehens. Bei der Aktivierung der sozialen Ressourcen sollte mit dem Opfer überlegt werden, welche Personen – Freunde, Bekannte, Verwandte, Vorgesetzte oder Kollegen – das Opfer zur Unterstützung aktivieren könnte. Dem Opfer sollte explizit gesagt werden, dass es hilfreich ist, mit anderen Personen zu reden und unterstützende Personen aufzusuchen.

Die Art der Unterstützung kann sich auf verschiedene Bereiche beziehen (Kaluza 2007, Hausmann 2016) und sollte auch genutzt werden. Wichtig ist das Weiterverweisen an kompetente Stellen oder die Übergabe in das normale soziale Umfeld, das durch professionelle Hilfe nie an den Rand gedrängt werden darf. Folgende Formen der sozialen Unterstützung können genutzt werden:

- *Emotionale Unterstützung*: Die Personen können als Gesprächspartner zur Verfügung stehen, Nähe vermitteln, dem Notfallopfer zuhören, sich bemühen, die Ängste zu verstehen und emotional da zu sein. Mit dem Notfallopfer kann überlegt werden, wen es anrufen kann, wenn es ihm wieder schlecht geht und darüber sprechen möchte. Auch kann überlegt werden, mit wem das Opfer die nächsten Tage verbringen und mit wem es an kritischen Tagen, wie Weihnachten oder dem Jahrestag des Notfalls, zusammen sein möchte, ebenso wen man anrufen könnte, wenn das Notfallgeschehen plötzlich wieder hochkommt (Flashback) oder wer einen begleiten könnte, wenn man beispielsweise noch einmal den Ort des Geschehens sehen möchte. Es geht also um die Erfahrung, dass jemand unmittelbar für die Opfer da ist, ohne dass diese sich Gedanken machen müssen, ob diese Personen sich gestört fühlen oder wirklich Zeit haben

– sozusagen das Gefühl von »bedingungslosem« Dasein.

- *Instrumentelle, materielle und praktische Unterstützung*: Diese Personen suchen mit dem Opfer nach sachlichen Problemlösungen oder geben Informationen, beispielsweise wo Gelder aufzutreiben sind, welche Details bei der Organisation der Beerdigung wichtig sind, wo man juristische Informationen bekommt oder wo landwirtschaftliche Helfer zu bekommen sind, wenn auf einem Bauernhof jemand verunglückt ist. Diese Personen können auch pragmatisch helfen, beispielsweise bei dem Ausfüllen von Formularen oder indem sie Einkäufe unternehmen oder für eine Unterkunft sorgen. Hier sind auch andere Fachkräfte wie Sozialarbeiter u. Ä. wichtig.
- *Geistige Unterstützung*: Diese Personen sprechen mit dem Opfer über seine Weltsicht und suchen einen neuen geistigen Bezugsrahmen. Neben den Bekannten des Opfers kommen dafür Notfallseelsorger, sofern es sich um Theologen handelt, aber auch die Pfarrer vor Ort infrage. Es kann auch darum gehen, spirituelle Gedanken austauschen zu können (*»Es ist mir peinlich, aber ich muss mir immer vorstellen, wo mein Mann nun ist, ob es ein Leben nach dem Tod gibt.«*). Derartige Gedanken sind oft Menschen unangenehm, die sich ansonsten nicht damit beschäftigen. Sie können sie nur vertrauten Personen gegenüber äußern. Die Geste, ein Buch darüber zu besorgen und darüber zu sprechen, kann sehr viel bedeuten und helfen.

Nicht alle Personen erweisen sich in einem Notfall als hilfreich. Diese Personen können unter Umständen nicht nur nichts bewirken, sondern durch ihr Verhalten sogar schaden. Mit dem Opfer sollte daher auch überlegt werden, wen es nicht ansprechen möchte, wer sich ungünstig verhalten könnte, beispielsweise indem er Vorwürfe macht oder sich nur selbst sehr aufregt.

▶ Handlungen planen

Mit den Opfern kann konkret überlegt werden, wie es weitergehen soll, was sie in den nächsten Tagen machen wollen und wie sie es genau umsetzen wollen. Auch kann darüber gesprochen werden, was das Opfer machen kann, wenn es beispielsweise sehr unruhig wird. Die Schritte müssen auf der Handlungsebene festgelegt werden, also nicht: *»Ich werde dann versuchen, wieder ruhiger zu werden«*, sondern: *»Ich werde meinen Freund anrufen und ihn bitten, dass er vorbeikommt.«*

▶ Soziale und praktische Notfallhilfe

Manchmal müssen Psychosoziale Notfallhelfer nicht nur die Ressourcen der Notfallopfer aktivieren, sondern sich auch um deren soziale Bedürfnisse kümmern. So muss beispielsweise nach einem Wohnungsbrand für neue Kleidung oder für eine Unterbringung in der nächsten Nacht gesorgt werden. Derartige Punkte sind vom Psychosozialen Notfallhelfer abzuklären und bei komplexeren Fragestellungen, wie Finanzierungsfragen oder Fragen der Jugendwohlfahrt, ist an die Fachkräfte für Sozialarbeit weiterzuverweisen.

Praktische Aufgaben für einen Psychosozialen Notfallhelfer können sein, einen Busfahrer zu bitten, dass ausnahmsweise im Bus geraucht werden darf. Auch für eine Fahrgelegenheit muss manchmal gesorgt werden oder Formulare müssen ausgefüllt werden, wobei ein Psychosozialer Notfallhelfer behilflich sein kann.

5.9 Psychoedukation

Psychoedukation ist für Notfallopfer sehr wichtig. Psychoedukative Maßnahmen sind zunächst Informationen über das Erleben des Betroffenen aus fachlicher Sicht. Betroffene sollen wissen, was warum mit ihnen passiert. In zielgruppenangemessener Sprache wird Hintergrundwissen gegeben. Damit soll Pathologisierung und negative Selbstzuschreibungen vermieden bzw. vermindert werden. Dies entspricht dem salutogenetischen Ansatz und der Grundhaltung in der Traumabehandlung und stellt ein Grundprinzip des Umgangs mit Notfallopfern dar. Es beruhigt und stärkt, wenn man weiß, was warum passiert. Wenn z.B. Intrusionen über internale Hinweisreize oder äußere Trigger hochkommen und den Opfern dieser Reflex erklärt worden ist, beruhigt dies und ist ein wichtiger Schritt der Rückkehr aus der Ausgeliefertheit gemacht.

Des Weiteren gehören Hinweise und Ratschläge für eine angemessene und richtige Lebensgestaltung nach dem Notfall zur Psychoedukation. Das Opfer soll durch die Befolgung dieser Maßnahmen angemessener mit den Belastungen umgehen können und ein Gefühl der Sicherheit haben. Auch diese Art der Psychoedukation stärkt das Selbstkompetenzgefühl der Opfer. Dabei handelt es sich sogar oft um scheinbare Selbstverständlichkeiten, die aber von vielen Menschen gerade in dieser Situation nicht befolgt werden. Außerdem werden derartige Ratschläge eher befolgt und erscheinen bedeutsamer, wenn eine als kompetent erlebte Person sie gibt.

Informationen und Ratschläge können auch für Angehörige und andere Personen im sozialen Umfeld gegeben werden, indirekte Notfallopfer sollten möglichst einbezogen werden. Die Wirksamkeit von psychoedukativen Maßnahmen konnte in verschiedenen Bereichen gut nachgewiesen werden (s. Hornung 1998, Münker-Kramer 2015). Da nicht erwartet werden kann, dass sich Notfallopfer in einer derartigen Situation diese Maßnahmen merken können, sollten die wichtigsten Hinweise, die für die meisten Notfallopfer gelten und generalisierbar sind, auf einem Faltblatt zusammengefasst, den Opfern mitgegeben werden (Beispiel s.u.).

Die folgenden Maßnahmen (Lasogga und Gasch 2004) sind den Notfallopfern zu empfehlen, wobei einige gleich im ersten Kontakt genannt werden können, andere zu einem späteren Zeitpunkt, falls dies notwendig ist.

▶ Maßnahmen

Aufklärung über mögliche Reaktionen

Notfallopfer sollten über mögliche zukünftige Reaktionen informiert werden. Wenn diese Reaktionen dann auftreten, sind sie weniger beunruhigend. Das Opfer weiß dann, dass derartige Reaktionen bei einer ganzen Reihe von Opfern auftreten und nicht außergewöhnlich sind. Den Opfern sollte auch gesagt werden, dass diese Reaktionen manchmal erst in einigen Tagen auftreten; sie sollten davon nicht überrascht werden. Wichtig ist auch zu betonen, dass derartige Reaktionen in den allermeisten Fällen von selbst nach einiger Zeit abklingen.

Eine derartige Information birgt allerdings auch ein Risiko in sich: So könnten diese Informationen bei einem Teil der Opfer erst zu diesen Reaktionen führen im Sinne einer »Self-Fullfilling Prophecy«. Weil die Opfer von diesen Symptomen gehört haben, warten sie darauf und dementsprechend treten sie auch auf. Dieses Risiko muss in Kauf genommen werden. Notfallopfern sollte aber deshalb sehr deutlich gesagt werden, dass die Symptome auftreten können, aber nicht zwangsläufig auftreten müssen.

Reframing

Die Information des Opfers, dass es nicht allein mit seinen Reaktionen dasteht, sondern andere Menschen in einer derartigen Situation ähnliche Gefühle und Gedanken hegen und ähnliche Verhaltensweisen zeigen, hat ebenfalls eine beruhigende und erleichternde Wirkung. Diese Information kann eine Neubewertung, ein »in einen anderen Rahmen stellen« (Reframing) des eigenen Verhaltens und der Emotionen zur Folge haben. Die Reaktionen werden nicht mehr als außergewöhnlich bewertet, sondern als normal und nachvollziehbar; das eigene Verhalten wird nicht mehr als so absonderlich angesehen.

Beispiel: Ein Lokführer, der mit massiver PTBS-Symptomatik und Komorbiditäten in Behandlung kam, staunte immer nur bei der Erklärung der Vorgänge bei Extremstress und den Abläufen im Hirn: »Ja, genau so ist es. Bin ich froh, dass das normal ist. Hätte man mir das schon früher gesagt, hätte ich mir erspart, dass ich geglaubt habe, ich werde verrückt und gehöre aufgenommen. Es ist unglaublich. Es ist genau wie Sie sagen.«

Man kann sogar so weit gehen zu sagen: »*Wie gut, dass Ihr Körper, Ihr Hirn dies so gut managen konnte.*« So können dysfunktionale Symptome als das verstanden werden, was sie sind, nämlich Reflexmechanismen in der bedrohlichen Situation, die nicht aufgelöst werden konnte, weil der Körper vielleicht noch nicht verstanden hat, dass es vorbei ist, und das Hirn die Dinge noch nicht integrieren konnte. Diese Sichtweise ist für die Betroffenen sehr entlastend, oft auch für die Angehörigen. Bizarr wirkende Verhaltensweisen, wie nach einer Todesnachricht die Spülmaschine ausräumen, werden begreiflich, denn offensichtlich brauchen der unter Extremstress stehende Körper und Geist jetzt eine Routinehandlung, die Sicherheit gibt und bei der man nicht nachdenken muss, was ohnehin nicht geht.

Reden, Schreiben, Malen

In einer ganzen Reihe von Untersuchungen wurde aufgezeigt, dass das Reden über eine belastende Situation positive Effekte hat. Personen, die über einen Notfall reden können, fühlen sich wohler und weisen einen besseren Gesundheitszustand auf. Opfer sollten darauf hingewiesen werden, dass es hilft, über das Erlebnis zu sprechen. Wenn die Gespräche sich allerdings nur im Kreis drehen, sollte aber eine kompetente Fachkraft hinzugezogen werden.

Auch das Aufschreiben des Erlebten kann zu einer positiven Verarbeitung führen. Einige Notfallopfer führten bereits vorher Tagebuch, sie sollten ermutigt werden, dies weiterhin zu tun. Anderen kann gesagt werden, dass das Aufschreiben helfen kann, die Gedanken zu ordnen, das Erlebte zu strukturieren. Ähnliches gilt auch für das Malen. Dies illustriert auch manchmal etwas, für das noch keine Worte gefunden werden konnten. Bei Kindern ist es häufig das wichtigste Ausdrucksmittel. Aus diesem Grund gehört Malzeug in die Grundausstattung des Psychosozialen Notfallhelfers.

Kontrolle

Notfallopfer sollten dazu angeregt bzw. darauf hingewiesen werden, dass sie den Alltag aktiv gestalten und die Kontrolle über die Lebensgestaltung nicht aus der Hand geben. Hierbei sollten ggf. die ersten zaghaften Schritte unterstützt werden. Die weiteren Schritte können dann von dem sozialen Umfeld unterstützt werden. Manchmal ist es in der akuten Situation eine Überforderung (»*Die Zukunft ist unvorstellbar.*«) und zwei Tage später fallen die Vorschläge auf fruchtbaren Boden (»*Irgendwie kann ich es mir nun doch vorstellen.*«).

Auch die Erlebnisse im Zusammenhang mit dem Notfall können aktiv bearbeitet werden, beispielsweise indem man sich überlegt, was man noch machen kann, um über den Notfall hinwegzukommen. Dies können auch präventive Maßnahmen, beispielsweise zur Wohnungssicherung nach einem Einbruch, sein. Andere Möglichkeiten wären die Teilnahme an Selbstverteidigungskursen oder das Erlernen von Selbstbehauptungsstrategien.

Hobbys

Hobbys sind auch für Notfallopfer positiv zu sehen. Besonders zu empfehlen ist Sport. Wenn er bisher nicht betrieben wurde, so ist es spätestens jetzt sinnvoll, eine leichte sportliche Tätigkeit aufzunehmen, wie Joggen, schnelles Gehen, Rad fahren, Schwimmen. Auch andere Hobbys, wie Musizieren, wirken sich positiv aus. Hobbys sollten regelmäßig durchgeführt werden. Viele Personen machen den Fehler, dass sie sich zu Beginn überfordern, zu viele Stunden in ein neues Hobby investieren und nach kurzer Zeit wieder aufgeben. Natürlich wirkt sich auch eine gesunde Ernährung immer positiv aus, daher ist es sicherlich nicht schädlich, dies den Opfern noch einmal ins Gedächtnis zu rufen.

Für das Nahebringen der oben geschilderten Ideen gilt dasselbe bezüglich der möglichen Überforderung und dem dann teilweise drohenden Beziehungsabbruch (»*Was redet die da, die hat ja keine Ahnung.*«): Zeitfenster und Bereitschaften/Befindlichkeiten sind zu erkennen und dann die passende Botschaft zu platzieren, die zu einem geringfügig anderen Zeitpunkt falsch sein kann.

Entspannungstechniken

Psychosoziale Notfallhelfer und Notfallpsychologen können darauf hinweisen, dass Entspannungsverfahren eine positive Wirkung haben. Das Notfallopfer sollte, falls ihm Entspannungsmethoden zusagen, ausprobieren, welche Entspannungsmethode ihm am besten gefällt. Entspannungsmethoden werden von Volkshochschulen, Psychologen oder Ärzten angeboten und sind in wenigen Wochen erlernbar. Auch ein Waldspaziergang oder das Hören von Musik kann entspannen. Ebenso wie Sport sollte auch Entspannung regelmäßig praktiziert werden.

Bei dem Verweis auf Entspannungsmethoden sollte immer die Entscheidungsfreiheit des Betroffenen betont werden, also nicht: »*Gehen Sie mal spazieren oder machen Sie eine Entspannungstechnik und dann wird schon alles gut …!*«, sondern, dass diese Dinge den Betroffenen erlauben sollen, sich neben dem vorhandenen Leid und der Trauer zu erlauben, für einige Zeit auch anderes zu machen.

Strukturieren des Tagesablaufs

Wenn es notwendig erscheint, sollte Notfallopfern gesagt werden, dass es wichtig ist, den Tagesablauf fest zu strukturieren. So kann am Vorabend der nächste Tag geplant werden. Dazu gehört auch, zu einer bestimmten Zeit aufzustehen etc. Auch Bewegung und frische Luft einzuplanen, ist vorteilhaft. Einem Opfer kann empfohlen werden, täglich eine Stunde spazieren zu gehen. Es kann sinnvoll sein, dies mit den Betroffenen genau und schematisch schriftlich festzuhalten.

Alkohol

Notfallopfer sollten gegebenenfalls darauf hingewiesen werden, dass sie dauerhaft keinen Alkohol trinken und keine Tabletten oder Drogen nehmen sollten, um das Ereignis zu bewältigen. Vielen Personen ist nicht bewusst, dass Alkohol zwar kurzfristig zu mehr Gelassenheit führen kann, langfristig aber keine Verbesserung des Zustandes erfolgt, im Gegenteil: Man hat möglicherweise noch ein weiteres Problem, nämlich die Alkoholabhängigkeit.

Über- / Unterforderung

Einige Notfallopfer überfordern sich, sie wollen den Notfall schneller bewältigen, als es möglich ist. Andere unterfordern sich, sie machen weitaus weniger, als sie könnten. Notfallopfer sollten darauf hingewiesen werden, das beides falsch ist. Sie sollten sich weder überfordern noch unterfordern. Das richtige Maß ist gemeinsam mit den Opfern zu finden.

Umgang mit dem sozialen Umfeld

Das soziale Umfeld, Freunde, Bekannte, Nachbarn, Kollegen, hat häufig etwas über den Notfall gehört und möchte vom Notfallopfer nicht selten Genaueres erfahren. Viele Notfallopfer beklagen sich über den »Voyeurismus« von anderen. Bei einigen steht tatsächlich nur die Befriedigung der eigenen Neugier im Vordergrund. Andere Personen fragen aus wohlgemeinter Anteilnahme nach. Mit den Notfallopfern sollte daher überlegt werden, wie man mit diesen Personen umgeht und wie man auf Fragen reagiert. Die Notfallopfer sollten in die Lage versetzt werden, freundlich, aber bestimmt zu sagen, dass sie nicht über den Notfall sprechen müssen, wenn sie es nicht möchten.

Dies kann je nach Personengruppe und Beziehung zu den Personen genau besprochen werden. In der Betreuung können auch genaue Formulierungen überlegt werden, die hilfreich sein können (Beispiel: »*Es ist noch sehr schwer, ich möchte jetzt lieber nicht darüber sprechen. Es tut mir gut, über etwas anderes zu reden.*«). Bei vertrauteren Menschen kann auch überlegt werden, an welchen Gefühlen und Gedanken man sie teilhaben lassen möchte. Dieses Vorgehen kann auch den Druck herausnehmen, mit allen alles besprechen zu müssen oder mit niemandem irgendetwas.

Vorbereitung auf Medien

Bei einigen Notfällen, wie bei spektakulären Einzelnotfällen, bei Notfällen in kleinen Gemeinden und bei Großschadensereignissen, sind Medienvertreter innerhalb weniger Stunden oder sogar Minuten oder nach einigen Tagen zur Stelle. Teilweise verhalten sie sich sehr aufdringlich und rücksichtslos. Psychosoziale Notfallhelfer und Notfallpsychologen sollten mit den direkten und indirekten Notfallopfern vorab überlegen, ob Kontakt zu Medienvertretern gewünscht wird. Wird dies verneint, sollte gemeinsam überlegt werden, wie diese abgewiesen werden können. Den Notfallopfern kann gesagt werden, dass es völlig legitim ist, keine Auskunft zu geben. Ferner können sie auch darauf hingewiesen werden, dass die Berichterstattung in den Medien vielen Notfallopfern im Nachhinein sehr unangenehm war.

Falls der Kontakt zu den Medienvertretern bejaht wird, sollte gemeinsam überlegt werden, was sie bereit sind zu erzählen. Einige Vertreter der Medien oder auch einfach die Situation bringen Opfer dazu, weitaus mehr zu erzählen, als sie ursprünglich wollten. Manche Opfer sind dann entsetzt darüber, was sie alles gesagt haben und was nun in der Zeitung zu lesen oder im Fernsehen zu hören ist. Daraus können sich Schuldgefühle entwickeln, wenn auch Informationen über andere gegeben wurde. Manchmal ist man aber auch enttäuscht darüber, dass von dem langen Gespräch nur zwei Minuten gesendet werden, die das gesamte Gespräch entstellen.

Weitere Hilfsangebote nutzen

Den Opfern sollte gesagt werden, dass es eine ganze Reihe von Hilfsangeboten gibt, beispielsweise Beratungsstellen, Selbsthilfegruppen oder auch Psychotherapie, die genutzt werden können. Gegebenenfalls sollte den Opfern auch gesagt werden, dass sich starke Symptome durch psychotherapeutische Maßnahmen beheben lassen. Das Wissen, dass weitere Hilfsmöglichkeiten bestehen, erzeugt schon eine positive Wirkung, selbst wenn sie nicht wahrgenommen werden.

Informationsblatt

Notfallopfer können sich nicht alles merken, was ihnen an Informationen gegeben wird. Wichtige Punkte sollten deshalb auf einem Merkblatt zusammengefasst sein, dass dem Opfer ausgehändigt wird. Das Merkblatt sollte nicht mehr als ein bis maximal zwei DIN-A4-Seiten umfassen.

Zunächst einmal sollten mögliche auftretende Symptome beschrieben werden mit einem Verweis, dass viele Notfallopfer derartige Symptome zeigen. Allerdings ist unbedingt darauf zu verweisen, dass derartige Symptome nicht auftreten müssen, um einer Self-Fullfilling Prophecy vorzubeugen.

Daran anschließend sollten Hinweise erfolgen, was das Notfallopfer zur Bewältigung machen kann. Hier kann eine große Anzahl von Möglichkeiten genannt werden.

Das Merkblatt sollte eine Telefonnummer enthalten, die kontaktiert werden kann, sei es im Fall, dass man weitere Hilfe benötigt, sei es, dass man einfach noch einige Fragen hat. Auch die Nummer des Aushändigers des Blattes sollte vermerkt sein, falls das Opfer ihn noch einmal sprechen oder sich bedanken möchte. Allein ein derartiges Blatt, noch dazu mit einer Telefonnummer, zu haben, gibt dem Notfallopfer Sicherheit, sodass es allein deshalb schon möglicherweise nicht benötigt wird. Ein derartiges Merkblatt kann folgendermaßen aussehen (modifiziert nach Lasogga und Gasch 2004):

Information für Betroffene, Angehörige, Verursacher und Augenzeugen von Notfällen

Ein Notfall, wie Sie ihn erlebt haben, wird unterschiedlich verarbeitet. Die einen kommen schnell darüber hinweg, andere reagieren darauf mit psychischen oder körperlichen Symptomen. Sie stellen beispielsweise noch Tage nach dem Vorfall erhöhten Herzschlag, eine erhöhte Muskelanspannung oder Schweißausbrüche bei sich fest. Ebenso können Ängste, ein Gefühl der Leere oder Erinnerungslücken auftreten, manchmal auch Konzentrations- und Schlafstörungen, oder das Geschehene läuft schlagartig noch einmal wieder vor einem ab.

Derartige Reaktionen **können** auftreten, aber sie müssen es nicht. Sie sollten also nicht »auf sie warten«! Wenn sie doch eintreten, sollte Sie das nicht beunruhigen: **Derartige Reaktionen haben sehr viele Menschen nach einem Notfall.**

Was sollten Sie jetzt tun?
Falls die oben genannten Reaktionen überhaupt auftreten, klingen sie oft nach drei bis vier Tagen von selbst wieder ab. Sie können aber einiges tun, um sie zu vermeiden oder zu mildern. Hier einige Hinweise:

1. Gönnen Sie sich zunächst etwas **Ruhe**. Hören Sie Musik, die sie gerne mögen, oder stellen Sie sich entspannende Bilder vor oder machen Sie sonst irgendetwas, was Sie beruhigt.
2. **Sprechen** Sie über das Erlebte, wenn Ihnen danach ist. Klären Sie Ihre Gesprächspartner darüber auf, dass dies Ihnen hilft, auch wenn Sie sich wiederholen.
3. Überlegen Sie, ob sie das Erlebte nicht in irgendeiner Form **aufschreiben** (oder aufmalen) möchten.
4. Geben Sie Ihr Leben nicht aus der Hand. Bemühen Sie sich, es weiter **aktiv zu gestalten**. Gehen sie wieder Ihrem Beruf nach, pflegen Sie ihre Hobbys. Das ist in Ordnung, Sie sind trotzdem mit dem in Kontakt, was passiert ist und mit Ihren Gefühlen/Gedanken dazu.
5. **Strukturieren** Sie Ihren Tagesablauf. Stehen Sie zu einer bestimmten Zeit auf und planen Sie den weiteren Tagesablauf.
6. Betätigen Sie sich **körperlich**: Gehen Sie spazieren, fahren Sie Rad, schwimmen Sie etc.
7. Eine »**gesunde Ernährung**« (Gemüse, Obst, Fisch, Ballaststoffe) ist immer nützlich, besonders jetzt.
8. Sollten andere Personen wie **Bekannte** oder Vertreter der **Medien** Sie auf das Ereignis ansprechen, geben Sie nur Auskunft, soweit Sie dies wollen. Sie können aber auch deutlich sagen, dass Sie darüber nicht sprechen wollen. Überlegen Sie sich dazu vielleicht Formulierungen.

Sollten die Reaktionen nicht von selbst abklingen oder sollten Sie innerhalb der nächsten Tage ein Gespräch wünschen oder sollten Sie an bestimmten Tagen (Weihnachten, Geburtstagen ...) Hilfe benötigen, können Sie unter folgender Nummer Kontakt aufnehmen:

Tel.: ....

Sie werden dort immer jemanden erreichen.

Name, Adresse, Telefon, Fax, E-Mail einer hilfreichen Stelle.

5.10 Beenden der Betreuung

▶ Screening der Risikofaktoren

Spätestens wenn ein Psychosozialer Notfallhelfer das Opfer verlässt, sollte er noch einmal bewusst ein Screening der protektiven und der Risikofaktoren für sich und gegebenenfalls angemessen kommuniziert mit dem Betroffenen durchführen. Dabei sollte nicht nur das direkte Opfer, sondern auch dessen psychosoziales Umfeld betrachtet werden. Opfer, die in ein bestehendes gut funktionierendes psychosoziales Netzwerk eingebettet sind, bedürfen weniger Betreuung durch Fremde als Personen ohne ein derartiges Netzwerk.

Folgende Fragen kann sich ein Psychosozialer Notfallhelfer stellen:

- Welche inneren Ressourcen hat das Opfer?
- Welche sozialen Ressourcen hat das Opfer?
- Welche weitere soziale Hilfe ist erforderlich?
- Ist eine weitere psychosoziale Hilfe erforderlich?
- Ist andere Hilfe erforderlich?

Wenn der Eindruck einer stärkeren psychischen Beeinträchtigung besteht, sollte der Psychosoziale Notfallhelfer folgende Fragen noch einmal bewusst durchgehen:

- Wirkt das Opfer emotional taub, losgelöst von der Realität und zeigt angesichts des Notfalls erstaunlich wenig Emotionen?
- Wirkt das Opfer emotional und kognitiv abwesend?
- Wird die Umwelt wahrgenommen?
- Kann sich das Opfer an das Notfallgeschehen erinnern?
- Realisiert das Opfer den Notfall?
- Wirkt das Opfer eigenartig »Ich-fremd«, empfindet es sich selbst als völlig anders als sonst?
- Wirkt das Notfallopfer so, als ob es neben sich steht (depersonalisiert)?
- Hat das Opfer bereits früher Notfälle miterlebt?
- Liegen frühere psychische Störungen vor?
- Liegt eine Suizidgefährdung vor?

Sollten einige oder mehrere dieser Punkte zutreffen, sollte unbedingt ein weiterer Kontakt vereinbart werden. Es kann auch notwendig sein, dass eine Fachkraft hinzugezogen wird.

Um einen Hinweis auf mögliche Störungen und die Entwicklung von Störungen zu bekommen, kann auch der Kölner Risikoindex für Gewalt- oder Verkehrsunfallopfer (Hammel 2005) herangezogen werden. Dieser Risikoindex ist so konzipiert, dass er von klinischen Laien ausgefüllt werden kann. Wenn die Punkte nicht sehr stark ausgeprägt sind, kann eine abwartende Haltung eingenommen werden. Der Psychosoziale Notfallhelfer sollte dann gegebenenfalls aber innerhalb der nächsten zwei Tage erneut in Kontakt mit dem Opfer treten.

Vermittlung an weitere Stellen

Viele Notfallopfer müssen in irgendeiner Form weitervermittelt werden. Dies können Frauenhäuser für misshandelte Frauen sein, Gruppen für Kinder nach Scheidungen oder dem Tod eines Elternteils, eine Beratungsstelle oder eine Selbsthilfegruppe. Psychosoziale Notfallhelfer sollten sich deshalb in der Region gut auskennen hinsichtlich Personen und Institutionen, an die sie weiterverweisen können und mit denen sie gut zusammenarbeiten.

Notfallopfer sollten, wenn sie an eine Beratungsstelle oder an eine Organisation, die Notfallpsychologen vorhält, verwiesen werden, einen Termin innerhalb der nächsten 72 Stunden bekommen und nicht auf die häufig üblichen Wartelisten gesetzt werden. Der Kontakt sollte direkt hergestellt und nicht nur eine Telefonnummer genannt werden (*»Ich habe in der Beratungsstelle mit Frau Dr. XY gesprochen und Ihren Fall ohne Namensnennung geschildert ...«*). Man kann auch im Beisein der Opfer mit einer solchen Stelle Kontakt aufnehmen und so eine direkte Übergabe vornehmen. Dies ist für Notfallopfer im Sinne einer Bindungsperson, die an eine andere Bindungsperson weitergibt, hilfreich.

Vereinzelt wird vorgeschlagen, Debriefings für Opfer anzubieten. Dem widerspricht, dass in einer ganzen Reihe von Untersuchungen bzw. Metaanalysen von Untersuchungen aufgezeigt wurde, dass Debriefings die psychologische Belastung nach Notfällen nicht verhindern und auch nicht zur Verhinderung einer Posttraumatischen Belastungsstörung beitragen. Nach dem derzeitigen Forschungsstand ist ein Debriefing bei direkten und indirekten Notfallopfern nur indiziert, wenn es freiwillig erfolgt.

Verabschiedung

Wenn sich ein Psychosozialer Notfallhelfer verabschiedet, sollte er eine Kontaktadresse hinterlassen. Die Gründe dafür sind mannigfaltig: Bei einigen Opfern sind weitere Kontakte notwendig, was weder vom Helfer noch vom Opfer bei dem ersten Treffen immer richtig abgeschätzt werden kann.

Manche Notfallopfer benötigen auch nicht innerhalb der nächsten Tage noch einmal ein Gespräch, sondern Wochen später oder am Jahrestag des Notfalls. Bei manchen Opfern ergeben sich später Fragen, die es gerne beantwortet hätte. Manche möchten sich bei dem Helfer einfach bedanken.

Wenn sich ein Psychosozialer Notfallhelfer unsicher ist, ob das Notfallopfer von sich aus den Notfall bewältigt, kann er auch ankündigen, dass er sich in den nächsten Tagen noch einmal melden wird. Es ist dann besser, beim Notfallopfer noch einmal vorbeizugehen, da man bei dem direkten Kontakt weitaus mehr Informationen erhält als bei einem telefonischen Kontakt.

Wenn das Konzept einer Organisation vorsieht, dass nur ein einmaliger Kontakt mit dem Notfallopfer stattfindet, sollte zumindest eine Kontaktadresse hinterlassen werden. Es ist allerdings häufig günstiger, wenn es sich bei dem Psychosozialen Notfallhelfer immer um dieselbe Person handelt (differenzierte Überlegungen dazu finden sich im Kapitel 4.)

5.11 Spezielle Probleme beim Umgang mit Notfallopfern

▶ Ablehnung von Hilfe

Einige Notfallopfer lehnen Hilfe ab oder reagieren sogar aggressiv (Lasogga und Gasch 2013, Turnbull und McFarlane 2000). Insbesondere manche älteren Personen möchten nicht über ihre Gefühle und Erlebnisse sprechen, weil sie meinen, dass mache man mit sich selbst ab. Diesem Wunsch ist selbstverständlich nachzugeben. Ein Psychosozialer Notfallhelfer sollte sich dem Notfallopfer nicht aufdrängen, sondern zur Verfügung stehen. Die Schwelle für die Inanspruchnahme der Hilfe sollte aber möglichst niedrig gesetzt werden, sodass Hilfe leicht angenommen werden kann. Es empfiehlt sich daher, wenn ein Gespräch mit einem Psychosozialen Notfallhelfer abgelehnt wird, eine Telefonnummer zu hinterlassen und zu sagen, dass man dort jederzeit anrufen könne, wenn man es sich noch anders überlege. Sollte die Person allerdings suizidgefährdet sein oder besteht die Gefahr, dass sie andere gefährdet, ist ein Mediziner hinzuzuziehen, der eine Einweisung in eine Klinik veranlassen kann.

▶ Weitere Betreuung

Das Konzept von Notfallseelsorgern und von vielen KIT-Teams sieht zumindest theoretisch vor, dass in der Regel nur ein Kontakt mit dem Opfer erfolgt, dann soll das Opfer an andere Helfer verwiesen werden. Dies kann zu Problemen führen, da manche Opfer den weiteren Kontakt mit derselben Person haben möchten, mit der der erste Kontakt stattfand. Es dürfte manchen Notfallopfern nicht angenehm sein, wenn sie ihre Geschichte immer wieder neu und neuen Personen erzählen müssen. Sie haben zu dem einen Helfer Vertrauen gefasst, das von einer anderen Person erst aufgebaut werden müsste. Auch für die Psychohygiene der Helfer kann es wichtig sein, eine Betreuung abgeschlossen zu haben. Dies kann bedeuten, zu sehen, dass es einem Opfer jetzt wieder gut geht. Ein Abschluss kann aber auch die Beerdigung eines Verstorbenen sein, deren Angehörigen man vorher betreut hat.

Eine derartige Regelung von nur einem Kontakt hat aber auch Vorteile. So dürften bei dieser Regelung Notfallopfer eher nicht zu viel betreut werden. Sie werden nicht stigmatisiert, indem sie als krank und therapiebedürftig dargestellt werden, sondern ihre Ressourcen werden aktiviert, sodass sie so schnell wie möglich von anderen unabhängig werden. Helfer empfinden es häufig als angenehm, gebraucht zu werden. Die Vorschrift, dass lediglich ein Kontakt mit dem Notfallopfer stattfindet, wird von Psychosozialen Notfallhelfern in der Regel nicht streng eingehalten.

Ein weiteres Problem kann darstellen, wann die Betreuung beendet werden kann. Es gibt hierfür keine eindeutige Regelung. Im Zweifelsfall kann sich ein Psychosozialer Notfallhelfer mit einigem Abstand noch einmal bei dem Opfer melden. Der Abstand sollte etwa zwei bis vier Wochen betragen. Danach sollte darauf vertraut werden, dass das Opfer genügend eigene Ressourcen hat, um den Notfall zu bewältigen, oder noch einmal bei dem Psychosozialen Notfallhelfer anruft, der seine Adresse hinterlassen haben sollte.

Die einzelnen Betreuungsorganisationen haben verschiedene Regeln. Prinzip sollte sein: keine Abhängigkeiten schaffen. Wenn eine längerfristige Betreuung erfolgt, sollte die Bezeichnung und das Setting auch klar sein, z. B. Psychotherapie. Diese muss aber durch andere Personen erfolgen.

6 Spezielle Gruppen und Situationen

6.1 Angehörige

In der Gruppe der indirekten Notfallopfer sind die Angehörigen die Gruppe, die in der Regel am stärksten psychisch belastet sein dürfte, da sie den direkten Notfallopfern am nächsten stehen. Allerdings unterscheidet sich die Art bzw. die Ursache der Belastung von der des direkten Notfallopfers. Durch zwei Faktoren wird die Belastung modifiziert:

1. Eine unmittelbare körperliche Verletzung oder Beeinträchtigung ist häufig nicht vorhanden, die Belastung ist also rein psychischer Natur, wobei diese selbstverständlich zu körperlichen Folgeerscheinungen führen kann. Diese Betroffenen werden auch Sekundäropfer genannt.
2. Das Erleben der psychischen Belastung und die Reaktion sind beeinflusst durch die Beziehung zum Notfallopfer. Dementsprechend können sie schwächer oder stärker ausfallen, es kann bis zu einer regelrechten Identifikation gehen. Sie können auch schwächer oder stärker als die des direkten Notfallopfers ausfallen, z. B. bei Eltern oder wenn subjektive Schuldgefühle oder objektive Mitverantwortung eine Rolle spielen. Diese Aspekte zu berücksichtigen ist wichtig, wenn sich die Umgebung oder Rettungskräfte wundern und die Reaktionen der Betroffenen bagatellisieren oder gar als »hysterisch« oder »übertrieben« bewerten. Vonseiten der Psychosozialen Notfallhelfer muss, sofern sie vor Ort sind, dann die Information erfolgen, dass die Betroffenheit sich nicht logisch abstufen lässt und es nicht das Recht oder die Pflicht auf ein bestimmtes Ausmaß und eine bestimmte Art an Betroffenheit gibt.

Selbstverständlich sind auch Faktoren wie beispielsweise das Alter relevant. Es macht einen Unterschied, ob das direkte Notfallopfer ein Kind ist und die Angehörigen Erwachsene oder umgekehrt oder ob beide Erwachsene oder beide Kinder sind etc. Auch sollte nicht grundsätzlich davon ausgegangen werden, dass z. B. die Beziehung zum Toten immer gut war.

In der Regel ist es günstig, Angehörigen anzubieten, während einer medizinischen Behandlung bei den Notfallopfern zu bleiben, falls dies möglich ist. Sie können Hilfestellung leisten oder Körperkontakt zum Notfallopfer halten. Dies reduziert die Hilflosigkeit, eine der schwersten Belastungen als »Zuschauer«, und ist meistens für beide Seiten beruhigend. Außerdem bekommen die Angehörigen das Gefühl, selbst »alles getan zu haben«, womit möglichen Schuldgefühlen vorgebeugt wird. Dies gilt insbesondere dann, wenn Kinder die Opfer sind.

Wenn Angehörige bei einer medizinischen Behandlung anwesend sind, ist aufmerksam die Reaktion der Angehörigen zu beobachten, da medizinische Eingriffe oder Reaktionen des Notfallopfers oft anders interpretiert werden, als es der Realität entspricht. Starke Eindrücke auf allen Sinneskanälen, wie dramatische und blutige medizinische Eingriffe, Blicke oder Geräusche des Opfers, können bestehen bleiben. Sie können sehr belastend werden, wenn nicht darüber gesprochen werden kann. Es ist Aufgabe des Psychosozialen Notfallhelfers, dies aufzugreifen oder anzusprechen. Daher ist deren Arbeit nicht erledigt, wenn sie dafür gesorgt haben, dass die Angehörigen dabei sein können, sie müssen auch die Auswirkungen »managen«.

Werden die Angehörigen auf eigenen Wunsch, weil die medizinischen Helfer dies begründet wünschen oder weil die potenzielle Belastung vermutlich zu hoch wäre, aus dem unmittelbaren Geschehen weggebracht, kann ihnen aus Gründen der Erregungsabfuhr eine Aufgabe zugewiesen werden, die nützlich und einsichtig erscheint. Nach Möglichkeit sollten sie etwa alle 10–20 Minuten über den Zustand des Notfallopfers informiert werden. Tranquilizer zu verabreichen – lange Zeit ein fast automatischer Reflex des Rettungssystems – ist fast nie indiziert (Meyer und Balck 2004).

Nach einem Notfall erleben sich manche Notfallopfer als unangemessen inkompetent und entscheidungsunfähig, was genauso für die Angehörigen gelten kann. Diese können überfordert sein, das Notfallopfer so zu erleben. Gedanken oder Aussagen wie *»Du lässt Dich doch sonst nicht so hängen.«*, *»Du bist doch sonst stark, was ist mit Dir los?«* können entstehen, teilweise um die eigene Angst, Hilflosigkeit und Betroffenheit zu bewältigen, teilweise in wirklichem Entsetzen, den Angehörigen so »anders« zu erleben. Um diese Belastungen zu reduzieren, können Psychosoziale Notfallhelfer durch Erklärungen Abhilfe schaffen (*»Ihr Mann scheint Ihnen jetzt vielleicht ungewöhnlich hilflos, das ist in einer solchen Situation aber eine häufige Reaktion. Es ist wichtig, dass Sie ihn jetzt mit Ihrer Reaktion darauf nicht zusätzlich verunsichern. Vielleicht unterhalten wir uns ein wenig darüber. Wie geht er denn sonst mit schwierigen Situationen um? ... Was könnten Sie jetzt tun?«*).

Wenn Psychosoziale Notfallhelfer oder Notfallpsychologen die Angehörigen verlassen, ist es günstig, ihnen ein Faltblatt mit Hinweisen zu hinterlassen, wie sie mit dem Notfallopfer in der nächsten Zeit umgehen sollten und an wen sie sich in problematischen Situationen wenden könnten. Dieses könnte wie folgt aussehen:

Merkblatt für Angehörige

Eine Ihnen nahestehende Person hat einen Notfall erlebt. Im Folgenden finden Sie einige Verhaltensweisen, wie Sie ihr und sich selbst helfen können, mit dem Geschehen fertig zu werden:

- Wenn Ihr Angehöriger Ihnen etwas erzählt, **hören Sie aufmerksam zu**.
- Hören Sie auch zu, wenn Sie diese Geschichte schon **einige Male** gehört haben. Dies ist seine Methode der »Verarbeitung«. Stellen Sie in diesem Fall vielleicht mehr Fragen (*»Und was war dann?«*, *»Und was hast Du Dir dann gedacht?«*, *»Hat sich dazu schon etwas für Dich verändert, seit wir das letzte Mal darüber gespro-*

chen haben?«), damit die Geschichte um neue Aspekte ergänzt wird. Es wäre ungünstig, wenn nach Wochen immer dasselbe Geschehen mit denselben Gefühlen an derselben Stelle erzählt und erlebt würde.

- Versichern Sie ihm, dass **alles für ihn getan** wird und er sich in einer sicheren Umgebung befindet.
- Für manche Menschen wirkt **Körperkontakt** sehr beruhigend. Wenn Sie den Eindruck haben, dass dies für Ihren Angehörigen angenehm ist, halten Sie seine Hände oder nehmen Sie ihn in den Arm. Achten Sie darauf, wie er reagiert und richten Sie sich danach.
- Sorgen Sie dafür, dass er sich **nicht völlig aus der Hand gibt** und nur noch andere bestimmen lässt. Lassen Sie ihn in »kleinen Dingen« eigene Entscheidungen treffen (*»Möchtest Du Kräutertee oder Früchtetee?«*, *»Möchtest Du hier oder dort sitzen?«*).
- **Unterfordern** Sie Ihren Angehörigen nicht, indem Sie ihm jede Kleinigkeit abnehmen. Achten Sie aber auch auf Zeichen von **Überforderung**.
- Wenn Ihr Angehöriger manchmal **aggressiv** reagiert, ist dies eine Reaktion, die eine Folge des Notfalls ist. Wenn die Aggression unerwartet gegen Sie gerichtet ist, können Sie sich sagen, dass Sie eigentlich nicht gemeint sind. Wenn Sie als Angehöriger nicht wissen, wie Sie mit Aggressionen umgehen können oder aus anderen Gründen Hilfe benötigen, können sie sich auch an Hilfsorganisationen wenden.
- Falls Sie selbst nicht wissen, wie sie mit dem Notfallopfer umgehen sollen und Hilfe benötigen, können sie sich auch an eine Hilfsorganisation wenden.

Diese Ratschläge helfen vielen Menschen. Sie persönlich kennen aber Ihren Angehörigen besser. Wenn Sie es für richtig halten, scheuen Sie sich nicht, diese Hinweise abzuändern.

Wenn die Reaktionen (die Häufigkeit, die Menge und die Intensität) bei Ihrem Angehörigen nicht nach **drei bis vier** Wochen abgeklungen sind oder sogar stärker werden oder wenn Sie selbst **ein Gespräch wünschen**, können Sie folgende Telefonnummer anrufen:

Tel.: ....

Abschließend ist festzuhalten, dass die Betreuung Angehöriger abgesehen von ihrer eigenen Bedürftigkeit indirekt auch auf die Genesung der direkten Notfallopfer wirkt, da ein funktionierendes soziales System einer der wichtigsten protektiven Faktoren ist.

6.2 Kinder

Kinder sind oft hilfloser als Erwachsene. Sie haben meist noch keine Notfälle erlebt und verfügen über weniger Strategien zur Bewältigung. Auch für Helfer sind Notfälle von Kindern stark belastend. Die Betreuung von Kindern ist nicht unproblematisch. Einerseits werden sie häufig zu wenig betreut (LANDOLT 2012), andererseits können sie durch eine zu intensive Betreuung pathologisiert werden. Für den Umgang mit Kindern gelten grundsätzlich die gleichen Verhaltensweisen, wie sie bei Erwachsenen beschrieben sind, wobei eine Modifikation gemäß dem Kindesalter erfolgen sollte.

Generell fühlen sich Kinder bei der Anwesenheit vertrauter Personen sicherer. Dies hängt allerdings auch vom Verhalten dieser Personen ab. Bleiben diese ruhig, bleiben auch die Kinder eher ruhig oder werden umgekehrt unruhiger, wenn die Vertrauenspersonen unruhig sind. Die Bezugspersonen wie Eltern, Angehörige, Lehrkräfte sollten – soweit möglich – einbezogen werden. Von ihnen können Informationen eingeholt werden, ihnen sollten aber auch Informationen über bestimmte Maßnahmen und deren Sinn erläutert werden. Ferner sollten ihnen auch Informationen zum Umgang mit den Kindern zur Psychoedukation gegeben werden.

Bei jüngeren Kindern zeigt oft ein Kuscheltier eine gute Wirkung. Über dieses kann man mit den Kindern ins Gespräch kommen.

Bewegungseinschränkungen sind für Kinder unangenehm, dementsprechend kann eine motorische Aktivität unter Umständen sogar gefördert werden.

Wenn Kinder das Erlebte immer wieder nachspielen, sollten sie dabei nicht allein gelassen werden. Das Gespielte kann strukturiert und ein positiver Ausgang gespielt werden. Bei jüngeren Kindern bietet sich auch das Malen, Basteln etc. als eine gute Verarbeitungsmöglichkeit an. Dies kann auch eine Möglichkeit bieten, noch einmal über den Notfall zu sprechen. Allerdings ist dabei zu bedenken, dass Kinder sich über psychische Vorgänge noch nicht so ausdrücken wie Erwachsene.

Auch das Lesen von bestimmten Büchern (z.B. Kinderbücher zur Verarbeitung belastender Situationen) kann hilfreich sein. Ältere Kinder können auch zum Schreiben angehalten werden, seien es ein Tagebuch oder beispielsweise ein Brief an Verstorbene. Auch Rituale, wie das Niederlegen von Pflanzen am Notfallort oder Gebete, können hilfreich sein. Bei allem ist immer auf das Alter des Kindes und auch darauf zu achten, wie sie auf die Vorschläge reagieren.

Sollten Kinder Schuldgefühle empfinden, kann ihnen auch wiederholt beispielsweise der tatsächliche Vorgang eines Notfalls erklärt werden. Bleiben subjektive Schuldgefühle bestehen, ist eine Traumatherapie indiziert. Zusatzbelastungen wie ein Schulwechsel oder ein Umzug sind nach Möglichkeit zu vermeiden.

Wenn ein Kind oder Jugendlicher viele Risikofaktoren aufweist, sollte ein Notfallpsychologe herangezogen werden. Bei Notfällen, in denen es um Tod und Sterben geht, sind Theologen oft die geeigneten Personen. Sie kennen Rituale und können auch ein Gebet sprechen (ausführlich zum Umgang mit Kindern s. Karutz und Lasogga 2016).

6.3 Verursacher

Die Verursacher eines Notfalls stellen eine besondere und heterogene Gruppe von indirekten Notfallopfern dar. Hier einige Beispiele:

- Ein Lkw-Fahrer hat ein Kind überfahren, das vor seinen Wagen rannte.
- Ein Lokomotivführer hat eine Person überfahren, die sich in suizidaler Absicht auf die Gleise gelegt hatte.

- Jemand hat im Bett geraucht und einen Brand verursacht.
- Ein betrunkener Autofahrer fährt mit überhöhter Geschwindigkeit in eine Menschenmenge.

Grundsätzlich steht den Verursachern auch Betreuung zu. Dies ist nicht selbstverständlich gewesen. Diese Lücke ist von etlichen Betreuungssystemen inzwischen geschlossen worden.

Für den Umgang der Helfer mit einem Verursacher dürfte relevant sein, ob er

- absichtlich oder unabsichtlich gehandelt hat
- einsichtig oder uneinsichtig ist
- unschuldig, moralisch oder juristisch schuldig ist
- sich subjektiv schuldig oder unschuldig fühlt
- den Notfall durch ein Fehlverhalten ausgelöst hat oder kein Fehlverhalten zugrunde liegt
- der Notfall vermeidbar oder unvermeidbar war.

Dabei sind viele Zwischenstufen und Varianten möglich. Hinsichtlich der Schuldeinschätzung müssen sich die Bewertung des Verursachers und die der Helfer nicht decken. Der Verursacher eines Notfalls kann sich schuldig fühlen, auch wenn er objektiv unschuldig ist, umgekehrt kann sich ein Verursacher subjektiv unschuldig fühlen, obwohl er nach juristischen Maßstäben objektiv schuldig ist. Eine besondere Situation ergibt sich für Verursacher, die objektiv keine Schuld trifft, die zunächst auch kein Schuldgefühl haben, aber von anderen als Schuldige angesehen werden. Beispielsweise kann die Mutter eines Kindes, das überfahren wurde, dem Autofahrer Vorwürfe machen, die objektiv nicht gerechtfertigt sind.

Verursacher können auch vermuten, dass andere sie für schuldig halten, obwohl sie dies nicht tun. Bereits die Vernehmung durch die Polizei kann als Schuldvorwurf erlebt werden, wenn beim plötzlichen Kindstod oder beim Unfalltod von Kindern die Kriminalpolizei bzw. die Staatsanwaltschaft tätig wird und Ermittlungen aufnimmt. In diesen Fällen ist somit nicht das primäre Schuldgefühl selbst belastend, sondern die vermutete Zuschreibung (s. a. Kap. 6.6).

In welchem Ausmaß eine Betreuung durch Psychosoziale Notfallhelfer notwendig ist, hängt von vielen Faktoren ab, die nicht nur beim Betroffenen, sondern auch bei der Einschätzung durch die Helfer und deren persönlicher Werthaltung liegen. Wenn ein Verursacher unschuldig erscheint und gleichzeitig große Betroffenheit zeigt, dürften die Einsatzkräfte vermutlich zugewandter mit ihm umgehen. Wenn der Verursacher schuldig erscheint und keine Betroffenheit zeigt, kann das Verhalten von Einsatzkräften sogar aggressiv ausfallen.

Die Betroffenheitsreaktion kann aber nicht das alleinige Kriterium von Psychosozialer Notfallhilfe sein. Möglicherweise haben Verursacher, die keine Betroffenheit zeigen, einen gleichen oder höheren Bedarf an Psychosozialer Notfallhilfe als diejenigen, die das deutlich demonstrieren. Ein Kriterium ist das subjektive Schuldgefühl des Verursachers. Wer stärkere Schuldgefühle entwickelt, tendiert – längerfristig gesehen – zu stärkeren psychischen Beeinträchtigungen (Lasogga und Frommberger 2004).

6.4 Vermisste Personen

Die Situation, Angehörige von Vermissten betreuen zu müssen, kommt relativ selten vor. Einsatzgebiete sind Großschadensereignisse, wie Naturkatastrophen (z. B. Tsunami), technische Katastrophen, wie z. B. Fährunglücke, oder die Betreuung von Eltern, deren Kinder vermisst werden. Die Angehörigen von Vermissten sind einer sehr speziellen Situation ausgesetzt, die ihr Erleben und Verhalten maßgeblich beeinträchtigt: Sie können nicht beginnen zu trauern, da die Hoffnung bleibt und damit auch das Gefühl, etwas tun zu müssen. Neben diesen gefühlsmäßigen Belastungen stehen bei ihnen vor allem Fragen der Attribuierung und Selbstbewertung sowie endloses »Hadern« im Vordergrund. Sie pendeln oft kurzfristig zwischen Hoffnung und Verzweiflung. Dies macht die Betreuung sehr schwierig. Bisweilen wirken Angehörige nahezu betreuungsresistent, weil die Betreuenden letztlich auch nichts existenziell Hilfreiches und nicht konstant in eine Richtung hin anbieten können.

Je weiter weg das Unglück passiert, wie beispielsweise bei einem Tsunami in einem entfernten Land, desto schwieriger sind auch die finanziellen (Reise- und Aufenthaltskosten), organisatorischen (eigener Beruf, Versorgung von Kindern) und praktischen (Sprache, eigene Gesundheit, Impfungen) Hürden, einem inneren Impuls nachzukommen: Man möchte dem Angehörigen so nahe sein wie möglich. Bei Vermissten heißt das: dem Ort des Verschwindens so nahe wie möglich sein. So hofft man, zur Aufklärung beitragen zu können und damit aus dieser Hilflosigkeit herauszukommen. Vor Ort zu sein, kann auch stellvertretend für die Begegnung oder sogar Identifizierung gewünscht werden. Bei Menschen, die nach Kriegen Angehörige vermissen, wurde das »keinen Ort und keine Gewissheit haben« langfristig schlimmer erlebt als eine klare Todesnachricht oder Identifizierungsmöglichkeit. Damit könnte der Notfall dann abgeschlossen und integriert werden. Wenn beispielsweise ein Kind als vermisst gemeldet wird, ist die Ungewissheit und damit verbunden das Schwanken zwischen Hoffnung und Verzweiflung kaum auszuhalten.

Für die Betreuung durch Psychosoziale Notfallhelfer bedeutet dies, dass eine Aufgabe die Sensibilisierung von behördlichen Ansprechpartnern für lückenlose, zeitgerechte und verlässliche Information ist. Ferner können Rituale als Hilfe angeboten werden. Zu bedienen sind also praktische und tiefgehend spirituelle Anliegen, die helfen sollen, Unfassbares mental und psychisch greifbarer zu machen. Im Fall einer definitiven Mitteilung, dass Angehörige mit hoher Wahrscheinlichkeit vermisst bleiben, ist eine häufige Aufgabe von Psychosozialen Notfallhelfern, Reisen der Betroffenen zusätzlich zur Präsenz von Fachkräften zu begleiten, da hierbei vielfältige Aufgaben anfallen.

6.5 Menschen mit Migrationshintergrund oder durchreisende Ausländer

In der Psychosozialen Notfallhilfe ist die Wahrscheinlichkeit recht hoch, z.B. zu Unfällen gerufen zu werden, die sich im Zuge eines Transits durch die deutschsprachigen Länder ereignen. Auch bei Notfällen zu Hause oder in der Schule können Personen mit anderer Muttersprache oder anderer Kultur zu betreuen sein. Deshalb sollte bekannt sein, dass unterschiedliche Kulturen unterschiedlich mit Notfällen umgehen und Hilfe unterschiedlich empfinden und dementsprechend unterschiedliche Formen der Hilfe angezeigt sind.

Der Umgang mit ausländischen Notfallopfern kann sich schwierig gestalten. Neben den üblichen Belastungen kommt für Ausländer hinzu, dass sie sich möglicherweise aufgrund mangelnder Sprachkenntnisse (zusätzlich zur Blockade des Sprachzentrums, s.o.) nicht angemessen artikulieren können. Dies ist besonders problematisch, weil unter Umständen differenzierte Gefühlsäußerungen Erleichterung bringen würden, dies aber oft in einer anderen Sprache besonders schwierig ist, auch wenn man einige Brocken der Alltagssprache beherrscht.

Selbst wenn Ausländer wenig oder kein Deutsch verstehen, sollte mit ihnen gesprochen werden. Die Sprache sollte einfach sein, dabei aber grammatikalisch korrekt. Die nonverbale und paraverbale Kommunikation ist besonders wichtig, da sie sehr intensiv wahrgenommen wird und auch in den Grundemotionen über die Kulturen hinweg verstanden wird (s.a. KAP 5.3). Deshalb ist verstärkt auf Gestik und Mimik sowie den Tonfall zu achten. Durch sie können und sollten beruhigende emotionale Botschaften vermittelt werden, auch wenn der Inhalt des Gesagten nicht hinreichend verstanden wird. Im Übrigen kann dadurch auch von den Helfern selbst erlebte Hilflosigkeit reduziert werden.

Ein zweites Problem mit ausländischen Notfallopfern liegt im Körperkontakt. Hier bestehen unterschiedliche kulturelle Normen. Bei den meisten islamischen, aber auch manchen südländischen Kulturen ist der Körperkontakt insbesondere zu weiblichen Personen für einen männlichen Fremden weniger gestattet als im westlichen Kulturkreis. Deshalb sollten Helfer sehr sensibel auf die Reaktionen beim Körperkontakt achten und ihn dann in seiner Intensität verstärken oder abschwächen.

Ein drittes Problem können die Angehörigen darstellen. Im Gegensatz zum deutschsprachigen Kulturkreis werden die Angehörigen anderer Kulturkreise, wie Spanien, Griechenland, Türkei, verstärkt versuchen, so weit wie möglich mit dem Notfallopfer in Kontakt zu bleiben. Die Anwesenheit von Angehörigen sollte wie auch sonst davon abhängig gemacht werden, wie das Opfer sie empfindet (soweit das feststellbar ist). Wenn sie weder das Notfallopfer noch die Helfer allzu sehr stören, sollte diesem Wunsch stattgegeben werden.

Falls notwendig oder bei größeren Notfällen sollten Dolmetscher bzw. pragmatisch in den meisten Fällen zumindest Übersetzer (Sprachmittler) hinzugezogen werden. Im Umgang mit Dolmetschern und Sprachmittlern müssen drei Dinge beachtet werden:

1. Die Dolmetscher oder Sprachmittler werden angehalten, wortwörtlich zu übersetzen und keine Kommentare und Stimmungen mit einfließen zulassen, also ausschließlich die Information zu transportieren.
2. Der Dolmetscher sollte dem Betreuer gegenüber und neben dem Notfallopfer sitzen. Damit wird der Blickkontakt des Helfers nicht allzu sehr vom Betroffenen abgelenkt und der Dolmetscher vom Notfallopfer nicht allzu sehr als Betreuungsperson wahrgenommen. Dies ist auch notwendig, um die Dyade Betreuer – Betroffener gefühlsmäßig und real nicht allzu sehr zu stören. Außerdem wird dadurch die Belastung für die Dolmetscher/Sprachmittler geringer gehalten.
3. Der Sprachmittler/Dolmetscher sollte nicht ohne das Angebot eines Nachgesprächs entlassen werden. Er ist zwar angehalten, nur zu übersetzen,

> aber er hat auch die Bilder und Stimmungen aufgenommen und ist dafür in den meisten Fällen nicht vorbereitet.

Psychosoziale Notfallhelfer sollten bei der Aufnahme in die Organisation bereits nach Fremdsprachenkenntnissen gefragt werden. Darauf kann dann gezielt zurückgegriffen werden. Einige Worte in der vertrauten Muttersprache können bei Notfällen eine sehr entlastende und beruhigende Funktion haben.

6.6 Schuldgefühle

Der Umgang mit Schuldgefühlen von Notfallopfern ist nicht einfach. Manche Helfer führen eine sachliche Diskussion über Schuld oder Nicht-Schuld, um die Betroffenen von Selbstvorwürfen zu entlasten. Dies ist in einer akuten Situation, in der die Psychosozialen Notfallhelfer mit den Betroffenen arbeiten, in vielen Fällen nicht wirksam, weil keine sachliche (kortikal gesteuerte) Analyse betrieben werden kann. Die Betroffenen sind hochemotional und eine Sachdiskussion findet keinen Eingang in die Wahrnehmung. Nicht verstanden zu werden ist ohnehin ein Gefühl, das viele Notfallopfer haben.

Eine inhaltlich-praktische Differenzierung, die vorgenommen werden muss, ist die Unterscheidung in objektive und subjektive Schuldgefühle. Bei *objektiven* Schuldgefühlen liegt ein Mitverschulden an dem Notfall vor, bei einer adäquateren Hilfeleistung wäre beispielsweise der Ehemann nicht verstorben. Bei *subjektiven* Schuldgefühlen fühlt sich ein indirektes Notfallopfer schuldig, obwohl es objektiv nicht an dem Notfall schuld ist. Auch wäre bei einer anderen und schnelleren Hilfeleistung der Ausgang des Notfalls unverändert gewesen, beispielsweise wäre der Mann auch verstorben, wenn die Frau sofort den Notarzt angerufen hätte und nicht erst nach 30 Minuten.

Schuldgefühle können auch in Form der sogenannten Überlebensschuld entstehen: Man hat überlebt, während andere Menschen bei dem Notfall zu Tode gekommen sind. Dies ist auch aus der Holocaust-Forschung bekannt. Einige Notfallopfer machen sich auch starke Vorwürfe, dass sie andere Notfallopfer nicht gerettet haben, selbst wenn dies unter den Umständen gar nicht möglich gewesen wäre. Derartige Gedanken werden von Notfallopfern als sehr belastend erlebt, manche beschreiben es als *»unaushaltbar bohrend, brennend«*. Auch Scham, beispielsweise über das eigene Fehlverhalten, das zu einem Notfall geführt hat, oder über das nach dem Notfall gezeigte Verhalten, kann auftreten.

Bedeutsam für den Umgang ist das konkrete Ausmaß der Verantwortung. Die Unterscheidung der folgenden Varianten ist bedeutsam für die Gesprächsführung und die Art sowie die Ziele der Betreuung:

1. »Zur falschen Zeit am falschen Ort«
   Beispiele: Das Kind fällt aus dem Fenster, während die Mutter dem anderen Kind die Wohnungstür öffnet. Ein Autofahrer fährt Schrittgeschwindigkeit, ein Kind läuft zwischen parkenden Autos heraus und wird lebensgefährlich verletzt. Der Großvater fährt mit dem Traktor über das Enkelkind, das hinter dem Reifen des Traktors Verstecken gespielt hatte.
2. Fahrlässigkeit
   Beispiele: Ein Vorgesetzter hat seinen Mitarbeiter nicht explizit angehalten, Sicherheitsschuhe zu tragen. Ein Kind war im Auto nicht angeschnallt.
3. Grobe Fahrlässigkeit
   Beispiele: Beim Telefonieren mit Handy oder mit überhöhter Geschwindigkeit wird ein Unfall verursacht. Ein alkoholisierter Autofahrer fährt in eine Gruppe von Kindern. Das Kind wird allein in der Wohnung gelassen und kommt bei einem Wohnungsbrand um. Hier sind die strafrechtlichen Konsequenzen höher.
4. Der Notfall wird mit Vorsatz herbeigeführt
   Beispiele: Vergewaltigung, Raubüberfall, Mord. Diese Notfälle fallen kaum in den Betreuungsbereich von Psychosozialen Notfallhelfern, weil der Täter

> sofort verhaftet wird, wenn er gefasst wurde. Die Arbeit mit diesem Betroffenen erfolgt im forensischen Bereich durch spezialisierte Fachkräfte.

In all diesen Fällen ist eine objektive Verantwortung vorhanden, es wird eine polizeiliche Untersuchung geben und die Verursacher haben oft ein starkes Schuldgefühl (»*Wie soll ich damit weiterleben? Wie soll ich den Angehörigen gegenübertreten, wie den Kollegen in meiner Arbeit, wie meiner Familie? Was kann ich zur Sühne tun?*«). Die Gründe für die Verursachung des Notfalls und das Schuldgefühl müssen getrennt voneinander bearbeitet werden. Dies kann in dem Sinne erfolgen, dass im Gespräch klargemacht wird, dass »*sich das Justizsystem um den juristischen Teil kümmern wird, man wird zu seiner Strafe kommen*«. Dieser Gedanke ist interessanterweise für Betroffene oft entlastend. Dann kann dem Verursacher erklärt werden, dass es einen Bereich gibt, über den die meisten anderen Gesprächspartner nicht reden können oder wollen. Über diesen Teil könne nun aber mit dem Psychosozialen Notfallhelfer oder Notfallpsychologen geredet werden.

Wenn objektiv eine Verantwortung für das Geschehen vorliegt, ist es für die Betroffenen hilfreich, überhaupt einen Gesprächspartner zu haben neben den Vernehmungsbeamten oder anderen Untersuchenden (wie z.B. bei Straßenbahnunfällen die firmeneigenen Untersuchungspersonen). Häufig sind nämlich Personen, die Notfälle verursacht haben, nicht die ersten Zielpersonen von Betreuung, sondern mit ihnen werden lediglich Fakten erhoben. Sie werden von Helfern ebenso wie von Opfern gemieden. Diese haben oft verständlicherweise Probleme mit dem Verursacher eines Notfalls, beispielsweise einem Autofahrer, der aus Fahrlässigkeit das eigene Kind angefahren und schwer verletzt hat.

Eine erste hilfreiche Intervention, die durchaus unspektakulär vorgeschlagen werden kann, ist eine sprachliche Modifikation, die »aus der moralischen Ecke herausführt«. Ein Psychosozialer Notfallhelfer kann fragen, ob es o.k. wäre, anstatt »Schuld« den Begriff »Verantwortung« zu verwenden (Sprache schafft Wirklichkeit).

In der konkreten Gesprächsführung ist ein Vorgehen entlang folgender Fragen hilfreich:

- konkret fokussieren lassen, was das Falsche an der Handlung war
- der Tatsache in die Augen sehen, dass *»ich das getan habe«*
- welche Möglichkeiten gibt es, reale Schuld/Verantwortung auf andere Art und Weise auszugleichen (Spende, Engagement, Brief)
- wenn diese Schritte durchgeführt worden sind: um Vergebung bitten (Beteiligte, Opfer, Gott, sich selbst)
- erste Begegnungen mit anderen Personen vorbereiten (z.B. die erste Begegnung mit den Eltern des verunfallten Kindes, das erste Mal wieder arbeiten gehen, die Fragen oder Nicht-Fragen der Freunde und Bekannten).

Anzustrebende Überzeugungen/Kognitionen bei objektiver Schuld/Verantwortung können sein:

- Ich habe daraus gelernt.
- Ich kann etwas daraus machen.
- Ich kann es hinter mir lassen.
- Ich kann lernen, damit zu leben.
- Ich kann wieder lernen, damit umzugehen.

Die Ermittlungen und ein späterer Prozess sind für etliche Betroffene entlastend im Sinne von: *»Es gibt eine Strafe für das, was ich getan habe«*.

Umgang mit Schuldgefühlen ohne objektive Verantwortung (subjektives Schuldgefühl)

Wenn die Psychosozialen Notfallhelfer bzw. Notfallpsychologen nach genauer Erkundigung (deshalb ist es wichtig, sich genau über alle Fakten zu informieren, bevor man in die Betreuung geht) wissen, dass die Schuldgefühlsäußerungen objektiv falsch, aber rein subjektiv sehr quälend für die Betroffenen sind, ist folgendermaßen vorzugehen:

Im sogenannten sokratischen Dialog ist mit den Betroffenen Stück für Stück das Geschehene durchzugehen. Jede Äußerung, die in Richtung Erkennen der Nicht-Verantwortung geht, wird verstärkt und es wird nachgefragt, beispielsweise: *»Ach so, das heißt, sie hatten in der Situation nur einige Sekunden Zeit und nicht viele Informationen zur Verfügung.«* Derartige Äußerungen stehen dann im Raum und werden keinesfalls sogleich mit der Schlussfolgerung ergänzt wie *»Sie haben also keine Schuld, sehen Sie.«* Grundsätzlich ist im Gespräch darauf zu achten, die Geschwindigkeit von Erleben und Verhalten des Betroffenen sowie sein Bild, sein Verständnis vom Geschehen und der eigenen Beteiligung zu verstehen.

Der Betroffene wird so im eigenen Tempo mit seinen Einsichten in Kontakt gebracht, und es wird ihm nichts eingeredet. In vielen Fällen kommen die Betroffenen nach einiger Zeit selbst mit Aussagen, wie *»Na ja, an sich habe ich nicht anders handeln können, aber es ist trotzdem für mich sehr quälend.«* Das stellt aber eine andere Dimension dar. Das unrealistische Schuldgefühl ist überwunden, nun kann die subjektive Belastung und deren Überwindung ein Thema sein (genaues Vorgehen s. STRUKTURIERUNG IN KAP. 5.7).

Die »anzustrebenden Kognitionen« im Sinne von *Gedanken über sich selbst* sind dann z. B.:

- Ich habe getan, was ich konnte.
- Ich habe so entschieden, wie ich es aufgrund der Zeit und des damaligen Informationsstandes konnte.
- Im Nachhinein ist alles klarer.
- Ich war in einer Ausnahmesituation.

Auf keinen Fall sollten Äußerungen erfolgen, wie *»Du hast Dir doch nichts vorzuwerfen!«* oder *»Aber geh, Du bist doch nicht schuld«*. Eine bestimmte Äußerung, die zu einem bestimmten Zeitpunkt zum Beziehungsabbruch führen kann (*»Der hat keine Ahnung, um was es geht! Die verstehen mich* *alle nicht.«*), kann sich jedoch völlig anders auswirken, wenn die gleiche Äußerung fünf Minuten später erfolgt, beispielsweise wenn der Betreuer eine angemessene Zeit mit der Wahrnehmung und der inneren Logik des Betroffenen geht und gleichzeitig modifizierende Anmerkungen macht.

Zwei Aspekte gelten für die Arbeit mit allen Gruppen:

Inhaltlich: Ein Psychosozialer Notfallhelfer betreut niemals Opfer *und* Verursacher. Dies ist mental und praktisch nicht möglich: Ein Psychosozialer Notfallhelfer kann nicht beide Perspektiven tragen. Ferner können die Betreuten sich auch von den entstehenden Gefühlen nicht freimachen. Die Betreuung muss gesplittet und die Kommunikation zwischen den Betreuern gut reflektiert werden. In diesen Fällen sollten Supervision und/oder abschließende gemeinsame Reflexionsmöglichkeiten gegeben sein.

Formell: Der Notfallhelfer sollte

- Information über so viele Details wie möglich haben
- soweit möglich Untersuchungsergebnisse der Einsatzkräfte kennen
- den Ablauf des Ereignisses für sich grob rekonstruiert haben, um aufmerksam für die Gesprächsführung sein zu können
- Material für Visualisierung haben (Stift, Papier ...).

6.7 Das Überbringen einer Todesnachricht

Eine sehr schwierige Aufgabe von Psychosozialen Notfallhelfern ist das Überbringen einer Todesnachricht (Lasogga 2011). Wer für das Überbringen einer Todesnachricht zuständig ist, wenn sich der Tod in der Öffentlichkeit ereignet hat, wird in der Literatur nicht einheitlich dargestellt. Einerseits wird argumentiert, dass dies keine hoheitliche Aufgabe und daher letztlich keine Aufgabe der Polizei sei. Andererseits wird angeführt, dass man indirekt ableiten kann, dies sei Aufgabe der Polizei, da sie bei einem Tod im öffentlichen Raum ohnehin Untersuchungs- bzw. Ermittlungsbehörde sei (Horn 2005). Demnach wäre es allerdings nicht primär Aufgabe der Polizei, sondern sie nimmt das Überbringen einer Todesnachricht nur im Rahmen einer anderen Aufgabe wahr. Ungeachtet dieser Diskussion übernimmt die Polizei häufig das Überbringen einer Todesnachricht. Die Mitteilung wird aber auch von Ärzten, beispielsweise bei einem Tod innerhalb des Hauses oder Krankenhauses oder nach erfolgloser Reanimation, und von Notfallseelsorgern vorgenommen. Auch Arbeitskollegen und Vorgesetzte überbringen mitunter eine Todesnachricht.

Im Folgenden werden Hinweise zum Überbringen einer Todesnachricht gegeben, deren Anwendung sich aufgrund diverser Untersuchungen (Lasogga 2011) etc. bewährt hat.

▶ Vor dem Überbringen

Informationen einholen

Den Überbringern wird häufig eine ganze Reihe von Fragen gestellt. Angehörige möchten oft genauere Informationen über die Umstände des Todes etc. haben. Diese Fragen sollten weitgehend beantwortet werden können. Außerdem kann es hilfreich sein, vorab zu wissen, ob einen eine alleinerziehende Mutter mit drei Kindern erwartet oder ob die Todesnachricht einer älteren Frau zu überbringen ist, die mit ihrem Mann allein lebte.

Folgende Informationen sollten, sofern dies nicht bekannt ist, eingeholt werden (modifiziert nach Lasogga und Gasch 2004):

über die Angehörigen

- Welche Informationen über die Angehörigen liegen vor (Anzahl von Kindern, allein lebend etc.)?
- Gab es eine Vermisstenanzeige durch die Angehörigen?
- Wussten die Angehörigen von einer Erkrankung (Bluthochdruck etc.)?

über die Tote/den Toten

- Wann ist der Tod eingetreten?
- Wo ist der Tod eingetreten?
- Wie ist der Tod eingetreten?
- Wer hat den Toten zuletzt gesehen, gesprochen?
- Wohin wurde der Tote gebracht?
- Wie ist der Zustand des Leichnams?
- Ist es möglich, den Toten zu sehen?
- Muss der Tote identifiziert werden?
- Welche Informationen über die Lebenssituation des Toten liegen vor?
- Welche Dienststelle, Behörde oder Klinik bearbeitet den Todesfall (Name und Durchwahl des Sachbearbeiters notieren)?

Überbringen durch zwei Personen

Die Nachricht sollte möglichst zu zweit überbracht werden. Bei einem Tod in der Öffentlichkeit ist die Kombination von einem Polizeibeamten und einem Psychosozialen Notfallhelfer zu empfehlen. Diese Kombination wird in einigen Städten seit Jahren praktiziert und hat sich bewährt (DASCHNER 2001). Das Mitteilen einer Todesnachricht sollte nicht an Psychosoziale Notfallhelfer delegiert werden, sondern Polizeibeamte sollten gemeinsam mit Psychosozialen Notfallhelfern die Nachricht überbringen. Sie sollten sich vorab kurz treffen, um wichtige Informationen auszutauschen und eine Rollenverteilung vorzunehmen, wer sich beispielsweise um anwesende Kinder kümmert. Anschließend kann der Polizeibeamte die Todesnachricht mitteilen und eventuell aufkommende Aggressionen auf sich ziehen. Wenn der Polizeibeamte wieder gehen muss, um seinen Dienst zu versehen, kann der Psychosoziale Notfallhelfer bei den Angehörigen bleiben. Falls Vorgesetzte oder Arbeitskollegen die Nachricht überbringen, empfiehlt es sich ebenfalls, zu zweit zu den Hinterbliebenen zu gehen.

Wenn nach erfolgloser Reanimation der Tod mitgeteilt werden muss, können Notärzte oder Notfallsanitäter einen Psychosozialen Notfallhelfer herbeirufen. Die Einsatzkräfte können nicht über einen längeren Zeitraum bei den Empfängern bleiben und haben auch keine entsprechende Ausbildung. Sie äußern auch oft den Wunsch, dass jemand »nachkommt«, weil es für sie belastend ist, in den Momenten großer Dramatik gehen zu müssen.

Von den Psychosozialen Notfallhelfern erscheinen Notfallseelsorger als die geeignetste Gruppe, sofern es sich bei den Notfallseelsorgern um Theologen handelt. Theologen haben im Umgang mit Sterben und Tod die größte Kompetenz und in gewisser Weise auch Gelassenheit, im positiven Sinn. In einer derartigen Situation haben Rituale wie ein gemeinsames Gebet oder eine Aussegnung eine besondere Bedeutung. Dies wird von vielen Angehörigen als positiv und erleichternd empfunden. Selbst wenn sie keinen Bezug zur Religion haben oder aus der Kirche ausgetreten sind, empfinden viele Menschen angesichts des Todes derartige Rituale als entlastend. Es sollte allerdings nicht »automatisch« vollzogen werden, sondern eingeleitet werden mit Worten wie *»Ich weiß nicht, inwieweit Sie im Alltag einen Zugang zum Glauben haben, für viele ist aber in einer solchen Situation z.B. ein Gebet hilfreich. Wie ist das für Sie?«*

Wichtig ist auch, dass trotz theologischem Hintergrund eine an den Bedürfnissen der Betroffenen orientierte Haltung eingenommen wird und nicht »einfach passende Zitate abgespult werden« (z.B. beim Tod eines Kindes *»Der Herr hat es gegeben, der Herr hat es genommen.«*). Dies kann Aversionen erzeugen und einen sofortigen Beziehungsabbruch bewirken. Notfallseelsorger sollten aber auch darauf gefasst sein, dass die Anwesenheit eines Seelsorgers nicht in jedem Fall erwünscht ist, sondern sie in einzelnen Fällen abgewiesen werden (Horn 2005).

Reaktionen

Die Reaktion auf die Mitteilung kann völlig unterschiedlich ausfallen. Diese unterschiedlichen Reaktionen können nicht nur bei verschiedenen Personen auftreten, sondern auch bei einer Person nacheinander oder nahezu gleichzeitig. Zu einem völligen Zusammenbruch kommt es nur selten. Am häufigsten sind die Empfänger traurig und beginnen zu weinen. Viele Empfänger sind entsetzt, bestürzt, gelähmt, fassungslos, hilflos, sprachlos. Einige reagieren mit übersteigertem, teilweise skurrilem Aktionismus (Fenster putzen, Geschirr waschen, Toilette putzen) oder Redefluss bzw. scheinbar unpassenden Äußerungen (*»Nun hatten wir aber gerade einen neuen Skianzug gekauft, was machen wir jetzt damit?«*). Manche Empfänger möchten dem Überbringer alles Mögliche über den Toten erzählen, Fotos zeigen und sofort irgendetwas unternehmen. Genau die gegenteilige Reaktion kann aber auch auftreten: Sprachlosigkeit und körperliche Verkrampfung, Lähmung. Dies sind sogenannte Übersprunghandlungen. Auch dissoziative Phänomene wie Depersonalisation oder Derealisation bzw. dissoziativer Stupor können auftreten (s.o.).

Manche Empfänger wirken sehr gefasst. Sie gehen sachlich einer Beschäftigung nach und stellen sofort Überlegungen betreffs technischer Aspekte an, beispielsweise das Abfassen der Todesanzeige. Manchmal ist auch Apathie oder Lethargie zu beobachten. Diesen Empfängern scheint die Todesmitteilung gleichgültig zu sein. Es kann aber nicht gesagt werden, ob dies tatsächlich dem Gefühlszustand entspricht oder ob sie nur bei dem Überbringer einen derartigen Eindruck hinterlassen. Andere Empfänger sind völlig ungläubig und können das Geschehen nicht begreifen. Sie denken, das Ganze sei nicht wahr, wollen den Tod nicht wahrhaben und leugnen ihn.

Die Überbringer müssen aber auch damit rechnen, dass die Empfänger aggressiv und wütend reagieren. Aggressionen können sich auch gegen den Überbringer richten; in vereinzelten Fällen kann es sogar zu körperlichen Angriffen kommen (s.a. Horn 2005). Den Überbringern kann empfohlen werden, ruhig zu bleiben und aggressives Verhalten weitgehend zu ignorieren, sofern es nicht zu Handgreiflichkeiten kommt. Die Aggression stellt eine Form der Erregungsabfuhr dar. Die Überbringer können sich in den meisten Fällen berechtigt sagen: *»Ich bin nicht gemeint.«* Wenn es für die Helfer sehr belastend ist, sollte dies bei einer Nachbesprechung des Einsatzes thematisiert werden.

Bei einigen Empfängern richtet sich die Aggression gegen sich selbst. Sie machen sich Vorwürfe, es kann auch zu körperlichen Aggressionen gegen sich selbst kommen.

Eine Rolle spielt auch, ob die Botschaft überraschend ist. Reaktionen fallen eher heftiger aus, wenn die Nachricht völlig unerwartet eintrifft. Ein Teil der Empfänger hat aber auch bereits mit einer schlimmen Nachricht gerechnet oder zumindest etwas geahnt, weil beispielsweise der Ehemann sonst immer zu einer bestimmten Zeit heim kam oder weil sie in den Medien von einem schweren Unglück mit Toten gehört haben, wie beispielsweise bei der Loveparade 2010 in Duisburg. Wie die Reaktion auch ausfällt: Die Überbringer sollten jede Reaktion akzeptieren und nicht laut bewerten; sie kennen nicht die Hintergründe dieser Reaktionen.

▶ Das Überbringen

Vorstellung

Die Überbringer sollten sich mit ihren Namen vorstellen und dann mit ihrer Funktion. Anschließend sollten sie sich vergewissern, ob sie es mit der richtigen Person zu tun haben *(»Sind Sie der Mann von Frau ...?«)*, denn es kommt immer wieder vor, dass die Todesnachricht einer falschen Person mitgeteilt wird. Sodann sollte man darum bitten, eintreten zu dürfen *(»Wir müssen Sie in einer dringenden persönlichen Angelegenheit sprechen. Dürfen wir eintreten?«)*.

Andere Personen anwesend

Die Überbringer von Todesnachrichten werden teilweise damit konfrontiert, dass weitere Personen anwesend sind. Das Verhältnis dieser Personen zu den Empfängern ist nicht sofort ersichtlich. Es kann sich um enge Angehörige, um oberflächliche Bekannte oder einen Versicherungsvertreter handeln. Der Umgang mit diesen anwesenden Personen ist problematisch. Sie sollten nicht einfach ignoriert werden. Möglicherweise möchte der Empfänger nicht, dass sie dabeibleiben. Es wäre aber auch anmaßend und entspräche möglicherweise nicht dem Willen des Empfängers, sie wegzuschicken. Deshalb sollte das Verhältnis der Anwesenden zum Betroffenen geklärt werden und die Betroffenen sollten entscheiden, ob die Anwesenden dabeibleiben sollen (*»Ich sehe, Sie haben gerade Besuch. Ich habe Ihnen etwas in einer persönlichen Angelegenheit mitzuteilen. Möchten Sie, dass Ihr Besuch anwesend bleibt? Mein Kollege könnte sonst mit ihm rausgehen.«*).

Fällt die Entscheidung für die Anwesenheit aus, kann diese Person in das Gespräch einbezogen werden, was von den Angehörigen oft als hilfreich erlebt wird, wobei selbstverständlich die direkt Betroffenen im Mittelpunkt bleiben sollten. Allerdings unterscheidet sich das Verhalten von Anwesenden ebenso stark wie das der direkt Betroffenen. Günstig ist es, wenn die Anwesenden Mitgefühl und Anteilnahme zeigen, die Empfänger in den Arm nehmen oder gegebenenfalls kleine organisatorische Hilfen leisten.

Einige Anwesende verhalten sich völlig unangemessen. Sie machen den Empfängern Vorwürfe und geben ihnen die Schuld am Tod, beleidigen und beschimpfen sie. Andere sind anscheinend gleichgültig, spielen Anteilnahme offensichtlich vor oder reagieren hektisch und hysterisch. Manche wollen selbst im Mittelpunkt stehen. Derartige Verhaltensweisen können vom Helfer nicht ignoriert werden, aber er hat auch nur ein begrenztes moralisches Recht zu intervenieren. So kann er nur versuchen, dies freundlich zu unterbinden (*»Ich denke, das sollten Sie zum jetzigen Zeitpunkt nicht besprechen.«*). Wichtig für die Deeskalation kann auch die bereits erwähnte Übersetzungsarbeit sein, wenn die Reaktionen heftig ausfallen und gegebenenfalls zu zusätzlichen Belastungen »im System« führen.

Reden und Zuhören

Nach der Vorstellung sollten die Empfänger kurz auf die Nachricht vorbereitet werden (*»Wir müssen Ihnen eine traurige Nachricht überbringen.«*). Anschließend sollte die Nachricht ohne Umschweife mitgeteilt werden. Der Tod sollte klar benannt, eindeutige Wörter wie »tot« oder »verstorben« verwendet werden. Falsch wäre ein Satz wie *»Ihr*

Mann ist eingeschlafen«. Kinder könnten dann beispielsweise glauben, der Vater werde bald wieder aufwachen.

Empfehlenswert sind einfache, kurze Sätze. Sie sollten nicht zu komplex sein, da die Informationsaufnahme in dieser Situation eingeschränkt ist (*»Ihr Mann hatte einen Herzinfarkt. Er ist noch auf dem Weg ins Krankenhaus verstorben.«)*. Positiv ist auch, wenn erwähnt werden kann, dass der Tote wenig habe leiden müssen (s. a. Wiegel 1988). Wenn man die Empfänger bittet, sich hinzusetzen, ist dies sicherlich nicht falsch. Fachbegriffe und Fremdwörter sollten nicht verwendet werden. Auch sollte nicht *»der Leichnam«*, sondern *»Ihr Mann/Ihre Frau/Ihr Kind«* gesagt werden.

Nach der eigentlichen Mitteilung ist das Zuhören von großer Bedeutung. Die Angehörigen benötigen Zeit, das Gehörte zu begreifen. Sie können in dieser Situation zunächst nicht viele Informationen aufnehmen. Die Überbringer sollten daher eher schweigen und auch Schweigen aushalten können, sodass sie mit den Betroffenen einige Zeit einfach, ohne etwas zu sagen, dasitzen können. Wenn die Betroffenen Fragen stellen, sollten diese offen beantwortet und Erklärungen gegeben werden, aber es muss nicht auf Fragen geantwortet werden, die gar nicht gestellt worden sind. Ansonsten bietet sich das *Aktive Zuhören* (s. Lasogga und Gasch 2013) an.

Als unangenehm werden von manchen Empfängern Floskeln empfunden. Dazu gehört auch der Satz *»Es tut mir leid.«* Derartige Sätze sind sicherlich gut gemeint, haben aber manchmal eine gegenteilige Wirkung: Die Betroffenen empfinden diese Äußerung als hohl, ohne echte Empfindung dahingesagt. Einige Personen reagieren bereits auf die Formulierung *»Herzliches Beileid«* negativ, andere Personen empfinden derartige Formulierungen allerdings nicht als unangemessen. Falsch sind aber eindeutig Formulierungen wie *»Es wird schon wieder werden.«* oder *»Sie sind ja noch jung und können noch mehr Kinder bekommen.«* Die Betroffenen nehmen sie als Plattitüde wahr. Ein weiterer Fehler ist: zu viel reden und zu viele Fragen stellen.

Manchmal machen sich die Betroffenen Vorwürfe, dass sie am Tod schuld seien, weil sie eine bestimmte Handlung unterlassen oder nicht rechtzeitig den Arzt gerufen haben. Die Helfer sollten dann eindeutig sagen, dass sie kein Verschulden an dem Tod haben – natürlich nur, wenn dies zutrifft. Die Helfer werden als Fachleute akzeptiert und ein derartiger Satz ist entlastend (s. a. Kap. 6.6). Sehr problematisch ist es, wenn Betroffene nach dem Grund des Todes fragen *(»Warum gerade mein Mann?«)*. Vielleicht ist es am besten, einfach zu sagen, dass man selbst diese Frage auch nicht beantworten kann.

Non- und paraverbale Kommunikation

Die Überbringer einer Todesnachricht sollten auf eine angemessene räumliche Nähe bzw. Distanz zu den Empfängern achten. Ruhiges Auftreten verbunden mit der Ausstrahlung von Kompetenz und Sicherheit wird als angenehm erlebt. Dazu gehören auch ein ruhiger Tonfall und kein hektisches Sprechen. Während des gesamten Gesprächs sollte Blickkontakt gehalten werden. Die Arme sollten nicht verschränkt werden, da dies vom Empfänger als Verschlossenheit interpretiert werden könnte, auch wenn verschränkte Arme nicht bedeuten, dass man verschlossen ist.

Wenn man den Eindruck hat, dass Körperkontakt vom Empfänger als angenehm empfunden wird, kann vorsichtig Körperkontakt gesucht werden. Wenn der Empfänger augenscheinlich von sich aus Körperkontakt sucht, kann er in den Arm genommen werden. Beim Körperkontakt sollte allerdings sehr vorsichtig vorgegangen werden, Körperkontakt sollte nicht aufgezwungen werden. Wenn die Betroffenen starke Emotionen wie Weinen zeigen, so sollten diese akzeptiert werden.

Wenn ein Helfer Anteilnahme verspürt, kann er dies zeigen. Allerdings werden zu starke Emotionen seitens des Helfers als unangenehm erlebt. Es ist ein schmaler Grat, auf dem Mitgefühl gezeigt werden kann. Auf der einen Seite soll nicht der Eindruck von Gefühlskälte entstehen, auf der anderen Seite sollten starke eigene Gefühle nicht in deutlichem Ausmaß gezeigt werden. Ein Psychosozialer Notfallhelfer sollte nicht völlig aufgelöst sein, sondern den Überblick behalten, sonst kann er nicht mehr hilfreich und Stütze sein (*»Mitfühlen, aber nicht mitleiden.«*). Alles andere wäre unprofessionell.

Verabschiedung vom Toten

Viele Angehörige möchten sich vom Toten verabschieden. Dies geschieht je nach Situation vor Ort (am Unfallort, zu Hause, im Krankenhaus) oder im Bestattungsinstitut. Sie möchten noch einmal etwas Zeit mit ihm verbringen, ihn eventuell noch einmal in den Arm nehmen oder zumindest anfassen. Dies gilt insbesondere für verstorbene Kinder. Dieses Abschiednehmen hilft vielen Personen, mit dem Tod besser fertig zu werden. Wenn es möglich ist, sollte dem Wunsch stattgegeben werden.

Psychosoziale Notfallhelfer sollten die Situation gestalten. Dazu gehört auch, dafür zu sorgen, dass nicht alle gleichzeitig in den Verabschiedungsraum hineingehen. Beispielsweise kann der Ehepartner zuerst einen Moment mit der verstorbenen Frau allein bleiben, bevor die Kinder dazukommen, um hier einmal als Partner und einmal als Elternteil präsent sein zu können oder es gibt zum Schluss Platz für einen Moment allein mit dem Verstorbenen. Die endgültige Verabschiedung ist ein sehr intimer Moment. All dies sollte nicht im Sinne von *»Sie sollten«*, sondern im Sinne von *»es kann manchmal hilfreich sein«* oder *»manche Menschen haben es als hilfreich erlebt, wenn …«* vermittelt werden.

Spuren einer versuchten Reanimation oder starke Verletzungsspuren sollten vorab soweit wie möglich beseitigt oder beispielsweise durch einen Verband verdeckt werden. Statt Neonlicht kann Kerzenlicht organisiert werden. Wenn jemand sehr entstellt ist und die Entstellungen nicht verdeckt werden können, sollten die Angehörigen darauf vorbereitet werden. Sie sollten noch einmal explizit gefragt werden, ob sie den Toten unter diesen Umständen sehen wollen. Hilfreich ist es auch, kurz vor dem Betreten des Verabschiedungsraumes die Angehörigen zu bitten, sich noch einmal das Lieblingsfoto anzusehen oder sich den Angehörigen in einer schönen Situation *»vor Augen zu holen«*.

Mit der Polizei ist gegebenenfalls zu klären, unter welchen Umständen eine Verabschiedung erfolgen kann. In einigen Fällen müssen Psychosoziale Notfallhelfer als Vermittler auftreten. Wenn Polizeibeamte nicht wollen, dass die Angehörigen sich verabschieden, da dies aus ihrer Sicht Spuren verwischen könnte, die Angehörigen sich aber vom Toten verabschieden möchten, kann mit der Polizei meistens ein Arrangement getroffen werden, dass die Tür geöffnet bleibt und der Tote nicht berührt wird.

Die Entscheidung, sich vom Toten zu verabschieden, wird im Nachhinein als unterschiedlich beurteilt. Einige bereuen die Entscheidung, ihn in diesem Zustand gesehen zu haben, andere sind froh, dass sie ihn noch einmal gesehen haben. Immerhin ist diese Entscheidung nicht reversibel. Wenn die Möglichkeit der Verabschiedung verpasst ist und diese auch nicht mehr später erfolgen kann, wenn der Tote aufgebahrt ist, kann das zu Problemen in der »normalen Trauer« führen, muss es aber nicht.

Falls Angehörige nicht daran denken, sich vom Toten zu verabschieden, können sie darauf aufmerksam gemacht werden, dass die Gelegenheit dazu besteht und dass dies viele als positiv empfinden. Allerdings sollten Angehörige nicht vom Helfer dazu gedrängt werden, sich vom Toten zu verabschieden. Die Entscheidung sollte ihnen überlassen werden. Viele Tote werden aufgebahrt, sodass die Angehörigen sich auch später von ihnen verabschieden können. Den Angehörigen kann angeboten werden, sie bei der Verabschiedung zu begleiten. Einige möchten anschließend darüber sprechen, andere schweigen lieber.

Bei einer Verabschiedung am Unfallort können Psychosoziale Notfallhelfer danach fragen, ob man etwas mitnehmen möchte von diesem Ort. Dies ist für die Angehörigen der Ort, wo die Person zuletzt gelebt hat und auch gestorben ist. Dies kann ein Stein, ein Grasstück, eine Pflanze u. Ä. sein oder ein anderes Symbol, auch ein Gegenstand, den der Verstorbene bei sich trägt.

Aus praktischer Erfahrung sind allerdings zwei Bereiche zu nennen, bei denen von der Verabschiedung explizit abzuraten ist: bei verbrannten Angehörigen und bei Angehörigen, die z.B. einen Suizid auf Bahngleisen oder der Autobahn verübt haben. Hier ist die Realität meist schlimmer als die Fantasie.

Verabschiedung des Helfers

Nach einiger Zeit werden Psychosoziale Notfallhelfer nicht mehr benötigt. Für viele Angehörige ist es aber nicht gut, wenn sie allein zurückbleiben. Der Psychosoziale Notfallhelfer sollte dies ansprechen und gegebenenfalls auch jemanden anrufen. Allerdings möchte nicht jeder Hinterbliebene eine Person um sich haben, sodass der Wunsch, allein zu sein, respektiert werden sollte. Wenn Bekannte, Verwandte oder weitere Angehörige eintreffen, sollten sich die Psychosozialen Notfallhelfer in aller Regel verabschieden. Da sich oftmals später Fragen ergeben, die in der ersten Aufregung nicht aufkamen, sollte beim Abschied eine Kontaktadresse hinterlassen werden, eventuell auch eine Liste mit weiteren Hilfsadressen.

In einigen seltenen Fällen sind Angehörige suizidgefährdet (Kardels und Beine 2003). Eine derartige Suizidgefährdung ist abzuklären. Wenn keine akute Gefährdung vorliegt, aber die Möglichkeit gesehen wird, sollte explizit eine nochmalige telefonische oder persönliche Kontaktaufnahme vereinbart werden.

Schwierige Situationen

Einige Personengruppen und Situationen sind besonders problematisch. Dies gilt für labile Personen sowie Alleinstehende. Auch die Eltern verstorbener Kinder gehören zu den besonders problematischen Personengruppen (s.a. Wiegel 1988).

Ebenso kann sich der Umgang mit Kindern selbst schwierig gestalten. Die Mitteilung des Todes einer nahestehenden Person kann bei Kindern durch die Eltern oder andere Angehörige erfolgen. In diesem Fall ist es manchmal angemessen, sie zunächst wegzuschicken, damit den Angehörigen die Nachricht überbracht werden kann und sie diese dann den Kindern mitteilen können. Hier ist aber verstärkt auf die sonstigen Gepflogenheiten der Familie zu achten, die in dieser Situation nicht geändert werden sollten.

Die Reaktion von Kindern kann starken Schwankungen innerhalb kurzer Zeit unterliegen. Sie können weinen und einige Minuten später wieder vergnügt lachen und spielen. Kinder können auch in den Arm genommen werden. Fragen sollten offen beantwortet werden. Dabei spielt natürlich das Alter und die Entwicklung der Kinder eine große Rolle.

Das Verhalten von Ausländern kann für Überbringer aufgrund kulturell anders geprägter Verhaltensweisen, wie lautem Klagen und Weinen, befremdlich wirken. Ein weiteres Problem kann sich durch mangelnde Sprachkenntnisse ergeben.

Besonders belastend ist die Situation bei sogenannter ungeklärter Todesursache. Wenn für einen Arzt, der den Tod feststellt, nicht eindeutig erkennbar ist, welche Ursache vorliegt, muss dies auf dem Totenschein vermerkt werden. Dies ist beim plötzlichen Kindstod die Regel oder wenn ein Familienangehöriger unerwartet verstirbt. Schließlich könnte der Tote aufgrund eines kriminellen Deliktes zu Tode gekommen sein. Die Feststellung »ungeklärte Todesursache« hat zur Folge, dass die Polizei eingeschaltet wird. Dies den Angehörigen zu vermitteln, ist nicht einfach. Auf jeden Fall sollte darauf hingewiesen werden, dass dieses Vorgehen den Normalfall darstellt und gesetzlich vorgeschrieben ist. Wörter wie »Obduktion« sind zu vermeiden, stattdessen kann von »Untersuchung« gesprochen werden. Für ein ausführliches Gespräch des Psychosozialen Notfallhelfers können sich in diesem Fall leicht vier Stunden ergeben.

Regeln für das Überbringen einer Todesnachricht
(modifiziert nach Lasogga und Gasch 2004)

Vorher

- Holen Sie vor dem Überbringen möglichst viele Informationen über den Toten und die Angehörigen ein.
- Überbringen Sie die Nachricht zu zweit.

- Rechnen Sie mit vielfältigen Reaktionen beim Opfer, z. B. Weinen, Fassungslosigkeit, Verzweiflung, Apathie, Aggressionen, Gelassenheit, Bemühen Fassung zu bewahren, nicht wahr haben wollen.

In der Situation

1. Stellen Sie sich mit Ihrem Namen vor. Nennen Sie anschließend die Institution, von der Sie kommen (»*Guten Tag, mein Name ist Meier, ich bin Notfallseelsorger.*«).
2. Vergewissern Sie sich, ob Sie es mit der richtigen Person zu tun haben (»*Sind Sie der Mann von ...?*«).
3. Bitten Sie darum, eintreten zu dürfen (»*Wir müssen Sie in einer dringenden persönlichen Angelegenheit sprechen. Dürfen wir eintreten?*«).
4. Klären Sie das Verhältnis von weiteren anwesenden Personen zum direkt Betroffenen. Fragen Sie den Empfänger, ob weitere Anwesende dabeibleiben sollen (»*Wie ich sehe, haben Sie gerade Besuch. Möchten Sie, dass Ihre Bekannte im Raum bleibt? Mein Kollege könnte mit ihr rausgehen.*«).
5. Bereiten Sie den Empfänger kurz auf eine »schlimme Nachricht« vor (»*Wir müssen Ihnen eine traurige Nachricht überbringen.*«).
6. Sprechen Sie eindeutig von »Tod«/»verstorben« (»*Ihr Mann hatte einen Herzinfarkt. Er ist noch auf dem Weg ins Krankenhaus verstorben.*«).
7. Benutzen Sie einfache, kurze Sätze.
8. Geben Sie dem Empfänger Zeit, das Gehörte zu verarbeiten.
9. Beantworten Sie Fragen offen und korrekt.
10. Hören Sie dem Empfänger aktiv zu, reden Sie selbst eher wenig.
11. Halten Sie Blickkontakt.
12. Wenn Sie den Eindruck haben, dass dem Empfänger Körperkontakt angenehm ist, halten Sie die Hand oder nehmen ihn in den Arm.
13. Unterlassen Sie Floskeln oder oberflächliche Trostworte, überlegen Sie vorher für sich passende und für die Situation angemessene Aussagen oder beschränken Sie sich auf Gesten.

14. Sagen Sie nicht »der Leichnam«, sondern *»Ihr Mann/ Ihre Frau/Ihr Kind«*.
15. Ermöglichen Sie es den Angehörigen, sich von dem Toten zu verabschieden, wenn diese es wünschen.
16. Lassen Sie die Empfänger möglichst nicht allein zurück.
17. Hinterlassen Sie eine Visitenkarte oder Kontaktadresse.

6.8 Gruppen

Nicht selten kommt auf die Psychosozialen Notfallhelfer und Notfallpsychologen die Betreuung von Gruppen zu, die sich am Notfallort befinden: Schüler einer Klasse nach dem Suizid eines Mitschülers, Kollegen eines Unfallopfers nach einem Arbeitsunfall, Nachbarn einer Frau, deren Mann an einem Herzinfarkt verstorben ist, Freunde nach dem Unfalltod einer gemeinsamen Freundin bei einem Motorradausflug und schließlich immer wieder Familienmitglieder mit oder ohne Kinder. Der Umgang mit Gruppen fordert besonders viel Kompetenz von Psychosozialen Notfallhelfern bzw. Notfallpsychologen.

Angesichts der Komplexität der Situation ist es oft sinnvoll, weitere Psychosoziale Notfallhelfer oder eine Fachkraft nachzualarmieren. In vielen Fällen sind die Helfer zwar nicht allein, aber es ist trotzdem notwendig, sich schnell einen Überblick über unterschiedliche Betreuungsbedürfnisse zu verschaffen und gegebenenfalls auch zu bündeln. In kürzester Zeit muss die sogenannte psychologische Triage erstellt werden: Wer braucht wann was von wem warum?

Bei einer größeren Anzahl von Notfallopfern kann die professionelle Hilfe auch durch die natürlichen Ressourcen der Notfallopfer oder auch andere Personen unter den Einsatzkräften ergänzt oder ersetzt werden. Diese Chance ist vorhanden, wenn sich verschiedene Subgruppen identifizieren lassen und in dieser Struktur explizit und implizit gestärkt werden. Die Betroffenen dürfen dann aber nicht zu schnell nicht mehr beachtet werden.

Im Folgenden sind einige Grundprinzipien zum Umgang mit Gruppen dargestellt.

▶ Informationen

Bei Gruppeninterventionen in ihrer Komplexität und den verschiedenen Perspektiven, die sich ergeben können, ist es besonders wichtig, sich als betreuende Person vorher so genau wie möglich ein Bild über die Teilnehmerzusammensetzung und die Fakten zu machen: Wer ist wer. Wer steht formell wie zu wem (Vorgesetzte, Familienmitglieder, Nachbarn, Freunde). Dafür muss einige Zeit investiert werden, bevor mit der Gruppenintervention begonnen wird. Es reicht nicht, während der Betreuung mitzubekommen, wer zu wem gehört. Während der Betreuung braucht man die Aufmerksamkeit für die Dynamik in der Gruppe und den Blick für die Themen und Befindlichkeiten. Auch aus diesem Grund ist es notwendig, eine Gruppe zu zweit zu betreuen.

▶ Festlegen der Koordination und direkten Intervention

Wenn zwei Psychosoziale Notfallhelfer eintreffen, muss noch detaillierter als beim individuellen Notfall vereinbart werden, wer sofort die Betreuung und wer zunächst andere Aufgaben übernimmt. Es kann zum Beispiel notwendig sein, Lehrern, die zunächst bei der Betreuung einbezogen werden müssen, für später ein Gruppengespräch anzubieten und ihnen den Sinn zu erklären. Oder es muss abgesprochen werden, wer sich um die Kinder kümmert oder, falls die Angehörigen schon informiert sind, wer sich um die Eintreffenden kümmert. Einerseits müssen also die Hauptbetroffenen schnell identifiziert werden, um für sie einen geeigneten Betreuungsmodus zu finden, andererseits müssen gleichzeitig zukünftige Aufgaben vorbereitet werden.

Die Betroffenen bestimmen

Bei Notfällen geben häufig Personen aus einer Gruppe Ratschläge, die gut gemeint sind, aber nicht helfen, sondern schaden. Diesen Personen muss kommuniziert werden, dass die Notfallopfer ihre Bedürfnisse nach Ruhe, Gesellschaft, Reden, Schweigen, Trinken, Essen, Herumlaufen, Stillsitzen etc. äußern dürfen und dass diese möglichst nicht kommentiert (»*Das solltest du jetzt gar nicht machen, dies oder jenes ist sinnvoll.*«), sondern akzeptiert werden. Die Gutmeinenden sollten freundlich, aber bestimmt darauf hingewiesen werden, und zwar entweder nur körpersprachlich oder mit deutlichen Worten vor dem Betroffenen, dass das alles o.k. ist und jeder unterschiedlich mit solchen Situationen umgeht.

Eine Einschränkung für die obengenannte Regel ist lediglich dann gegeben, wenn die Betroffenen sich gegenseitig Vorwürfe machen oder es sogar zu Handgreiflichkeiten kommt. Hier ist es notwendig, dies zu reduzieren (»*Es ist verständlich, dass in einer solchen Situation bei jedem die Nerven blank liegen, aber könnten Sie das vielleicht ein wenig besser kontrollieren?*«). Dies gilt insbesondere, wenn Kinder damit zusätzlich zum Ereignis konfrontiert sind, sie Angst bekommen und sich bedroht fühlen, weil sich für sie in dieser Situation wichtige Bezugspersonen streiten. Diese Erinnerungen prägen sich sehr deutlich ein.

Gruppengespräch

Wenn es irgendwie möglich ist, sollten die Betroffenen, die teilweise unterschiedliche »Filme« zum Notfall im Kopf haben, miteinander ins Gespräch gebracht werden. Dies stellt eine erste Hilfe im Sinne des Knüpfens eines sozialen Netzes dar. Es ist besonders dann möglich, wenn sich verschiedene Subgruppen identifizieren lassen und in dieser Struktur dann implizit und explizit gestärkt werden können.

Manchmal ist es eine Unsitte in der Betreuung, jeden einzeln herauszupicken und exklusiv zu betreuen (»Eins-zu-

Eins-Betreuung«). Dieses Bedürfnis besteht häufig gar nicht. Deshalb sollte auch immer wieder die Frage gestellt werden: *»Wäre es für Sie in Ordnung, wenn wir versuchen, dass Sie alle gemeinsam darüber reden, wie jeder Einzelne die Situation erlebt hat? Natürlich erst, nachdem Sie das losgeworden sind, was Sie persönlich besprechen wollen.«* Dabei darf nicht der Eindruck vermittelt werden, dass man den Betroffenen loswerden will.

Zu Beginn eines Gruppengesprächs mit heterogen Betroffenen sollten einige Regeln erwähnt werden:

- einander ausreden lassen
- jede Wortmeldung ist wichtig
- jeder kommt dran
- nicht werten
- es kann sein, dass die Helfer manche entlastende Erklärung einfließen lassen.

Die einzelnen Betroffenen können dann etwa folgendermaßen zum Sprechen aufgefordert werden: *»Beschreiben Sie doch mal, was Sie gemacht haben, als Sie von dem Notfall erfuhren.«* Später kann gesagt werden: *»Und wie ist es jetzt für Sie ...?«* sowie *»Was haben sie denn nun als Nächstes vor, mit wem könnten sie das gemeinsam machen, wer könnte dabei helfen, sollten wir es noch besprechen, wie das mit der Rede bei der Beerdigung sein könnte ...?«*. Dies entspricht auch dem Vorgehen bei einer Einzelbetreuung. In einer Gruppe kann sodann versucht werden, die Rollen zu verteilen, die sich ohnehin anbieten: die »Organisierer«, »die Gefühlsmäßigen«, die »Ideenproduzenten für Rituale«. Somit kann die Individualität des Einzelnen belassen werden, aber im Sinne eines gemeinsamen Erlebens können die Individuen zusammengebracht werden, wobei die Stärken der Einzelnen genutzt werden. Freunde, Kollegen, Familie, Nachbarn etc. können später durchaus hinzukommen.

Bei sehr heterogenen Gruppen oder Gruppen, die Vorbehalte gegeneinander haben, wenn beispielsweise ein Teil der Familie nach einem Suizid den anderen Teil beschuldigt, sollten diese zunächst getrennt betreut werden. Wenn es gelingt, mittels Aufklärung und Vermittlung die Gruppen wieder ins Gespräch zu bringen, können sie zusammengeführt werden, ansonsten sollten sie von verschiedenen Psychosozialen Notfallhelfern getrennt betreut werden.

Die Erfahrung während der Arbeit beim Jahrhunderthochwasser in Niederösterreich im Jahr 2002 war in dieser Hinsicht erstaunlich: Die Betreuer diskutierten mit den Organisatoren der Notunterkunft zwei Tage lang über separate Zimmer für Gespräche. Sie dachten, die Betroffenen würden ihre Gespräche mit ihnen geheim halten wollen. Die Realität sah so aus, dass diese Räume nicht benutzt, sondern die Gespräche beim gemeinsamen Frühstück im Internatsfrühstücksraum stattfanden. Betroffene riefen über die Tische: *»Frau XY, können wir heute miteinander reden, gleich jetzt nach dem Frühstück, oder haben Sie schon jemand anderen?«* So blieb man nach dem Frühstück gleich am Tisch sitzen und andere, die vorbeigingen, klopften auf die Schulter, wenn sie bemerkten, dass die Betroffenen weinten oder berührt waren und sagten: *»Ja, so ist es mir gestern auch gegangen, Du wirst sehen, es wird besser.«* oder Ähnliches. Für die Betreuer blieb als Aufgabe die konkrete Strukturierung, die Hintergrunderklärungen, spezielle individuelle Überlegungen zur jeweiligen Situation etc. Die Gespräche konnten dann untereinander weiterlaufen. Dies reduzierte auch die Abhängigkeit und Fixiertheit auf die Hilfe durch die Betreuer. Im Übrigen sind Gruppensituationen auch immer eine Möglichkeit zur Einschätzung der Befindlichkeit (Screening).

▶ Rituale

In Gruppen werden häufig Überlegungen zu Ritualen angestellt. Wenn man z. B. mit einer Schulklasse nach dem Unfall oder Suizid eines Mitschülers arbeitet, können am Ende der Gruppenbesprechung die Ideen von Ritualen aufkommen. Derartige Ideen sollten aufgegriffen und gegebenenfalls modifiziert werden. Dies kann notwendig sein, wenn die Betreuer aus Erfahrung wissen, dass die angedachten Rituale die Gruppe überfordern könnten oder wenn man sich genauer überlegen muss, wer was tut, weil bestimmte Konstellationen problematisch sein und zu Folgeproblemen führen können.

Die vorgeschlagenen Ideen sollten aber nicht ausgeredet werden, sondern es sollten eventuell eigene Überlegungen dazu eingebracht werden. Zum Beispiel kann die Klasse ein Foto auf dem Sitzplatz aufstellen, gemeinsam zum Unfallort gehen oder eine Rede bzw. Aktion für die Beerdigung vorbereiten. Dabei muss überlegt werden, für wen dieses Ritual aus bestimmten Gründen stark belastend sein könnte. Für Rituale sollten (externe) Ansprechpartner bestimmt werden, die für die Umsetzung sorgen. Dies können Autoritätspersonen sein, die ohnehin anwesend sind und sich dafür eignen, bei Schülern beispielsweise Lehrer, bei Kollegen Vorgesetzte oder andere Kollegen. Diese sollten es aber auch wollen und sich zutrauen. Eventuell kann ihnen eine Nachbesprechung angeboten werden. Dies wäre eine der oben erwähnten Parallelaktivitäten.

An dieser Stelle ist sogar schon das Ende des Rituals anzusprechen. Zum Beispiel gehört geklärt, wann, wie und von wem der Altar im Klassenraum wieder entfernt wird, wo dann das Foto hinkommt oder wann der Zettel von der Pinnwand im Büro wieder abgenommen wird und wer das macht. Dafür bieten sich natürliche Zäsuren, wie der Ferienbeginn, an. Dieses Vorgehen wirkt für die Betroffenen oft merkwürdig und unnötig, manche sind befremdet und ärgern sich. Es ist aber hilfreich, dies als natürlichen Lauf der Dinge mitzubedenken und die Betroffenen von einer oft entzweienden Dynamik zu entlasten (»*Wer hat die Sachen weggenommen, wo sind sie?*«). Ansonsten können große Belastungen, Schuldgefühle und Konflikte entstehen. Wenn dies jedoch offen besprochen wird, schweißt auch das »Ritualisieren des Endes des Rituals« zusammen und das Ganze wird abgerundet.

▶ Einzelnachbesprechung

Eine Gruppensituation sollte immer die Möglichkeit der Einzelnachbetreuung implizieren. So sollte direkt oder indirekt vermittelt werden, dass ein Gruppengespräch ausreichen kann, um jemanden wieder zu orientieren und zu entlasten. Einzelgespräche müssen aber möglich sein, ohne dass diese Personen dann das Gefühl haben, besonders krank, schwach oder unfähig zu sein. Bei genauer Beobachtung, wie sich die Einzelnen äußern und verhalten, kann viel über die Betroffenheit erschlossen und gegebenenfalls eine weitere Betreuung angeboten werden. Wenn zwei Personen eine Gruppe leiten, kann z.B. einer den Fokus auf die Prozessbeobachtung und -steuerung legen und der andere auf die individuellen Aspekte. Das Angebot einer Einzelnachbesprechung sollte mit den passenden Worten erfolgen (»*Ich habe den Eindruck, dass es Themen gibt, die in der Gruppe nicht so leicht zu besprechen sind, sondern besser im Zweiergespräch. Dafür stehe ich Ihnen gerne zur Verfügung* ...« und nicht: »*Sie brauchen offensichtlich noch mehr Betreuung.*«).

6.9 Großschadensfall

Die für Großschadensfälle verwendeten Begriffe sind unterschiedlich: Großschadensfall, Großschadensereignis, MANV, Katastrophe; eine einheitliche Definition liegt nicht vor (Holle und Pohl-Meuthen 2002, Lasogga und Gasch 2004). Selbst der Begriff Katastrophe wird nicht einheitlich verwendet, teilweise kommt er in den Gesetzen einiger Bundesländer nicht einmal mehr vor. In der Literatur wird sogar manchmal ein individueller Notfall als Katastrophe bezeichnet, beispielsweise wenn das Haus abgebrannt ist oder ein Kind ums Leben gekommen ist.

Eine Definition der diversen Begriffe ist auch nicht einfach: Geht man von der Kapazität der Rettungssysteme aus, müsste es sich bei einem Notfall in einem kleinen Dorf bereits bei mehreren Notfallopfern um einen Großschadensfall handeln, da die Kapazitäten schnell erschöpft sind, während dies in einer Großstadt noch längst nicht der Fall ist. Uns erscheint es daher besser, von der Anzahl der betroffenen Personen auszugehen. Ein Großschadensfall ist ein Notfall, von dem viele Personen betroffen sind.

Großschadensfälle kommen selten vor. Ihre Häufigkeit wird – absolut gesehen und im Vergleich zu individuellen

Notfällen – überschätzt, da sie sehr medienwirksam sind. In diesem Kapitel sollen einige Überlegungen für den Einsatz von Psychosozialen Notfallhelfern bei Großschadensfällen dargelegt werden, basierend auf Literatur und praktischen Erfahrungen der Autoren. Dabei sollen praktische Überlegungen im Vordergrund stehen.

Im Prinzip gilt das gleiche Vorgehen wie bei einem Individualnotfall, einiges ist aber wichtiger und akzentuierter und soll deshalb hier noch einmal beleuchtet werden. Außerdem sind ein paar Besonderheiten beim Großschadensfall zu verzeichnen, sodass Psychosoziale Notfallhelfer beim Großschadensfall extrem hohen Anforderungen ausgesetzt sind.

▶ Besondere Belastungen der Notfallopfer

Die Grundreaktionen von Notfallopfern in Großschadensfällen sind ähnlich denen der Opfer bei Individualnotfällen. Bei Großschadensfällen sind allerdings einige zusätzliche Aspekte relevant, die auch Risikofaktoren für die Entwicklung von Störungen sind.

Die Notfallopfer können sich angesichts der Größe des Notfalls deutlich hilfloser fühlen und können dies als verwerflich bewerten, sobald sie wieder Zugriff auf ihre (Selbst-)Bewertungssysteme haben. Aufgrund der Komplexität von Großschadensfällen sind sie vielen Sinneseindrücken ausgeliefert, die sich oft einzeln einprägen und eine Quelle von belastenden Interpretationen bieten. Dies kann z.B. in Richtung eigener Schuldgefühle gehen. So kann der notwendige Lungenschnitt durch einen Notarzt, nach vorherigem Versuch einer Mund-zu-Mund-Beatmung durch einen Angehörigen, von diesem als etwas interpretiert werden, das notwendig wurde, weil er etwas falsch gemacht hat. Schneller als beim Individualnotfall kann es auch passieren, dass ganze Gruppen von Betroffenen nicht auf die höheren kortikalen Integrations- und Funktionsweisen des Gehirns zugreifen können und dann wie nicht ansprechbar wirken. Beispielsweise erzählten sich Überlebende eines Eisenbahnunglücks Witze direkt am Unfallort neben den Rettungsarbeiten.

Durch die höhere Anzahl an Notfallopfern können die einzelnen länger warten müssen, bis alle wahrgenommen, untersucht und versorgt sind. Oder sie müssen z.B. nach einem Busunglück mit vielen Verletzten lange im Krankenhaus warten, bis alle untersucht sind und zusammen zurücktransportiert werden können. Wenn sich der Notfall vom eigenen Wohnort entfernt ereignet hat und nicht jeder individuell abgeholt werden kann, können Opfer in Verkehrsmitteln zurückgebracht werden, die beim Unglück auch beteiligt waren (Busse). Dann wird häufig von »Retraumatisierung« gesprochen.

Ferner werden die Notfallopfer durch viele fremde Personen beobachtet und fühlen sich von diesen bewertet. Ihre Reaktionen, z.B. wenn sich ein unverletzter Mann nach der Mitteilung des Todes seiner Frau eine Zigarette anzündet (automatischer Rückgriff auf einen basalen Reflex in einer Stresssituation, ohne es »großhirngesteuert« zu hinterfragen) oder wenn jemand nach einem Großschadensfall mit mehreren Toten Sorge darum hat, dass die Katze nicht pünktlich gefüttert wird, führen häufig zu Unverständnis bei den anderen, die ein bestimmtes gesellschaftlich normiertes Verhalten erwarten. Psychosoziale Notfallhelfer können positiv Weichen stellen in Richtung Verständnis für unterschiedliche Reaktionsmuster und gemeinsame Bewältigung, anstatt die negative Interpretation in dieser Situation stehenzulassen, was zu lebenslanger Entfremdung führen könnte.

Die Information, wie es Angehörigen geht, was mit ihnen passiert ist oder in welche Krankenhäuser sie gebracht worden sind, kann lange auf sich warten lassen. Das ist für Betroffene eine zusätzliche Belastung und Quelle vielfältiger körperlicher (andauerndes Hyperarousal, also Übererregung durch andauernde sympathikotone Erregung ohne »Entwarnung«), psychischer (Hilflosigkeit) und mentaler (Schuldgefühle) Symptome.

Wenn der Tod eines Angehörigen festgestellt wird, der Abtransport der Toten im Zuge der Routine des Großschadensfalls schnell erfolgen soll und die Bestattungsmitarbeiter demzufolge schon in unmittelbarer Nähe umherstehen, verbleibt häufig keine Zeit für eine Verabschiedung vom Toten, letzte persönliche Worte und gegebenenfalls ein Gebet. Die normale Trauerreaktion kann nicht selbstbestimmt ablaufen. Dies kann ein Risikofaktor für pathologische Trauer sein. Psychosoziale Notfallhelfer können die Betroffenen und die Rettungskräfte darauf aufmerksam machen und die Betroffenen ermutigen und unterstützen, sich etwas Zeit zu nehmen. Die Erfahrung zeigt, dass Betroffene in dieser Ausnahmesituation regelrecht angeleitet werden müssen.

Auf einen wichtigen Faktor bei Großschadensereignissen sei jedoch auch hingewiesen, der dazu führen kann, dass Folgeerscheinungen abgemildert werden können. Dieser Faktor wird gut in dem Satz zusammengefasst: »Geteiltes Leid ist halbes Leid.« Er bedeutet hier, dass Gruppen von ähnlich Betroffenen sich gegenseitig stützen können, und zwar auch noch Jahre nach dem Notfall. Wenn man das Gefühl hat, da sind andere Personen, die genau wissen, wie es einem geht, kann dies hilfreich sein und damit einen Bewältigungsfaktor darstellen. So treffen sich auch jahrelang nach einem Notfall Selbsthilfegruppen, beispielsweise nach dem Flugzeugunglück in Rammstein. Offensichtlich werden diese Zusammenkünfte als hilfreich erlebt.

▶ Spezielle Herausforderungen an die Psychosozialen Notfallhelfer

Vorbereitung

Der Einsatz bei einem Großschadensfall kann mehrere Stunden dauern. Essen und Getränke stehen nicht immer zur Verfügung. Deshalb muss eigene Verpflegung mitgenommen werden, ferner auch Kleidung zum Wechseln etc. Bei Großschadensfällen dürfen die Psychosozialen Notfallhelfer nicht »zimperlich« sein und müssen sich angemessen kleiden. Sie sollten z.B. nicht mit Minirock und Pumps in die Hochwasserbetreuung gehen, wie in der Realität geschehen.

Feldkompetenz

Die Gesamtsituation ist dramatischer als bei individuellen Notfällen. Psychosoziale Notfallhelfer müssen bei einer hohen Anzahl von Notfallopfern schnell registrieren, welcher Betreuungs- und Gesprächsbedarf bei den Notfallopfern vorhanden ist. Ferner muss entschieden werden, wer sofort betreut werden muss, wer an Fachkräfte zu übergeben ist und bei wem eine abwartende Haltung eingenommen werden kann. Diese Entscheidungen müssen schnell getroffen werden. Die Handlungen müssen routiniert und sicher erfolgen. Für Diskussionen verbleibt keine Zeit. Dies führt von der ersten Sekunde an zu mehr Stress.

Für die Psychosozialen Notfallhelfer ist der Einsatz bei einem Großschadensfall auch belastend, da er viele Stunden dauern kann. Nach sechs bis sieben Stunden muss jedoch Personalwechsel eingefordert bzw. akzeptiert werden. In dieser Zeit ist es hilfreich, wenn Pausen gemacht und mentale Distanzierungstechniken eingesetzt werden.

Die eingesetzten Psychosozialen Notfallhelfer sollten genügend Einsatzerfahrung vor Ort im Bereich der individuellen Betreuungen haben. Jeder Psychosoziale Notfallhelfer muss sich bewusst sein, dass er die gesamte Gruppe repräsentiert, der er angehört. Die Leistung wird von anderen Helfern beobachtet und teilweise kommentiert. (»*Na, wir werden schon schauen, was die anderes ausrichten können als wir. Das Notfallopfer ist einfach hysterisch und gehört in die Psychiatrie.*«). Dies darf den Helfer nicht nervös machen und sollte auch nicht die Konsequenz haben, dass man als Psychosozialer Notfallhelfer nicht auch neue Perspektiven hineinbringen kann und muss. Unmittelbar ist dies aber oft nicht möglich, sondern erst später in einem längeren Prozess. Beispielsweise konnte ein Mangel an pietätvollem Umgang mit einem Verstorbenen im Nachhinein mit dem örtlichen Bestattungsunternehmen geklärt werden.

Hierarchie

Die Arbeit im multiprofessionellen Team am Notfallort ist mit ausgeprägten Hierarchien verbunden. Die Zusammenarbeit der Beteiligten muss koordiniert und Informationen schnell weitergeleitet werden. Die ohnehin komplexe Situation des Großschadensfalles wird durch das Angebot und Vorhandensein von Psychosozialen Notfallhelfern durch eine Parallelstruktur mit eigener Führungskraft im zentralen Stab und auch vor Ort erweitert. In diese Hierarchie muss sich ein Psychosozialer Notfallhelfer eingliedern, ohne diese zu hinterfragen. Kein Einsatzleiter kann sich in der Situation Diskussionen leisten und eine Diskussion kommt den Betroffenen nicht zugute. Die Willkür, mit der man zugeordnet wird, und die Hierarchie muss diskussionslos akzeptiert werden. Dies fällt Psychosozialen Notfallhelfern leichter, die aus dem Rettungsdienst kommen.

Möglichkeiten der Reflexion gibt es aber im Nachhinein.

▶ Konkretes Vorgehen

Meldung beim Einsatzleiter

Nach der Ankunft muss sich jeder Psychosoziale Notfallhelfer bei dem entsprechenden Gesamteinsatzleiter melden, um zu klären, wie das Angebot Psychosozialer Notfallhelfer konkret in die Struktur eingebunden werden kann. Ferner muss geklärt werden, welche Notwendigkeiten sich ergeben können, z.B. betreffs der Räumlichkeiten, ob es unter den Einsatzkräften »Peers« (für derartige Situationen geschulte Kollegen) gibt, um sich gegebenenfalls mit diesen ins Einvernehmen zu setzen etc.

Es kann notwendig sein, anzukündigen, was man möglicherweise initiieren muss. Dies kann auch in den Ablauf eingreifen (»*Wenn ich meine Arbeit hier mache, kann es sein, dass ich mit den Fragestellungen für die Betroffenen u.U. aus Ihrer Sicht plötzlich »lästig« bin, wenn ich z.B. darum bitte, die Bestattung später zu bestellen oder einen Betroffenen, der unansprechbar scheint, nicht gleich einweisen zu lassen.*«).

Beschaffung von Informationen

Sodann sollte der Psychosoziale Notfallhelfer versuchen, direkt mit dem Alarmierer in Kontakt zu kommen. Dabei sollte der Bedarf an Psychosozialen Notfallhelfern besprochen werden. Außerdem sollten folgende Fragen geklärt werden:

1. Gibt es schon eine medizinische Triage?
2. Wie viele Betroffene sind festgestellt worden?

3. Wo bzw. in welchen Schadensräumen befinden sich diese?
4. Wie viele Psychosoziale Notfallhelfer oder psychosoziale Fachkräfte sind vor Ort oder angefordert worden?
5. Wer benötigt aus Sicht der Alarmierer am dringendsten eine psychosoziale Betreuung? (Diese Frage ist als Hilfe für die »psychologische Triage«, das Screening, zu sehen.)

Durch das Sammeln von möglichst vielen Informationen sollte man sich so gut wie möglich einen Eindruck über die direkten und indirekten Notfallopfer machen. Dazu gehören auch die Namen, Verwandtschaftsverhältnisse und schon bekannte Fakten über den Notfall inklusive aller Zusatzfragestellungen, wie die Schuldfrage. Diese Informationen sollten eingeholt werden, bevor man in die Betreuung Einzelner oder von Kleingruppen hineingeht. Dann sollte man voll und ganz für die Betreuten da sein und die Betreuung nicht unterbrechen.

Screening

Sodann begibt man sich zu den von dem Großschadensfall betroffenen Personen und macht sich selbst ein Bild. Da zunächst nicht genügend Psychosoziale Notfallhelfer oder Notfallpsychologen zur Verfügung stehen und somit nicht sämtliche Betroffenen betreut werden können, ist ein Screening notwendig. Damit soll abgeklärt werden, wer einer sofortigen Betreuung bedarf, wer nicht sofort, aber später betreut werden sollte, und bei wem eine abwartende Haltung eingenommen bzw. wer nach Hause entlassen werden kann.

Ein Screening entspricht der medizinischen Sichtung (Triage). Die Sichtung wird von Notärzten durchgeführt, um die Behandlungsnotwendigkeit und -dringlichkeit von Patienten festzulegen. Eine Sichtung oder Triage ist »die ärztliche Beurteilung und Entscheidung über die Priorität der Versorgung von Patienten hinsichtlich Art und Umfang der Behandlung sowie Zeitpunkt, Art und Ziel des Transportes« (DIN 13050). Entsprechend muss auch angesichts der hohen

Anzahl von zu betreuenden Personen hinsichtlich der psychologischen Betreuung vorgegangen werden.

Einfach den Nächstbesten zu betreuen, wäre naiv. Es muss abgeklärt werden, wie schnell eine psychosoziale Betreuung erfolgen muss. Ansonsten könnten diejenigen übersehen werden, die diese am dringendsten benötigen; sie könnten im schlimmsten Fall sogar einen Suizid begehen. Häufig werden zunächst diejenigen betreut, die am lautesten schreien. Diese können immerhin noch schreien, während die Stillen, die nicht einmal mehr schreien können, übersehen werden.

Ein derartiges Screening muss sehr schnell durchgeführt werden angesichts der großen Personenzahl. Wenn 500 Personen für eine Betreuung infrage kommen und ein Screening würde bei jeder Person nur fünf Minuten dauern, würde ein Screening bei diesen bereits 2.500 Minuten, also über 40 Stunden dauern.

Aufgrund dieser Überlegungen wurde im Rahmen eines Forschungsprojekts des Bundesministeriums für Bildung und Forschung nach Sichtung sämtlicher relevanter Literatur ein Screening-Verfahren für die psychosoziale Betreuung entwickelt (Lasogga 2013). Es besteht aus sieben Fragen und ermöglicht eine grobe Abschätzung, inwieweit eine sofortige Betreuung notwendig ist (s. Tab. 2).

Werden mehr als 4 Punkte erreicht, ist eine sofortige psychosoziale Betreuung notwendig. Es handelt sich dabei ebenso wie bei der medizinischen Triage nicht um eine endgültige Einschätzung mit einer 100%igen Trefferquote, aber es wird ein wichtiger Hinweis gegeben, wer sofort betreut werden muss. Die Trefferquote ist dabei wesentlich höher, als wenn nach dem Zufallsprinzip die erstbeste Person betreut wird.

Denjenigen Personen, die nach Hause gehen können, ist ein Informationsblatt über mögliche Reaktionen und den Umgang damit auszuhändigen (s. Kap. 5.9). Darauf muss eine Telefonnummer vermerkt sein, die angerufen werden kann, wenn man weitere Hilfe in Anspruch nehmen möchte.

TAB. 2 ▶ Screening-Verfahren nach LASOGGA (2013)

Frage	Antwort	Wert
»Empfanden Sie Todesangst, Hilflosigkeit und/ oder Entsetzen?«	nein = 0 ja = 1	
»Fühlten Sie sich wie betäubt, frustriert und ärgerlich oder schuldig oder schämten Sie sich für Ihre Gefühlsreaktionen?«	nein = 0 ja = 1	
»Gehen Sie in schwierigen Situationen eher aktiv vor, versuchen diese zu bewältigen?«	nein = 0 ja = 1	
»Haben Sie Freunde oder Angehörige, mit denen Sie über den Notfall reden können?«	nein = 0 ja = 1	
»Haben Sie vor einiger Zeit bereits einmal einen Notfall erlebt?«	nein = 0 ja = 1	
»Waren Sie schon einmal in psychotherapeutischer Behandlung?«	nein = 0 ja = 1	
Person hat geringe Schulbildung.	nein = 0 ja = 1	
Gesamtwert		
Dringlichkeit PSNV		> 4 = ja

Sodann begibt man sich zu den Personen, die als auffällig oder gefährdet bezeichnet werden, und macht sich selbst ein Bild und erfasst so gut wie möglich die erkennbaren oder eruierbaren Risikofaktoren. Gerade die ruhigen Notfallopfer, die keine spektakulären Reaktionen zeigen, werden im Großschadensfall oft übersehen.

Ruhiger Ort

Die Betroffenen sollten schnell an einen geeigneten Ort gebracht werden. Dies muss ein Ort sein, der zwei sich zunächst widersprechenden Anforderungen gerecht wird: Einerseits soll der direkte Sinneskontakt mit dem Geschehen vor Ort eingeschränkt sein (Sehen der anderen Notfallopfer und der Arbeit der Feuerwehr beim Herausschneiden der Opfer, Brandgeruch, Schreie der Opfer etc.), andererseits soll den Betroffenen nicht die Möglichkeit verwehrt werden, sich von verstorbenen Angehörigen zu verabschieden. Dies bedeutet, dass der Ort nicht zu nahe und nicht zu weit entfernt sein darf.

Wenn die Kooperation mit den Einsatzkräften gut funktioniert, bieten sich für Gespräche die Einsatzfahrzeuge an. Bei größeren Ereignissen wird meist vom Einsatzleiter Psychosoziale Betreuung für eine entsprechende Infrastruktur gesorgt (s.o.). Sonst muss der einzelne Psychosoziale Notfallhelfer darum ersuchen.

Die Betreuung von Gruppen

Eine Einzelbetreuung ist oft nicht möglich, sondern die Notfallopfer müssen in Gruppen zusammengefasst werden. Als grobe Richtlinie gilt, dass bei der Betreuung von Gruppen vor Ort Psychosoziale Notfallhelfer im Schlüssel von 1:5 arbeiten können. Dies kann durch den Verlust an Privatheit belastend sein, aber auch stärken im Sinne von »geteiltes Leid ist halbes Leid«. Hier ergeben sich oft Bedingungen, die dem Gelernten widersprechen (Diskretion, Schweigepflicht u.Ä.), aber pragmatisch richtig sind.

Kleingruppen ähnlich Betroffener können sich für Gespräche anbieten, die sonst mit Einzelpersonen geführt würden. Dabei sollten Gruppen von homogen Betroffenen zusammengestellt werden und keine Mischung von Opfertypen (also nicht Helfer und Angehörige) stattfinden, weil sich die Gruppen sonst gegenseitig hochschaukeln und im schlimmsten Fall gegenseitig zusätzlich belasten durch unterschiedliche Perspektiven und unterschiedliche Sprache (s.a. Kap. 6.8).

Die Betreuung Einzelner

Einzelne Notfallopfer sollten beim Großschadensfall ähnlich wie beim Individualnotfall betreut werden. Insbesondere sollte beim Großschadensfall aber beachtet werden:

- Vermeidung von weiteren potenziellen Belastungen
- Reduktion der Gesamtbelastung (Sinneseindrücke, Sprache)
- Erkennen der Bedürfnisse der Betroffenen, die von den Einsatzkräften nicht gesehen werden

- Übersetzen der Bedürfnisse im System, ohne dieses zu konterkarieren (beispielsweise kurz allein sein mit verstorbenem Verwandten. Das Notfallopfer darf natürlich sich selbst oder andere nicht gefährden.)
- behutsames Entfernen vom Ort der größten Dramatik unter Berücksichtigung von Verrichtungen, wie Verabschiedung
- Erklärung der eigenen Betroffenheit und deren Konsequenzen, z.B. wenn jemand derealisiert war und daher dem Angehörigen nicht geholfen hat, Erklärung auch ggf. »skurriler« (Re-)Aktionen
- Screening: Erfassen von Ressourcen und Risikofaktoren für die aktuelle Betreuung und ggf. Weitergabe an Fachkräfte
- Suchen und Bereitstellen möglichst aller relevanten Informationen in angemessener Form (Krankenhäuser, in denen Verwandte untergebracht sind, Todesmitteilungen etc.)
- Erfassen von Notwendigkeiten, Gruppen einzurichten, wenn Einzelbetreuung nicht möglich ist (z.B. wurden beim Hochwasser 2002 Gruppen von älteren Menschen zusammengestellt, die in der Notunterkunft blieben, während die Jüngeren zu den Häusern aufräumen gingen), und organisatorisch-inhaltliche Vorbereitung dieser Gruppen.

Die Übergabe

Im Großschadensfall kann die Betreuung schneller als bei individuellen Notfällen ein Ende haben. Dies kann aus verschiedenen Gründen notwendig sein, wie Verlegung der Betroffenen oder andere Aufgaben der Notfallhelfer. Diese oft abrupte Übergabe in das nächste Betreuungssystem sollte möglichst persönlich erfolgen *(»Ich bringe Sie jetzt zur zuständigen Sozialarbeiterin, die ist schon informiert und wird Sie im Krankenhaus wegen Ihrer speziellen Frage unterstützen.«, »Ihre Schwägerin ist schon da, um Sie abzuholen, ich begleite Sie noch zum Auto.«)*.

Derartige Übergaben müssen oft auch telefonisch erfolgen und sollten mit einer Terminvereinbarung verbunden sein, die den Betroffenen mitgeteilt wird (»*Ich habe Sie bei Frau ... angekündigt, sie weiß Bescheid und wird Sie am Montag zwischen 9 und 10 Uhr auf dem Festnetz anrufen.*«). Auch die Notfallhelfer profitieren von dieser Art der Übergabe, weil sich bei ihnen der Kreis schließt und sie sich praktisch und mental wieder der nächsten Aufgabe widmen können.

Jede Art von Zusage muss eingehalten werden. Die Betroffenen verlassen sich auf diese Aussagen. Das Nicht-Einhalten (»*Ich komme gleich wieder.*«, »*Ich werde herausfinden, wo Ihr Mann hingekommen ist.*«) ist extrem belastend. So kann es passieren, dass den Psychosozialen Notfallhelfern und allen Einsatzkräften das Vertrauen generell entzogen wird.

▶ Leitender Psychosozialer Notfallhelfer

Ab einer gewissen Komplexität bzw. Schadensgröße ist ein Leiter für die Psychosoziale Notfallhilfe notwendig. In Österreich ist in einigen Länderorganisationen dies der sog. Stabsoffizier 7. Der leitende Psychosoziale Notfallhelfer ist für die Erfassung der gesamten Psychosozialen Notfallhilfe, des Screenings, für die Koordination der personellen Ressourcen und für die Zuteilung der Psychosozialen Notfallhelfer verantwortlich und wird im besten Fall von einem Verantwortlichen vor Ort unterstützt.

Nach dem Eintreffen muss er sich zunächst beim Einsatzleiter melden und eine Rückmeldung an die Leitstelle geben. Sodann muss er sich selbst einen Überblick über die Gesamtlage verschaffen. Dazu muss er Informationen vom Einsatzleiter einholen, ggf. auch von anderen Personen, beispielsweise einem Schulleiter, und dann die Situation in Augenschein nehmen.

Betreffs der Ausstattung sind von ihm folgende Punkte zu klären:

- Wo ist sein Arbeitsplatz und wo sind die Arbeitsplätze der anderen Psychosozialen Notfallhelfer?
- Welche Räumlichkeiten gibt es?
- Welche Ausstattung haben die Arbeitsplätze?
- Wie sieht es mit der Versorgung der Psychosozialen Notfallhelfer aus?
- Welche technischen Geräte stehen zur Verfügung?
- Welche Bereitstellungsräume gibt es?
- Welche Infrastruktur wird benötigt?
- Wie sieht voraussichtlich die Einsatzdauer aus?
- Ist genügend Informationsmaterial (Flyer) vorhanden?
- Wie können die anstehenden Aufgaben an die Psychosozialen Notfallhelfer verteilt werden?
- Wie werden die Betreuten registriert?
- Gibt es eine Deadline für eine Pressekonferenz?
- Entstehen Folgekosten?

Folgende Punkte sind von ihm bei der Planung zu berücksichtigen:

- Wie viele Personen müssen betreut werden?
- Wie viele sind davon Kinder, Ausländer?
- Wie viel Personal wird benötigt?
- Wie gelangt das Personal an die Einsatzstelle?
- Wo wird er am dringendsten gebraucht?
- Kollidieren die eigenen Planungen mit denen anderer Helfer?
- Wie lenkt er seine Leute?
- Wer unterstützt ihn direkt?

Während des Einsatzes hat der leitende Psychosoziale Notfallhelfer folgende Aufgaben:

- Begleitung des Einsatzes
- Rückmeldung an die Einsatzleitung in gewissen Zeitabständen

- Rückmeldung an die Einsatzleitung bei Änderung der Lage
- Erstellung eines Dienstplans
- Organisation der Ablösung
- Sicherstellung der Dokumentation
- Information für die später eintreffenden Psychosozialen Notfallhelfer erstellen, beispielsweise über die Schule, Räume zur Betreuung, Hergang
- Verpflegung sicherstellen
- ggf. Rückmeldung an den eigenen Dienstherrn.

Beim Abschluss des Einsatzes sehen seine Aufgaben folgendermaßen aus:

- das Einsatzende organisieren
- eine Abschlussbesprechung organisieren, und zwar formal, inhaltlich, emotional
- einen Einsatzbericht erstellen
- die Nachsorge organisieren
- Verbesserungsvorschläge sammeln, und zwar innerhalb der Psychosozialen Notfallhelfer und betreffs der Zusammenarbeit (Was lief gut? Was können wir verbessern?).

Ein leitender Psychosozialer Notfallhelfer muss eine entsprechende Ausbildung absolviert haben (s. Kap. 7.2). Um den Anforderungen des Großschadenfalls gerecht zu werden, sind gemeinsame Ausbildungen mit Mitarbeitern von Rettungsorganisationen etc. sehr hilfreich. Man lernt sich dort kennen, sieht die jeweils anderen Arbeitsfelder im Rahmen der Planspiele und Übungen und ist mit persönlichen Kontakten für den Ernstfall gerüstet.

Wenn ein Großschadensfall eintritt, muss die Rolle des leitenden Psychosozialen Notfallhelfers (Leiter Psychosoziale Betreuung) von einer Person übernommen werden, die bereits in Einsätzen Feldkompetenz erworben hat. Ohne Feldkompetenz neben der psychosozialen Fachkompetenz wären sie in einer derartig komplexen Situation hoffnungslos überfordert und würden zu Recht nicht ernst genommen. Diskrepanzen zwischen Fachkompetenz und Feldkompetenz sind für andere Einsatzorganisationen sofort spürbar. Der leitende Psychosoziale Notfallhelfer steht wie im Einzeleinsatz auf dem Prüfstein und repräsentiert den gesamten Mitarbeiterstab. Die Aufgabe eines leitenden Psychosozialen Notfallhelfers kann daher entweder von einem Psychosozialen Notfallhelfer mit hoher Feld- und Fachkompetenz übernommen werden oder von einem Notfallpsychologen mit hoher Feldkompetenz, die er sich in vielen Einsätzen erworben haben muss.

▶ Großveranstaltungen

Manchmal wird darüber diskutiert, dass bei jeder Großveranstaltung, wie einem Fußballspiel oder Popkonzert, Psychosoziale Notfallhelfer in ausreichender Anzahl bereitstehen müssen. Dieser Gedanke ist falsch. Er gilt zwar für die Medizin, aber nicht für die Psychosoziale Notfallhilfe. Psychosoziale Notfallhilfe muss im Gegensatz zur Medizin, bei der ansonsten die Patienten versterben oder zumindest sehr geschädigt werden können, in der Regel bei den meisten Notfallopfern nicht innerhalb weniger Minuten geleistet werden. Sie kann und sollte sogar in den meisten Fällen erst nach einem gewissen Zeitraum erfolgen. In diesem Zeitraum dürften aber in aller Regel genügend Psychosoziale Notfallhelfer eintreffen. Auch ist es nicht notwendig, dass sich die Psychosozialen Notfallhelfer in der ersten Phase nach einem Notfall um Einsatzkräfte kümmern, sondern dies ist – wenn überhaupt – erst in einer späteren Phase nach einigen Tagen notwendig. In der Regel haben Einsatzkräfte aber eigene Systeme, die sich um die Einsatzkräfte kümmern.

7 Die Helfer

7.1 Auswahl

Psychosoziale Notfallhelfer müssen nach einer relativ kurzen Ausbildung in Situationen arbeiten, die große soziale Kompetenz erfordern, in denen ihr Verhalten gravierende Folgen für Menschen in einer Ausnahmesituation haben kann und in denen sie sich in Strukturen einordnen müssen. Daher ist es unerlässlich, sich Gedanken über die Qualität von Psychosozialen Notfallhelfern zu machen. Aspekte der Auswahl, Ausbildung und Qualitätssicherung gehören benannt, reflektiert und diskutiert. Dies müssen sich die Organisationen auferlegen, die für die Betroffenen in einer höchst vulnerablen Phase Psychosoziale Notfallhilfe anbieten. Hier dürfen keine »eifrigen« und »dilettantischen Idealisten« arbeiten, die »in der Uniform« und »in der Gemeinschaft« arbeiten und aufgehoben sein möchten, sondern es muss professionelle Arbeit geleistet werden. Teilweise haben sich die Anfangsprobleme nach fast zwei Jahrzehnten Erfahrung der Einsatzorganisationen gelöst und es erfolgt eine entsprechende Personalauswahl und -entwicklung.

▶ Bewerbergruppen

Während einige Personen gute Voraussetzungen für die Arbeit als Psychosozialer Notfallhelfer mitbringen, sind andere dafür nicht geeignet. Daher sollte es Kriterien geben, die von den entsprechenden Organisationen bei den Bewerbern überprüft werden. Bei den Bewerbungen, in der Ausbildung, im Einsatzgeschehen und bei Gesprächen mit fachlich Verantwortlichen zeigt sich, dass bei den Psychosozialen Notfallhelfern bestimmte Gruppen häufig anzutreffen sind:

1. Personen, die als Rettungsdienstmitarbeiter jahrelang die Erfahrung gemacht haben, dass sie dann

gehen müssen, wenn die Betroffenen bezüglich ihrer psychischen Situation jemanden brauchen würden, wie z. B. nach erfolglosen Reanimationen oder wenn der Tod am Unfallort festgestellt wurde. Sie werden Psychosozialer Notfallhelfer, weil sie diese Problematik erkannt haben und hier etwas bieten möchten (vgl. auch WARGER 2007). Einige möchten auch nach jahrelangem Einsatzstress in einen körperlich weniger anstrengenden Bereich wechseln, aber ihre Kompetenz trotzdem der Rettungsorganisation und den Betroffenen zur Verfügung stellen. Diese Personen sind oft sehr reflektiert, kennen die Logik und Logistik von Rettungsorganisationen genau und sind mit dem ganzen »Drumherum« vertraut. Diese Personengruppe ist gut für die Arbeit als Psychosozialer Notfallhelfer geeignet, zumal sie auch erfahrener ist als junge Rettungsdienstmitarbeiter. Bei Bewerbungsgesprächen und im Rahmen der Ausbildung bei dieser Gruppe sollte aber darauf geachtet werden, dass sie nicht z. B. aus unverarbeiteten Schuldgefühlen in den anderen Bereich wechseln.
2. Personen, die psychosoziale Kompetenz, Intuition und gute Menschenkenntnis besitzen und dies im eigenen Beruf entweder nicht, da sie aus ganz anderen Berufen stammen, wie Techniker oder Kaufleute, oder ihrer Meinung nach zu wenig, wie Lehrer, Krankenpflegepersonal, Sozialarbeiter, Kindergärtnerinnen, einbringen können. Dieses Defizit wollen sie ausgleichen. Diese Personen können die Erfahrungen und Kenntnisse aus der Arbeit der Psychosozialen Notfallhelfer sogar gewinnbringend in ihre Institutionen zurücktragen, wenn dies dort erwünscht ist.
3. Personen, die von ihrer Ausbildung her bereits Grundkenntnisse haben, z. B. Mediziner, Psychologen, Psychotherapeuten, Theologen, und ihre Kompetenz anbieten möchten. Wenn diese Personen im Rahmen ihrer Arbeit als Psychosoziale

Notfallhelfer Feldkompetenz erworben haben und die Akzeptanz bei den Einsatzkräften besitzen, könnten sie auch später als Fachkraft agieren, also in der 3. Stufe des Versorgungsdreiecks, sowie in der Ausbildung von Psychosozialen Notfallhelfern und als Leiter der Psychosozialen Notfallhilfe arbeiten.

4. Personen, die eigene Traumatisierungen oder Schuldgefühle nicht (hinlänglich) verarbeitet haben und sie hier stellvertretend bearbeiten möchten. Dies führt im Einsatz häufig zum »Agieren«. Aus diesem Grund ist es extrem wichtig, diesen Bewerbern deutlich zu sagen, dass Psychosoziale Notfallhilfe keine Selbsterfahrungsgruppe, Selbsthilfegruppe oder Psychotherapie ist.
5. »Gurus« und »Gschaftlhuber«, also Personen, die sich selbst per se als heilbringend verstehen oder auch in dem Feld im weitesten Sinne schon aktiv sind (teilweise auch esoterisch) und hier ein weiteres Betätigungsfeld finden wollen. Sie meinen, dass sie unbedingt gebraucht werden. Hier gibt es auch viele, die in den Rettungsorganisationen wenig Aufmerksamkeit finden. Diese Personen schaden der Sache massiv, weil sie das ganze System in Misskredit bringen können. Wenn sie nach einem Notfall mit akut belasteten und Orientierung suchenden Menschen arbeiten, ergeben sich vielfältige Probleme durch die Beeinflussung von vulnerablen Personen.
6. Personen, die »etwas Gutes und Sinnvolles tun möchten« und sich ohne besondere Vorausbildung und sonstige Motivation »einfach so« melden. Diese Gruppe ist oft schwer in die Strukturen einer Einsatzorganisation zu integrieren, da der Wunsch zu helfen das Reflektieren und Akzeptieren von eigenen und organisatorischen Grenzen sehr erschwert.

Auswahlkriterien

Für die Bewerber müssen klare Auswahlkriterien vorliegen. Bei diesen Auswahlkriterien handelt es ich um eine Mischung aus inhaltlich-fachlichen, persönlichen und praktischen Bedingungen.

Inhaltlich-fachliche und persönliche Aufnahmekriterien

Nur Personen der Gruppen 1 – 4 sollten die Möglichkeit zur Mitarbeit bekommen. Des Weiteren sollten sie folgende Kriterien erfüllen:

- Mindestalter: 28 Jahre
- körperliche Gesundheit
- psychische und mentale Stabilität und Belastbarkeit
- Reflexion eigener biografischer Vorbelastungen
- Reflexion von (aktuellen) Ressourcen
- Reflexion und schlüssige Darstellung der Motivation zur Mitarbeit
- Teamfähigkeit
- Zuverlässigkeit
- Bekenntnis zum Kernauftrag der Psychosozialen Notfallhilfe (Betreuung in der Phase nach dem Notfall auf der Basis notfallpsychologischer und psychotraumatologischer Konzepte)
- Anerkennung der Grenzen der Psychosozialen Notfallhilfe
- soziale Kompetenz
- praktische Kompetenz
- Bereitschaft zur Kooperation mit anderen Personengruppen
- Bereitschaft, sich in bestehende Strukturen ein zugliedern.

Praktische Aufnahmekriterien

- Pkw-Führerschein und Fahrpraxis
- eine Familiensituation, die die Mitarbeit im Hinblick auf praktische Fragen und Ressourcen erlaubt

- zeitliche und räumliche Mobilität
- grundsätzliches Zeitbudget, um die erforderliche Anzahl an Diensten zuverlässig bieten zu können.

Einige der oben genannten Punkte können relativ schnell erfasst werden, beispielsweise ob jemand zeitlich mobil ist, sodass er während eines Bereitschaftsdienstes jederzeit zu erreichen ist und innerhalb weniger Stunden, manchmal auch weniger Minuten vor Ort ist. Andere Punkte, wie Motivation, Belastbarkeit und Teamfähigkeit und die Bereitschaft, sich in Strukturen einzugliedern, sind wesentlich schwerer zu erfassen. So ist während des Einsatzes eine Zusammenarbeit mit anderen Berufsgruppen aus völlig unterschiedlichen Organisationen vonnöten. Es kann erforderlich sein, Anweisungen einfach zu befolgen, ohne in dem Moment zu diskutieren. Ein direktiver Führungsstil wie er eher bei Polizei und Feuerwehr herrscht, kann zwar als unangenehm empfunden werden, aber die Anweisungen müssen trotzdem befolgt werden.

Die offensichtlichen Schwierigkeiten der Erfassung dieser Punkte bei einem Bewerber sollten nicht dazu verleiten, auf den Versuch einer Einschätzung zu verzichten. Es ist besser, eine auch noch so mangelhafte Abschätzung vorzunehmen als gar keine und dann jede Person mitarbeiten zu lassen.

Neben diesen Kriterien erweist es sich als sinnvoll und hilfreich, bestimmte Hobbys, Interessen und Fremdsprachenkenntnisse bei den Bewerbern zu erfassen. Damit ergibt sich in einem Team eine Kompetenz, die eine zusätzliche Ressource darstellt, beispielsweise wenn es sich um einen Notfall mit Ausländern handelt und ein Mitglied aus dem Team dessen Sprache spricht und sich in den kulturellen Gewohnheiten auskennt.

▶ Bewerbungsgespräch

Ein Bewerbungsgespräch, in dem sich der potenzielle Mitarbeiter vorstellt, sollte durch die fachliche Leitung sowie unter Einbezug erfahrener reflektierter Psychosozialer Notfallhelfer erfolgen. In diesem Gespräch sollen die o. g. Punkte strukturiert erfasst und die Bewerber über das Konzept und die praktischen Konsequenzen für sie selbst aufgeklärt werden bzw. sollen sie dies überlegen. Vor allem die Motivation und die persönlichen Ressourcen sowie die Belastungen müssen abgeklärt und eine Zustimmung zum Kernkonzept und zum Kernauftrag der Psychosozialen Notfallhilfe abgegeben werden. Die verpflichtende Supervision und der genaue Einschulungsmodus soll besprochen werden sowie die Tatsache, dass es nach dieser Phase eine endgültige Entscheidung von beiden Seiten geben wird.

Die Punkte sollten miteinander diskutiert bzw. vom Bewerber dargestellt werden. Im Anschluss an das gemeinsame Gespräch muss sich die Leitung, ohne den Bewerber, zu Eindrücken und Auffälligkeiten austauschen und diesen Eindruck schriftlich festhalten, um ihn im Falle einer Entscheidung für eine Probezeit zu reflektieren.

7.2 Aus- und Fortbildung

Nach einem positiv absolvierten Bewerbungsgespräch soll eine strukturierte Ausbildung erfolgen. Etliche potenzielle Psychosoziale Notfallhelfer haben bereits eine Ausbildung in einem Beruf, der für Notfälle relevant ist, beispielsweise Pastoren, Rettungsdienstmitarbeiter, Sozialarbeiter und Psychologen. Diese Ausbildung kann als Basisausbildung angesehen werden, auf der aufgebaut werden kann. Sie genügt aber bei keiner Berufsgruppe, um mit direkten und indirekten Notfallopfern sowie Helfern angemessen umzugehen; eine zusätzliche spezifische Aus- bzw. Fortbildung ist unerlässlich.

Die Ausbildung von Psychosozialen Notfallhelfern hat sich verbessert. Sah es vor einigen Jahren noch so aus, dass sie von Rettungsorganisation zu Rettungsorganisation bzw. von Notfallseelsorge zu Notfallseelsorge (Waterstraat 2011) sehr stark variierte bzw. teilweise kaum Gemeinsamkeiten feststellbar waren, so hat man sich in den letzten Jahren sehr bemüht, sie zu vereinheitlichen, und zwar bei den großen Rettungsdienstorganisationen und auch bei der Notfallseelsorge.

Allerdings gibt es bei den Voraussetzungen Unterschiede, die in der Ausbildung berücksichtigt werden müssen. Beispielsweise haben Theologen während ihres Studiums und Vikariats in der Regel eine intensive Ausbildung in Gesprächsführung erhalten, sodass dieser Teil in der Ausbildung geringer ausfallen kann. Sie müssen sich nur noch aneignen, wann die Gesprächsführung direktiver sein muss, als sie es vom Grundberuf her gewöhnt sind. Ferner ist zu berücksichtigen, dass es sich bei den potenziellen Notfallseelsorgern um sehr heterogene Gruppen handelt. Längst nicht alle sind studierte Theologen, sondern es kann sich auch um Bäcker oder Zimmerleute handeln. Diese benötigen selbstverständlich eine andere und intensivere Ausbildung als studierte Theologen.

Bei den Theologen/Notfallseelsorgern sind die Kenntnisse der Strukturen von helfenden Organisationen, wie Polizei, Feuerwehr und Rettungsdiensten, gering, sodass hier eine ausführliche Ausbildung erforderlich ist. Umgekehrt kennen sich Mitarbeiter der Rettungsdienste gut in den Strukturen der »Blaulichtorganisationen« aus, sodass dieser Teil der Ausbildung kurz ausfallen kann, während das Thema »Gesprächsführung« ausführlicher behandelt werden muss und intensive Übungen erforderlich sind. Ein einheitliches detailliertes identisches Curriculum wäre angesichts der Heterogenität der Organisationen und Personengruppen völlig unangemessen.

Die folgenden Empfehlungen zur Ausbildung basieren auf den gängigen Curricula, Diskussionen mit den Mitgliedern der zuständigen Organisationen und auf den persönlichen Einschätzungen der Autoren aufgrund praktischer, ausbildender, forschender und supervisorischer Tätigkeit in diesem Bereich.

Die Grundausbildung sollte etwa 100–200 Stunden betragen. Sie umfasst Inhalte, die für alle Gruppen verbindlich sein sollten, und Inhalte, die zusätzlich für bestimmte Gruppen behandelt werden sollten.

Inhalte der Ausbildung

Inhalte allgemein

- potenzielle Belastungen von Notfallopfern und Helfern
- Moderatorvariablen
- Reaktionen und Folgen
- Neurobiologie und Neurophysiologie bei Extremstress
- Grundsätze der Psychosozialen Notfallhilfe
- Möglichkeiten und Grenzen der Psychosozialen Notfallhilfe
- praktische Vorgehensweise
- Psychische Erste Hilfe
- Psychoedukation
- Methoden zur Beruhigung und Stabilisierung
- Aktivierung von Ressourcen
- Kommunikation
- Notfallmanagement
- spezielle Situationen, wie Umgang mit Kindern, Suizidalen, Gruppen
- Großschadensfall
- Umgang mit Tod und Sterben
- Screeningmethoden
- Organisationsstrukturen
- Netzwerkarbeit
- Institutionen, an die weiterverwiesen werden kann
- Hilfen für Helfer, Psychohygiene (Umgang mit sich selbst)
- Selbsterfahrung, Selbstreflexion
- rechtliche Grundkenntnisse.

Zusätzliche Inhalte für Notfallseelsorger

- Ablauf von Notfalleinsätzen
- Organisationskunde (Kenntnisse über Strukturen, Begrifflichkeiten von Polizei, Feuerwehr, Rettungsdiensten, Psychosozialen Notfallhelfergruppen)
- Besuch einer Polizei- oder Feuerwehrwache
- Besuch einer Leitstelle
- Mitfahren bei Einsätzen
- Reflexion der Haltung
- theologische Grundlagen der Notfallseelsorge.

Zusätzliche Inhalte für KIT und Einsatzkräfte

- Gesprächsführung
- grundlegende Rituale im Umgang mit Verlust und Tod.

Zusätzliche Inhalte für leitende Psychosoziale Notfallhelfer

- triagegeleitetes Zuteilen der Betreuer zu den Betroffenen
- Position im multiprofessionellen Team
- Einsatzlogistik, Einsatzlogik, Stabsarbeit
- Kenntnisse über Sprache, Kennzeichnungen und Aufbau der Rettungsorganisationen
- Aufgaben des leitenden Psychosozialen Notfallhelfers, Aufgaben Leiter Psychosoziale Betreuung
- Personalplanung
- Öffentlichkeitsarbeit, Kommunikation mit Medien
- Führung.

▶ Durchführung

Grundkenntnisse und Theorie sollten in Seminaren erworben werden, zum Erwerb bestimmter Fertigkeiten sind praktische Übungen und Rollenspiele unabdingbar. Ausbilder sollten Praxiserfahrung bzw. Fach- und Feldkompetenz haben. Teile der praktischen Ausbildung können in definierten Fällen durch Multiplikatoren erfolgen, also Personen, die selbst einmal hierin ausgebildet worden sind und über hohe Feldkompetenz verfügen sowie die nötige Akzeptanz in den Organisationen haben. Für den theoretischen Teil und die Methodenvermittlung im praktischen Teil sind versierte Fachkräfte wichtig, die komplexe Hintergründe zielgruppenspezifisch vermitteln können und Übungen nachvollziehbar gestalten, um die Inhalte für die Praktiker nutzbar zu machen. Es genügt nicht, dass Psychosoziale Notfallhelfer bestimmte Techniken nur anwenden können, sie sollten auch verstehen, warum sie wann was tun, um souverän und sicher im Sinne der Betroffenen zu agieren.

Mithilfe einer solchen Ausbildung sollten die Psychosozialen Notfallhelfer dann in der Lage sein,

- bei dem entsprechenden Notfalltyp (z.B. Mord in der Psychiatrie oder Raubüberfall)
- zu diesem Zeitpunkt (z.B. eine Stunde nach dem Notfall oder nach zwei Tagen)
- bei dieser von einem Notfall betroffenen Personengruppe (z.B. Angehörige eines Herzinfarktpatienten oder Augenzeugen, die verhört werden müssen)
- unter diesen Rahmenbedingungen (z.B. im Krankenhaus oder in der Küche, in der Kinder spielen)
- den richtigen Betreuungsansatz (z.B. beruhigen oder Selbstkontrolle stärken)
- und die richtige Person für die Betreuung auszuwählen.

▶ Beginn der Einsatzarbeit im Team

Bei der Aufnahme der Arbeit sollte eine strukturierte Einschulung mit Feedbackschleifen erfolgen. Diese Einschulung sollte folgendermaßen aussehen:

1. Bevor ein neuer Betreuer allein Einsätze übernimmt, sollte er zweimal bei einem Einsatz mit einem erfahrenen Kollegen mitfahren.
2. Danach sollte er einen Einsatz bestreiten, begleitet von einem erfahrenen Kollegen.
3. Alle drei Einsätze sollten besprochen werden. An der Besprechung sollten neben dem neuen Betreuer der erfahrene Kollege und der fachliche Leiter teilnehmen. Der Einsatzbericht sollte besprochen und in diesem Kontext dem neuen Kollegen inhaltlich-fachliches Feedback gegeben werden (vgl. Münker-Kramer und Lasogga 2011).

Zu diesem Zeitpunkt gibt es von beiden Seiten her die Möglichkeit, die Kooperation nicht fortzusetzen. Auch ein Psychosozialer Notfallhelfer kann zu der Erkenntnis gekommen sein, dass die Einsatztätigkeit doch nichts für ihn ist.

Im Fall einer beidseitig positiven Einschätzung sollte eine schriftliche Vereinbarung getroffen werden. In der Vereinbarung sind einige Punkte geregelt:

- Grundprinzipien
- die Verpflichtung, an Supervisionen und Teambesprechungen teilzunehmen
- Fortbildungsveranstaltungen zu besuchen
- Schweigepflicht
- Kooperation mit der fachlichen Leitung
- die Übergabe in nachfolgende und parallele Betreuungssysteme
- Umfang, Abwicklung und Rücksprachen der Einsätze
- Umgang mit Fahrzeugen und der Uniform
- Abläufe beim Ausstieg.

Bei einem positiven Eindruck sollte dann die beidseitige Unterzeichnung der Vereinbarung erfolgen. Damit wird der neue Mitarbeiter in seiner Region ins Team aufgenommen und in den Dienstplan integriert.

Fortbildung

Mindestens alle zwei bis drei Jahre sollte eine Fortbildung besucht werden. Dies ist notwendig, da die Kenntnisse im Bereich der Notfallpsychologie rasant voranschreiten. Auch können nicht gleich in der Grundausbildung sämtliche relevanten Bereiche vermittelt werden, dies wäre eine Überforderung. Außerdem kann sich zeigen, dass für einzelne Mitarbeiter unterschiedliche Bereiche relevant sind und hier ein unterschiedlicher Fortbildungsbedarf vorliegt.

In den Fortbildungsveranstaltungen sollte auch immer eine Reflexion der eigenen Tätigkeit erfolgen. Dies sollte nicht nur vor dem Hintergrund erfolgen, dass etwas falsch gemacht sein könnte, sondern auch, um zu sehen, dass man etwas richtig gemacht hat (»*Jetzt habe ich erst richtig mit Worten benennen können und vom Hintergrund her verstehen können, was ich jahrelang gemacht habe. Ich bin froh, dass ich richtig gelegen habe, aber es hätte auch ganz anders sein können.«).*

Reflexionsgespräche

Nach einem Zeitraum von einem halben bis einem Jahr sollte ähnlich wie bei einer Probezeit noch einmal ein allgemeines Reflexionsgespräch mit dem neuen Mitarbeiter geführt werden, insbesondere auch darüber, wie er die Betreuungen und die damit verbundene Belastung erlebt. Es ist besser, zu diesem Zeitpunkt noch einmal zu schauen, ob ein Psychosozialer Notfallhelfer sich für diese Aufgabe geeignet fühlt und geeignet ist als zu einem späteren Zeitpunkt, wenn möglicherweise bereits die ersten Probleme auftreten.

Für beide Seiten sollte es ein Ausstiegsszenario geben. Dies muss kein ausgeklügeltes System von regulierten Mitarbeitergesprächen sein. Ein derartiges Ausstiegsszenario wird nach den ersten Jahren der Erfahrung vehement von in der Praxis tätigen Führungskräften in der Psychosozialen Notfallhilfe gefordert und ist ein wichtiger Aspekt der Qualitätssicherung.

Supervision, Teambesprechungen

Einsatznachsorge, Teambesprechungen und Supervision müssen als selbstverständlich, wichtig und wertvoll angesehen werden. Oft ist jedoch die Haltung »wenn etwas passiert, dann kann ja immer noch was gemacht werden« vorzufinden. Einige hören aber auf, weil die Belastung zu hoch ist und es keiner bemerkt (Warger 2007).

Psychosoziale Notfallhelfer sind vielen problematischen Situationen und Belastungen ausgesetzt. Dies können Situationen im Umgang mit direkten und indirekten Notfallopfern sein, in der Zusammenarbeit mit diversen Helfergruppen, aber auch im Umgang mit sich selbst. Um eigene Kompetenzen und die Fallarbeit zu reflektieren und zu korrigieren, aber auch um Bestätigung zu erfahren und die Teamzusammengehörigkeit zu stärken, sollte ca. dreimal jährlich

Supervision angeboten werden. Ein Fernbleiben sollte nur die Ausnahme darstellen. Darüber hinaus sollte Einzelsupervision durch Fachkräfte jederzeit möglich sein und auch aktiv von der Organisation angeboten werden. In diesen Gruppen- oder Einzelsupervisionen sollte auch regelmäßig ein Reflexionsgespräch mit den Psychosozialen Notfallhelfern stattfinden. Supervision sollte von einer mit Fachkompetenz und Feldkompetenz ausgestatteten Fachkraft durchgeführt werden.

▶ Der Ausstieg

Falls es zu einer Beendigung der Mitarbeit kommt, sollte die nächsthöhere Führungskraft ein Gespräch über den Ausstieg bzw. die Gründe für den Ausstieg führen. Diese können z. B. sein:

- die Tätigkeit passt nicht mehr in die Lebenssituation des Mitarbeiters (familiär, beruflich)
- der Mitarbeiter ist von seiner Person her überfordert und dies kann in Reflexionen, Fortbildungen und Supervisionen nicht aufgelöst werden
- der Mitarbeiter hält sich nicht an die Grundprinzipien der Psychosozialen Notfallhilfe
- der Mitarbeiter hält sich nicht an die organisatorischen Rahmenbedingungen
- es gibt im Team gruppendynamische Probleme aufgrund des Verhaltens des Mitarbeiters, die nicht aufgelöst werden können
- ein Mitarbeiter wünscht ohne Nennung von Gründen auszuscheiden.

Dieses Gespräch hat nicht zum Ziel, einen Ausstieg bzw. ein Beenden der Mitarbeit vonseiten der Organisation zu revidieren oder infrage zu stellen. Es dient vielmehr dazu, zu klären, ob für den Mitarbeiter abschließend noch etwas getan werden kann und ob der Mitarbeiter Anregungen für Verbesserungen in der Organisation hat. Thema kann selbstverständlich auch sein, wie der Mitarbeiter für sich die Rückmeldungen nutzen möchte.

Bei einer Trennung sind Ausweis, Dienstkleidung, zusätzliche Ausstattung etc. zurückzugeben. Bei einer Beendigung der Arbeitsvereinbarung vonseiten des Mitarbeiters sind die in den nächsten vier Wochen eingetragenen Dienste an andere Kollegen zu übergeben, um den lückenlosen Dienstplan nicht zu gefährden.

7.3 Psychologische Belastungen

Eine gute Ausbildung, Supervision und auch die Möglichkeit eines Ausstiegs für die Helfer sind nicht zuletzt deshalb zu klären, weil die Psychosozialen Notfallhelfer vielen Belastungen ausgesetzt sind. Diese Belastungen decken sich teilweise mit denen der Notfallopfer. Die Belastungen, die sowohl für die Notfallopfer gelten als auch für die Helfer, wurden bereits in Kapitel 3.1 dargestellt; sie werden hier nicht noch einmal beschrieben. Die folgende Darstellung konzentriert sich auf die zusätzlichen Belastungen, denen Psychosoziale Notfallhelfer ausgesetzt sind. Sofern sich aus den Belastungen konkrete Hinweise für die Selbstfürsorge ergeben, werden diese an den entsprechenden Stellen angeführt.

▶ Belastungen aus dem Individuum heraus

Diese Belastungen resultieren aus der Persönlichkeit und den jeweiligen individuellen Bedingungen des einzelnen Psychosozialen Notfallhelfers.

Mangelndes Kompetenzerleben

Psychosoziale Notfallhelfer erleben sich nicht in allen Situationen als kompetent. Dieses subjektive Inkompetenzgefühl ist nicht immer deckungsgleich mit objektiv beobachtbaren Unzulänglichkeiten. Ein Psychosozialer Notfallhelfer kann eine Betreuung beginnen und das Gefühl haben, kompetent und der Situation gewachsen zu sein, und plötzlich das Ge-

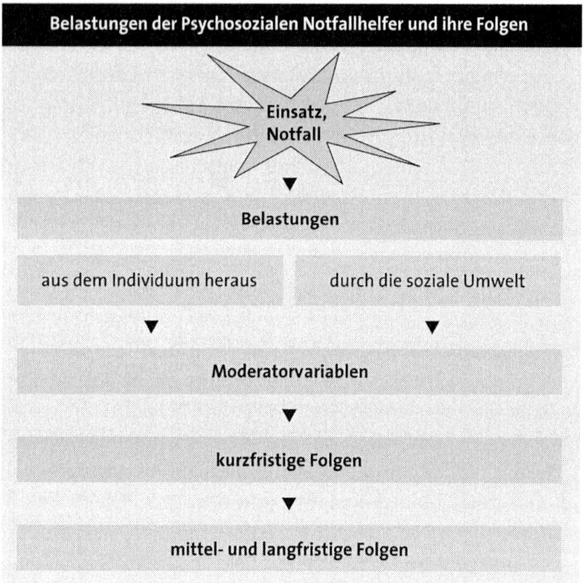

Abb. 4 ▶ Belastungen der Psychosozialen Notfallhelfer und ihre Folgen

fühl haben, dass es »nicht mehr läuft«, ohne dass er objektiv etwas falsch gemacht hat. Auch ein Beobachter würde nicht den Eindruck haben, dass etwas falsch läuft.

Situationen können sich auch so entwickeln, dass die Psychosozialen Notfallhelfer objektiv überfordert sind, z.B. wenn es um Fragestellungen geht, für die sie nicht ausgebildet sind (diagnostische Details, Prognosen) oder denen sie sich persönlich nicht gewachsen fühlen, beispielsweise wenn es plötzlich um Glaubensfragen geht. Hier ist entscheidend, ob das Selbstbewusstsein so weit ausgeprägt ist, dass man dies zugeben und adäquat und authentisch kommunizieren kann oder ob man sich noch mehr unter Druck setzt, indem man versucht es zu vertuschen. Inkompetenzgefühle können auch aus dem Gefühl heraus entstehen, nicht die »richtigen« Antworten zu haben. Dies ist bei Notfällen oft der Fall, vor allem auch, weil es oft kaum »richtige Antworten gibt«.

Ein Beispiel: Das Kind einer Frau verstirbt bei einem Unfall. Sie fragt: »Warum lässt Gott das zu?« Eine Antwort wie »Zeit heilt alle Wunden.« oder »So etwas sollten Sie nicht fragen.« wäre für die Frau zusätzlich belastend, weil sie einerseits bagatellisierend, klischeehaft oder im Fall der zweiten Antwort moralisierend und entindividualisierend ist. Die betroffene Mutter bekäme das Gefühl, nach bestimmten Vorgaben reden und fühlen zu müssen und verliert den Bezug zu den eigenen spontanen Reaktionen. Die subjektive Hilflosigkeit des Psychosozialen Notfallhelfers soll also nicht dazu führen, dass die Betroffenen mit Floskeln abgespeist werden. Die Hilflosigkeit kann sogar angemessen kommuniziert werden, z.B. mit Sätzen wie: »Das ist eine Frage, die in einer solchen Situation sehr nachvollziehbar ist, so als Suche nach einem Sinn dahinter. Eine einfache Antwort darauf habe ich auch nicht.«

Letztlich können auch bei souveränem Umgang Begebenheiten zu einer kumulativen Belastung für den Helfer werden, wenn immer wieder erlebt wird, dass sich etwas nicht »abrunden« lässt und ein sogenannter »Zeigarnik-Effekt« entsteht. Dies bedeutet, dass unerledigte Fragen und Handlungen stark beschäftigen und irritieren (s.a. Kap. 3.1).

Auch eine Überschätzung der eigenen Kompetenz ist festzustellen. Dies ist für das Umfeld belastend, für die Betroffenen aber höchstens, indem sie Reaktionen der Umwelt, wie Genervtheit oder Ablehnung, nicht adäquat zu interpretieren wissen oder sich durch kritisches Feedback irritiert fühlen. In diesem Fall ist gezieltes Feedback des Teamleiters notwendig.

Anspruchsdenken

Viele Psychosoziale Notfallhelfer bzw. Notfallpsychologen spüren eine große Verantwortung und haben ein dementsprechend hohes Anspruchsdenken an sich selbst, eben weil sie »zum Helfen da sind«. Nicht helfen zu können, widerspricht der Identität und dem Selbstbild. Das Anspruchsdenken und die Verantwortung sind ein wichtiger Motor und intrinsischer Motivator, als Psychosozialer Notfallhelfer zu arbeiten. Sie können allerdings zu einem hohen Leistungsdruck führen, wenn sie übersteigert sind.

Selbst wenn Psychosoziale Notfallhelfer manchmal objektiv kaum helfen können – was in etlichen Situationen, in die sie kommen können, Realität ist –, können sie sich Vorwürfe machen und immer wieder darüber nachdenken, ob sie bei einer anderen Vorgehensweise nicht doch hätten besser helfen können, sei es, dass jemand nicht von einer Brücke gesprungen wäre, sei es, dass eine alte Frau weniger traurig über den Tod ihres Mannes gewesen wäre, wenn man bessere Worte gefunden hätte. Dies kann auf die Dauer sehr belasten. Solche Überlegungen sollten in der Supervision besprochen werden.

Kontrollverlust, Hilflosigkeit

Abgesehen von den Aspekten der Hilflosigkeit, die aufgrund eines objektiv hohen, vielleicht sogar übersteigerten Anspruches entstehen, fühlen sich Psychosoziale Notfallhelfer manchmal sehr hilflos in Situationen, die »einfach schrecklich sind«. Das Leid von Eltern mitzuerleben, deren Kind gerade verstorben ist, lässt keinen Helfer kalt. Gerade das Erleben des Todes von Kindern gilt als einer der wichtigsten Risikofaktoren für die Entwicklung von Störungen, da es unserem Weltbild widerspricht. Schon »wenig Kontrolle« wird von Helfern als belastend empfunden (Wirtenberger und Juen 2005).

Das Beispiel einer Mutter, deren Kind sich beim an sich harmlosen Spielen im Garten durch einen Unfall lebensgefährlich verletzt hat und die sich verzweifelt fast an die Kufen des Rettungshubschraubers hängte, um ins Krankenhaus mitzufliegen, machte ein ganzes Einsatzteam (Piloten, Notarzt, Rettungsdienstmitarbeiter, Psychosoziale Notfallhelfer, die dann geholt wurden) extrem hilflos. Das Team nahm eine psychologische Nachbesprechung in Anspruch, in der dies bearbeitet werden konnte.

Kontrollverlust und Hilflosigkeit führen zu mannigfaltigen negativen Folgereaktionen und können, wenn sie längere Zeit andauern, psychische und somatische Krankheiten zur Folge haben. Ein niedriges Selbstwirksamkeitserleben kann einen Risikofaktor für die Entstehung einer Posttraumatischen Belastungsstörung darstellen (HEINRICHS ET AL. 2002).

Empathiefähigkeit, Aufnahme von Sinneswahrnehmungen und Gefühlen

Als besondere Gefahr ist eine neurologische Ausstattung zu nennen, die eigentlich der »morphologische« Sitz unserer sozialen Kompetenz und unserer Empathiefähigkeit ist: Die Fähigkeit, sich in die Befindlichkeit des anderen hineinzuversetzen. Dies ist letztlich eine der Grundvoraussetzungen für Helfer. Das neurobiologische Korrelat dieser Fähigkeit sind die sogenannten Spiegelneuronen. Sie hinterlassen bei den betreuenden Personen sozusagen strukturelle Spuren (BAUER 2005). Spiegelneuronen sind Neuronensammlungen an der motorischen Rinde, die genaue Handlungsabläufe speichern. Geschehnisse und Bilder werden eins zu eins als Szene abgespeichert, d.h. unmittelbar übernommen. Dies geschieht nicht bewusst, hat aber sofort auch physiologische Auswirkungen. Psychosoziale Notfallhelfer sind wie andere Helfer generell gut beraten, ihre neuronalen Netzwerke neben den Bildern, die belastend sind, mit »Ressourcenbildern«, mit positiven Bildern, also Imaginationen oder bewusstes Hinschauen in den positiven Alltag, zu füttern. Dies sollte bewusst in der Ausbildung und Supervision thematisiert und geübt werden.

▶ Belastungen aus der sozialen Situation heraus

Im Gegensatz zu den Belastungen aus dem Individuum heraus entstehen diese Belastungen primär durch die Interaktion mit anderen Personen, hier speziell den Notfallopfern, die betreut werden, sowie aus der Interaktion mit anderen Helfern.

Psychosoziale Notfallhelfer bzw. Notfallpsychologen werden zu Personen gerufen, die sich mehr oder minder in einem Ausnahmezustand befinden. Außerdem zeigen die Personen Reaktionen in einer sehr großen Varianz. Dies macht die Situation oft unvorhersehbar. Besonders belastend sind einige spezifische Notfälle bzw. Betroffenengruppen:

- schwer verletzte oder sterbende Kinder und Jugendliche
- lebensgefährlich verletzte Personen
- versuchte Suizide
- Sterbende, Tote
- Opfer ist ein Kollege oder Bekannter
- Überbringen einer Todesnachricht.

Neben der mentalen Belastung waren diese Notfallopfer häufig starken Sinneswahrnehmungen ausgesetzt, die zu Intrusionen führen können.

Kinder

Durch den Tod, eine schwere Verletzung oder eine Krebserkrankung von Kindern wird das eigene Weltbild, nach dem alles in gewisser Weise geordnet und logisch erfolgen muss, erschüttert; das Kohärenzerleben (Antonovsky 1987) ist gestört. Außerdem werden manche Helfer bei Kindernotfällen an ihre eigenen Kinder erinnert. Eine sehr hohe Identifikation stellt einen Risikofaktor für die Entwicklung einer Störung dar.

Suizidale, Sterbende, Tote

Psychosoziale Notfallhelfer werden besonders häufig bei Suiziden und Suizidversuchen hinzugezogen (Lasogga und Gasch 2006, Zehentner 2011). Dass für Psychosoziale Notfallhelfer ein Suizidversuch besonders belastend ist, mag daher rühren, dass sie sich im Umgang mit Suizidalen besonders hilflos fühlen. Daneben ist der Druck auf die Psychosozialen Notfallhelfer besonders hoch, etwas zu unternehmen bzw. es zu schaffen, dass die Person keinen Suizid begeht. Oft sind die anderen Helfer nicht dafür geschult und übergeben sofort und komplett die Verantwortung an die Psychosozialen Notfallhelfer.

Ein Beispiel: Ein Mann steht auf dem Giebel eines Hauses, reagiert seit einer Stunde nicht auf die Anwesenden (Familie, Freunde, Bekannte, Postenkommandant im Ort, der auch ein Freund ist). Eine Notärztin alarmiert einen Psychosozialen Notfallhelfer, der aufgrund der Entfernung nicht sofort vor Ort sein kann. Man einigt sich aufgrund der speziellen Situation auf eine Beratung per Telefon, was die Notärztin höchst dankbar annimmt: »Ich habe keine Ahnung, was ich hier tun soll, ich bin dafür nicht ausgebildet. Was sollen wir ihm sagen und tun?«

Außerdem stellt der Anblick von Sterbenden und Toten für alle Menschen eine Belastung dar. Beim Anblick von Toten kommt der Gedanke an die eigene Sterblichkeit hoch. Mancher Helfer wird zusätzlich an Tote aus dem Bekannten- oder Verwandtenkreis erinnert oder ein Tod im eigenen engeren Kreis liegt vielleicht noch nicht lange zurück. Auf diese Belastungen sollten Psychosoziale Notfallhelfer, sofern sie nicht aus dem Kreis der ehemaligen Rettungsdienstmitarbeiter, Theologen oder anderen Fachkräfte stammen, die häufiger Tote sehen müssen, konkret praktisch vorbereitet werden, indem die Situation in der Ausbildung vorgesehen wird, Tote zu sehen. Eine intensive Reflexion in der Praxis ist nötig und muss von der Leitung im Auge behalten werden, und zwar später oder sogar in der Situation. Dies kann dazu führen, dass man eine Betreuung, die einen »triggert« (über einen Außenreiz an eigene Erfahrungen erinnert und entsprechende Reaktionen hervorruft), einem Kollegen übergibt.

Freunde, Bekannte und Kollegen als Notfallopfer

In kleineren Gemeinden sind die Opfer den Psychosozialen Notfallhelfern (als Pastor, der gerade als Notfallseelsorger arbeitet, vielleicht aus der eigenen Gemeinde, als KIT vielleicht als Schulkollege oder als Nachbar) häufig persönlich bekannt. Die Psychosoziale Notfallhilfe wird häufig wohnortnah angeboten. Ähnlichkeiten zwischen Notfallopfern und Bekannten oder Verwandten können einen Gedanken auslösen wie *»Das hätte meine Schwester sein können.«* Solche Übersprünge können selbst bei erfahrenen und gut reflektierten Psychosozialen Notfallhelfern zu heftigen Reaktionen führen *(»Es kommt plötzlich ganz nahe.«)*. Wenn Notfallseelsorger auch den Dienst als Seelsorger in Polizei und Feuerwehr wahrnehmen, kennen sie die Opfer häufig, wenn es sich um Einsatzkräfte handelt. Dies ist ein bekannter und hochgradiger Risikofaktor, der in der Organisation berücksichtigt und reflektiert werden muss.

Angehörige

Neben den direkten Notfallopfern können insbesondere Angehörige eine Belastung darstellen. Angehörige können nervöser und hilfloser reagieren als das direkte Notfallopfer. Das Verhalten und die Emotionen von Angehörigen können zu großer Betroffenheit bei den Psychosozialen Notfallhelfern führen. Dabei ist nicht nur an die Eltern bei einem plötzlichen Kindstod zu denken, sondern auch an einen alten Menschen, der seinen Ehepartner nach vielen Jahren gemeinsamen Zusammenlebens verloren hat und einsam zurückbleibt. Bei dem Zugunglück von Eschede waren z.B. die professionellen Helfer stärker belastet, die in der Betreuung von Angehörigen eingesetzt worden waren (Koordinierungsstelle Einsatznachsorge 2002).

Angehörige stellen auch eine große Belastung für die Psychosozialen Notfallhelfer dar, wenn eine Person entführt worden ist oder vermisst wird. Sie betreuen die Angehörigen über einen längeren Zeitraum und erleben deren Hilflosigkeit etc. hautnah mit. Diese Belastung kumuliert sich, wenn Kinder vermisst werden und der Verdacht auf ein Verbrechen besteht, und wenn in den Medien darüber berichtet wird. Allerdings ereignen sich derartige Notfälle sehr selten.

In der Praxis zeigt sich auch ein auf den ersten Blick vielleicht verwunderlicher Belastungsfaktor, den zuzugeben sich nicht viele trauen: das Übrigbleiben von Haustieren, die ins Tierheim müssen. Manche Psychosozialen Notfallhelfer erzählen nahezu beschämt, dass dieses Erleben belastend ist. Letztlich ist es aber einfach ein Zeichen von grundsätzlicher Bindungsfähigkeit bzw. Empfindsamkeit und Berührbarkeit durch Wesen, die man als hilflos identifiziert und deren weiteres Schicksal einem durch den Kopf geht. Gespielte Gleichgültigkeit wäre der falsche Weg.

Menschen aus anderen Ländern / Kulturen

Der Umgang mit Ausländern kann sich allein aufgrund von Verständigungsproblemen als schwierig gestalten. Hinzu können kulturelle oder religiöse Besonderheiten kommen. Stark gezeigte Emotionen, wie lautes Klagen oder Schreien, können befremden. Wenn derartige unterschiedliche Verhaltensweisen in den Kulturen nicht bekannt sind, kann dies zu gegenseitigem Unverständnis und Befremden führen. Auch Ambivalenz ist vorprogrammiert und kann für den Psychosozialen Notfallhelfer belastend sein. Hier ist dann oft Übersetzungsarbeit im doppelten Sinne notwendig (s. Kap. 6.5).

Starke Emotionalität der Opfer

Notfallopfer zeigen oft eine starke Emotionalität. Es besteht die Gefahr, sich von diesen starken Emotionen aufgrund der eigentlich positiven Empathiefähigkeit mitreißen zu lassen (s. o. Spiegelneuronen). Sie besteht auch deshalb, weil die direkten und indirekten Notfallopfer in dieser Extremsituation starke Bindungswünsche haben. Psychosoziale Notfallhelfer machen per se Bindungsangebote, wenn sie kommen und mit der Betreuung beginnen. Die Betroffenen »stürzen« sich also auf die Psychosozialen Notfallhelfer. Sie sind schnell sehr offen und abhängig und nehmen vieles direkt und wörtlich an, machen, was ihnen gesagt wird.

Es bedarf einer hohen Reflektiertheit, um weder selbstschädigend noch missbräuchlich im Sinne von Ausnutzen für eigene Bedürfnisse mit diesem Bindungswunsch umzugehen (Nähe, Wichtigkeit, »gebraucht werden«, »etwas zu sagen haben«). Der Spagat zwischen einem warmherzigen

Beziehungsangebot in der Situation und professioneller Abgrenzung ist für Psychosoziale Notfallhelfer nicht einfach.

Komplexität der Situation

Psychosoziale Notfallhelfer kommen oft in eine relativ unbekannte, manchmal sehr komplexe Situation. Sie werden mit Personen konfrontiert, die völlig unterschiedliche Verhaltensweisen zeigen, auf die sehr schnell reagiert werden muss. Je nach Einsatz sind unterschiedliche Aufgaben zu bewältigen, bei denen auch improvisiert werden muss, da keine Situation der anderen gleicht. Deshalb müssen Psychosoziale Notfallhelfer in der Ausbildung ein großes Verhaltensrepertoire erworben haben, aus dem sie das Adäquate intuitiv auswählen. Dies ist weitaus schwieriger als ein standardisiertes Vorgehen.

Mitarbeiter anderer Organisationen

Die Interaktion mit Vertretern von anderen Organisationen kann belastend sein. Bei vielen Einsätzen sind Einsatzkräfte unterschiedlicher Organisationen bzw. Personengruppen beteiligt. Mit diesen Einsatzkräften muss zusammengearbeitet werden. Die Zusammenarbeit gestaltet sich aus mehreren Gründen nicht immer einfach:

- Die Aufgaben und Interessen der einzelnen Organisationen und Personen sind unterschiedlich. Die Aufgabe der Polizei besteht in der Ermittlung und Beweissicherung, die Aufgabe von Psychosozialen Notfallhelfern darin, sich um die Psyche und das soziale Wohlergehen der Betroffenen zu kümmern. Diese unterschiedlichen Aufgaben können zu Interessenskonflikten zwischen den einzelnen Gruppierungen führen. Die Polizei kann ermitteln und Notfallopfer befragen wollen, Psychosoziale Notfallhelfer möchten dafür sorgen, dass die Opfer etwas Ruhe haben. Bestatter können die Toten schnell abholen wollen, die Psychosozialen Notfallhelfer können dafür sorgen wollen, dass die Angehörigen noch Zeit zur Verabschiedung haben.

- Zwischen den Helfergruppen kann eine Art Konkurrenzdenken bestehen. Auch kann man der anderen Helfergruppe nicht die notwendige Kompetenz zutrauen. Notfallseelsorger können Polizeibeamte als kalt und nur auf die Ermittlung konzentriert empfinden, Feuerwehrleute könnten Notfallseelsorger als »Weicheier« oder »Laberfritzen« betrachten.
- Die Organisationsstruktur und der Führungsstil in den einzelnen Organisationen unterscheiden sich teilweise erheblich. Bei Polizei und Feuerwehr stellt zumindest in Notfallsituationen ein autoritärer Führungsstil die Regel dar, bei Psychosozialen Notfallhelfern ist der Führungsstil weitaus weniger autoritär.

Rolle der Psychosozialen Notfallhilfe im Rettungssystem

Psychosoziale Notfallhilfe wird innerhalb der helfenden Organisationen in unterschiedlichem Ausmaß akzeptiert. In manchen Bereichen werden diese Dienstleistung und auch die Personen, die sie anbieten, von den Einsatzkräften skeptisch beäugt (»*Was wollen denn die hier, die machen sich doch nur wichtig.*«, »*Da wollen wir mal sehen, was die zustande bringen.*«). Auch deshalb ist eine sorgfältige Auswahl der Psychosozialen Notfallhelfer wichtig, um z.B. aufgrund dieser Dynamiken und des Auftretens dem Ruf der Dienstleistung als solche nicht zu schaden. Aber auch für diejenigen, die eine Grundakzeptanz bei den Einsatzkräften haben, kann es problematisch sein, Korrekturen vornehmen zu müssen oder etwas zu fordern im Sinne der Betroffenen, z.B. dass ein Verstorbener ein bisschen später abgeholt wird, damit eine Verabschiedung noch möglich ist.

Informationsangebot

Es kann sowohl ein Informationsmangel als auch ein Überangebot an Informationen vorliegen. Häufig stellt sich die Informationslage als unzureichend dar und vor Beginn einer Betreuung müssen noch mühsam Grundinformationen gesucht werden. Mitunter werden Psychosoziale Notfallhelfer aber auch von sehr vielen Informationen überflutet, die sie von allen möglichen Personen erhalten. Sie wissen zudem manchmal nicht, ob die Angaben korrekt sind, die sie bekommen haben. Daher soll hier noch einmal auf die Wichtigkeit hingewiesen werden, sich möglichst viele abgesicherte Fakten zu beschaffen, bevor man in die konkrete Betreuung geht.

7.4 Moderatorvariablen

Bei den Notfallopfern wurden bereits Moderatorvariablen dargestellt. Sofern diese ebenso für die Psychosozialen Notfallhelfer gelten, werden sie hier nicht noch einmal beschrieben, es wird nur ergänzend auf die spezifischen Punkte eingegangen, die die Situation von Psychosozialen Notfallhelfern betreffen.

▶ Alter und Berufserfahrung

Das Alter könnte insofern eine Rolle spielen, als dass jüngere Psychosoziale Notfallhelfer noch nicht die Erfahrung und somit Routine besitzen, die Sicherheit bietet. Andererseits haben sie auch noch nicht so viele belastende Betreuungen übernommen und haben somit u.U. noch mehr Stresstoleranz. Möglicherweise nimmt man das Leid der Opfer auch stärker wahr, wenn man älter wird, und wird sich bei Todesfällen auch eher bewusst, dass der eigene Tod nicht mehr so weit entfernt ist.

▶ Soziale Ressourcen, soziale Unterstützung

Soziale Unterstützung ist auch für Psychosoziale Notfallhelfer sehr wichtig. Allerdings kann es auch ein Problem für die Familienangehörigen oder Freunde darstellen, wenn sie die Schilderung von Betreuungen belastet. In dem Wunsch, unbearbeitete Dinge loszuwerden, also auch bei mangelnder Nachsorge durch die Organisation, spricht der Psychosoziale Notfallhelfer im engeren privaten Kreis u.U. sehr (zu) viel darüber und dieser wird nahezu »kontaminiert«. Kasuistiken von Einsatzkräften zeigen, wie derartige Gespräche sich jahrelang im Kreis drehen und schließlich die Ehepartner belastet sind und teilweise sogar Symptome übernommen haben.

Beispiel: Eine Ehefrau sagte über ihren Mann, einen Feuerwehrtaucher, der nach drei unbetreuten lebensbedrohenden Einsätzen eine deutliche Persönlichkeitsveränderung zeigte und als Komorbiditäten Angst und schwere Depression hat: »Wenn er dann immer und immer wieder erzählt, kann ich es schon manchmal nicht mehr hören. Wenn ich selbst Stress hatte, ist es mir auch manchmal zu viel. Ich muss mir dann immer klarmachen, dass das doch der Mann ist, den man liebt.«

Beeinträchtigend können auch familiäre Belastungen, wie Schulschwierigkeiten der Kinder, Krankheiten oder Todesfälle in der eigenen Familie, Scheidungs- oder Trennungssituationen, sein. Aus dem hohen Anspruchsdenken heraus kann die Haltung entstehen: »*Das muss ich aushalten, das muss ich trennen.*« Besonders heikel ist, wenn Psychosoziale Notfallhelfer in solchen Phasen privater Belastung zu Opfern gerufen werden, bei denen eine ähnliche Belastung eine Rolle spielt, z.B. ein Unfalltod, der sich in ähnlicher Weise in der eigenen Familie ereignete. Dann können Reaktionen entstehen, die den Psychosozialen Notfallhelfer plötzlich »überfallen«. Die eigene Situation sollte also immer reflektiert werden – das ist ein Teil der Professionalität, die bei einem psychosozialen Notfallhelfer notwendig ist.

▶ Einstellung zum Beruf

Eine professionelle Einstellung zur Arbeit trägt dazu bei, mit Belastungen angemessen umzugehen. Gut und professionell zu Arbeiten bedeutet, engagiert und motiviert zu arbeiten, aber auch eine angemessene Distanz zum Beruf und zum Erlebten zu haben. Die Lebensgestaltung darf nicht ausschließlich auf das Helfen bzw. den Beruf ausgerichtet sein. In der Freizeit sollten nicht nur berufliche Fortbildungsveranstaltungen besucht werden und die Gespräche sollten sich nicht nur um die Arbeit drehen.

▶ Aus- und Fortbildung

Wenn sich ein Psychosozialer Notfallhelfer gut ausgebildet und kompetent fühlt, wird er Notfälle vermutlich als weniger belastend empfinden. Dementsprechend stellt eine gute Ausbildung auch einen protektiven Faktor dar, eine schlechte Ausbildung könnte ein Risikofaktor sein.

Die eigene Coping-Strategie hängt zwar primär von der Sozialisation und der Erziehung ab, sie kann aber durch Veranstaltungen im Rahmen der Ausbildung geändert werden, in denen adäquate Coping-Strategien vermittelt werden, ferner auch durch das Modell von Kollegen und Vorgesetzten.

▶ Vorgesetzte und Kollegen

Sozial kompetente Vorgesetzte stellen eine protektive Variable dar, sozial inkompetente Vorgesetzte einen Risikofaktor. Dies gilt besonders nach belastenden Ereignissen. Hier werden die Handlungen und Aussagen der Vorgesetzten genau registriert. Zum Beispiel wurden nach einem belastenden Ereignis von den Vorgesetzten Blumen versprochen. Dies wollten die Betroffenen zunächst gar nicht. Die unaufgeforderte Ankündigung wurde dann aber nicht eingehalten und dies führte zu Ärger und Enttäuschung. Umgekehrt führte der wiederholte Besuch des Vorgesetzten im Krankenhaus bei einem einsatzbedingten Aufenthalt zu dem Gefühl, »*der Chef habe sich mehr an meinem Krankenbett aufgehalten als auf der Dienststelle*«.

Nahezu ebenso bedeutsam wie die Vorgesetzten sind die Kollegen. Eine gute Kollegialität stellt einen protektiven Faktor dar; umgekehrt sind ein angespanntes Klima oder auch unsensibel geäußerte Bewertungen unter den Kollegen ein starker Stressor. So berichtete in einem Seminar für höhere Feuerwehroffiziere zum Thema »Menschliche Belastungen« ein Teilnehmer sehr berührt von einem schlimmen Einsatz. Der neben ihm sitzende Kollege sagte darauf verächtlich: *»Nun hör aber mal auf, bist Du nun ein Feuerwehrler oder bist Du keiner?«*

▶ Organisationskultur

Ein gutes Organisationsklima trägt zur angemessenen Verarbeitung von Belastungen bei. Wenn durch die Organisationskultur gezeigt wird, dass ein Zusammenhalt vorhanden ist, man sich gegenseitig um sich kümmert und respektiert und auch über Probleme gesprochen werden kann, stellt dies einen protektiven Faktor dar, der in starkem Ausmaß hilft, mit Belastungen umzugehen. Zu einer guten Organisationskultur gehört auch, dass Organisationsziele gemeinsam festgelegt werden. Wenn Psychosoziale Notfallhelfer das Gefühl haben, nur als Aushängeschild der Organisation zu funktionieren, sinkt schnell die oft nahezu ausschließlich intrinsische Motivation.

▶ Dienstpläne, Diensteinteilungen

Die Diensteinteilungen von Psychosozialen Notfallhelfern sind sehr unterschiedlich gestaltet, ebenso die Alarmierungs- und Bereitschaftslogik. Einige Diensteinteilungen sehen keine fixe Bereitschaftsverpflichtung vor. Das heißt, dass der Mitarbeiter, der eine Alarmierung entgegennimmt, den Einsatz übernimmt. Dies hat zwar den Vorteil, dass man keine festen Verpflichtungen hat, aber man muss jedes Mal überlegen und begründen, warum man fährt oder warum nicht. Dies kann zu Spannungen oder unbegründeten individuellen Unzulänglichkeitsgefühlen führen. Hier ist eine entsprechende Reflexion in der Supervision oder in Einzelgesprächen sehr wichtig. Außerdem gibt es keine Zeit, in der man völlig aus der Pflicht genommen ist.

Diejenigen, die einen festen Dienstplan mit Bereitschaft haben, können sich auch im Freizeitverhalten während ihrer Bereitschaftszeit auf eine mögliche Alarmierung einstellen (z.B. keine weiten Joggingtouren oder nicht außerhalb der Reichweite der Mobiltelefone, keine Theaterbesuche etc.). Sie haben aber auch Zeiten, in denen sie gar nicht im Dienst sind.

Beide Gruppen sollten den Übergang zwischen »normalem Alltag« und »hoher Dramatik und Lebensgrenzerlebnissen bei den Einsätzen« sorgfältig reflektieren und zum eigenen Schutz und zum Schutz der eigenen sozialen Umgebung gestalten und vollziehen. Die eigene engere soziale Umwelt als einer der wichtigsten protektiven Faktoren soll erhalten und nicht beeinträchtigt werden.

7.5 Folgen

Die Reaktionen auf den Umgang mit Notfallopfern und die kurz-, mittel- und langfristigen Folgen bei den Psychosozialen Notfallhelfern durch die Belastungen fallen unterschiedlich aus. Letztlich können alle kurz-, mittel- und langfristigen Folgen, die direkte und indirekte Notfallopfer haben, auch Psychosoziale Notfallhelfer treffen. Aufgrund der Belastungen und der Moderatorvariablen können auch bei ihnen keine, negative oder positive Folgeerscheinungen auftreten.

Bisher liegen über die Folgen der Arbeit bei Psychosozialen Notfallhelfern wenig Untersuchungen vor. Anscheinend sind negative Folgeerscheinungen wohl eher gering. Von 70 befragten Psychosozialen Notfallhelfern schätzten sich 57 % als gar nicht oder wenig belastet ein und nur 31 % als etwas belastet. 79 % gaben in dieser Befragung an, keine negativen Folgen zu verspüren, 21 % allerdings auch, dass sie bei sich aufgrund der Belastungen negative Folgen verspüren (Volmert und Lasogga 2013).

Psychosoziale Notfallhelfer sollten nicht pathologisiert und stigmatisiert werden im Sinne einer besonderen Gefährdung, aber es zeigt sich auch, dass einige von ihnen unter der Belastung durch die Arbeit leiden und sich negative Folgen zeigen. Wie bei den direkten und indirekten Notfallopfern muss auch für die Psychosozialen Notfallhelfer gelten: »*Wenn jemand Hilfe braucht, ist das o.k. und muss organisiert werden, wenn dies nicht der Fall ist, ist das auch o. k.«*

Wie bei direkten und indirekten Notfallopfern sind auch bei Helfern neben interindividuellen intraindividuelle Unterschiede zu beobachten; die Folgen treten nicht an allen Tagen gleich stark auf. Kurzfristige Folgen können bei Psychosozialen Notfallhelfern unmittelbar nach belastenden Betreuungen in großer Variation auftreten. Sie dauern wenige Minuten bis Stunden, manchmal einige Tage. Meist klingen sie nach einigen Stunden wieder ab. Sie sollten nicht beunruhigen und brauchen in der Regel nicht weiter beachtet zu werden. Gerade eine zu starke Beachtung kann zu negativen Folgeerscheinungen, im Sinne der sich selbst erfüllenden Prophezeiung bzw. der »erhöhten Selbstwahrnehmung«, führen.

Folgen können auch längerfristig auftreten und zu starken Beeinträchtigungen führen. Wenn erkannt wird, dass ein Psychosozialer Notfallhelfer unter solchen negativen Folgeerscheinungen leidet, sollte so früh wie möglich interveniert werden. Je früher dies erfolgt, umso größer sind die Chancen, dass die Folgen sich nicht verschlimmern und chronifizieren (Rost 2004). Negative Folgeerscheinungen können sich auch langsam und schleichend entwickeln und zunächst unbemerkt bleiben bzw. anders attribuiert werden.

Hinsichtlich möglicher negativer Folgen ergab sich bei der Untersuchung von Volmert und Lasogga im STQ (Secondary Trauma Questionnaire, Motta et al. 1999) ein Mittelwert von M = 25,38 (SD = 4,85). Dieser Wert ist unauffällig. Nur ein Teilnehmer überstieg in dieser Studie mit einem Summenwert von 47 die von Motta et al. angegebene kritische Grenze von 45. Für die Skalen des MBI (Maslach Burnout Inventory, Maslach und Jackson 1986) ergaben sich folgende Befunde: Die Werte in der Skala »Emotionale Erschöpfung« sind bis auf eine Ausnahme unauffällig. Nur bei einem Probanden überstieg der Mittelwert der Skala »Emotionale Erschöpfung« die von Enzmann und Kleiber (1989) angegebene kritische Grenze von drei. In der Skala »Persönliche Leistungsfähigkeit« wiesen hingegen 23 Teilnehmer einen kritischen Wert von vier oder kleiner auf. Auf der Skala »Depersonalisation« ergab sich für einen Teilnehmer ein kritischer Wert. Bei der Skala »Betroffenheit« lag bei 20 Teilnehmern ein kritischer Wert von drei oder größer vor. Für einen Teilnehmer ergaben sich auf allen vier Skalen kritische Werte (VOLMERT UND LASOGGA 2013).

Kriterien dafür, dass sich eine Störung entwickelt, gibt es nur bedingt. Für Kollegen und Vorgesetzte ist es manchmal möglich, diese im »vorher-nachher«-Vergleich bei spezifischen Verhaltensweisen zu erkennen. Vor allem bei folgenden Punkten sollte genauer hingeschaut werden:

- Veränderung der Arbeitsleistung (z.B. wenn manche Betreuungen vermieden werden)
- spezielle »Triggerbarkeit« (*»Immer, wenn ich höre, es geht um einen Kindernotfall, wenn der Einsatz über Funk hineinkommt, fängt das Zittern an und ich kann mich nicht konzentrieren.«)*
- sozialer Rückzug bzw. anderes Verhalten in der Gruppe (aufgekratzter, nachdenklicher, stiller im Vergleich zu vorher)
- Gereiztheit, Wut, Aggressivität
- Depressivität, Gleichgültigkeit, Grübeln, sich im Kreise drehen
- Suchtverhalten
- zu »saloppes« Sprechen über Notfälle, Betroffene, Einsätze
- kaum andere Gesprächsthemen
- zu viele Einsätze (Eindruck eines »Adrenalinjunkies«).

Allgemeine negative Folgeerscheinungen, die in Verbindung mit Ermüdung und Frustration stehen, werden manchmal unter dem Begriff »Burnout« zusammengefasst. Der Begriff Burnout ist jedoch unscharf, wird nahezu inflationär verwendet und umfasst ein ganzes Sammelsurium von Einstellungen und Verhaltensweisen. Selbstverständlich sind aber die zugrunde liegenden Fakten ernst zu nehmen.

Die *emotionalen Folgen* können sich u.a. in Abgestumpftheit, Gleichgültigkeit, Angst, Antriebslosigkeit, Depression, einem Gefühl der Überlastung oder Hilflosigkeit, starken Gefühlsschwankungen, Leere, Nervosität, Reizbarkeit, Schuldgefühlen, Traurigkeit, Überempfindlichkeit, verringerter Empathie oder einer Belastungsstörung zeigen.

Kognitive Folgen können sich äußern durch Demotivation, geringes Selbstwertgefühl, Hoffnungslosigkeit, Konzentrationsstörungen, Albträumen, Selbstzweifel, Sinnverlust, ständige Gedanken an eine Betreuung, Unzufriedenheit, Veränderung von Wertvorstellungen, Zweifel an der eigenen Arbeit.

Verhaltensbezogene Folgen können sich ausdrücken durch Schlafstörungen, starke Schreckreaktionen, sich Verschließen, verändertes Essverhalten, vermehrten Alkohol-, Medikamenten- und Zigarettenkonsum, zunehmende Empfindsamkeit.

Soziale Folgen sind z.B. zunehmende Distanz, Intoleranz, Rückzug.

Körperliche Folgen äußern sich z.B. durch Atemnot, häufigere Erkrankungen, Herzbeschwerden, Magenschmerzen, Erschöpfung, Verspannungen.

Untersuchungen zur Posttraumatischen Belastungsstörung liegen zwar für Einsatzkräfte (KRÜSMANN ET AL. 2006), nicht aber für Psychosoziale Notfallhelfer vor. Die Möglichkeit eines Grobscreenings bieten z.B. die Impact of Event Scale (IES) (HOROWITZ ET AL. 1979), die PTBS-Symptome erfasst, und für die akute Belastungsreaktion die SEA3-Skala – Speech (Sprache), Emotion (Gefühl), Appearance (Erscheinungsbild), Alertness (Wachheit), Activity (Aktivität). Diese Skalen können im Selbsttest oder unter Kollegen im Sinne eines objektivierenden Screenings verwendet werden. Insgesamt kann aber davon ausgegangen werden, dass eine Posttraumatische Belastungsstörung bei Psychosozialen Notfallhelfern sehr selten auftritt. Ein ausführlicher Selbsttest zur Psychohygiene ist der Compassion Fatigue/Satisfaction-Test im Original von HUDNALL STAMM (2009).

Positive Folgen

Vergessen werden sollte nicht, dass wenigen als mittel oder stark belastend empfundenen Einsätzen eine große Anzahl von Einsätzen gegenübersteht, bei denen der durch die Betreuung erzielte Erfolg oder die gegebene Hilfe im Vordergrund des Erlebens steht und somit positive Auswirkungen vorhanden sein können. Die positiven Folgen, die sich aus der Arbeit ergeben, werden aber kaum thematisiert. In Untersuchungen werden positive Folgen kaum erfasst. Ebenso wenig werden positive Aspekte der Arbeit als Helfer in Publikationen aufgeführt (KARUTZ UND LASOGGA 2005). Immerhin gaben 63 % von 70 befragten Psychosozialen Notfallhelfern an, dass die Bereicherungen durch die Arbeit gegenüber den Belastungen überwiegen (VOLMERT UND LASOGGA 2013).

Generell werden positive Folgen der Arbeit von den Helfern durchaus wahrgenommen. Insgesamt werden folgende positive Auswirkungen genannt: Steigerung des Selbstbewusstseins, bewusstere Lebensführung, bewussteres Umgehen mit Grenzerfahrungen, mehr Achtsamkeit in jedem Sinne, Sinnfindung, größerer Erfahrungsschatz, Kompetenzgefühl, Persönlichkeitsentwicklung bzw. innere Reifung, Bestätigung der eigenen Unversehrtheit, größeres Gefahrenbewusstsein, gesündere Lebensweise, eine positiv eingeschätzte Werteveränderung, ein größer Erfahrungsschatz, gestiegenes Selbstbewusstsein, Zunahme der Bedeutung der Familie, ein guter Umgang mit Belastungen (BUCHMANN 2006, KOORDINIERUNGSSTELLE EINSATZNACHSORGE 2002, STEINBAUER 2001, VIOLANTI 2001, HALLENBERGER UND MUELLER 2000).

Aus der praktischen Erfahrung von Notfallpsychologen, die auch oft Traumatherapeuten oder allgemein Psychotherapeuten sind, kann berichtet werden, dass das Erlebnis, stark betroffene, an sich gesunde Personen, die einen Notfall erlitten haben, in relativ kurzer Zeit aus der Einengung herauszuholen und wieder »auf den Weg bringen zu können«, zu den sehr positiven Berufserfahrungen gehört.

7.6 Prävention und Intervention

Damit Psychosoziale Notfallhelfer und Notfallpsychologen nicht infolge der Belastungen durch die Arbeit und/oder aufgrund der Moderatorvariablen negative Folgeerscheinungen entwickeln, können präventive Maßnahmen ergriffen und die Moderatorvariablen modifiziert werden sowie eine adäquate Nachsorge nach belastenden und auch weniger belastenden Einsätzen erfolgen. Der Bedarf für Präventions-, Interventions- und Nachsorgemaßnahmen unterscheidet sich generell und bei den einzelnen Psychosozialen Notfallhelfern und Notfallpsychologen erheblich. Prävention ist immer und für sämtliche Psychosozialen Notfallhelfer und Notfallpsychologen notwendig. Eine Intervention während einer Betreuung und eine organisierte, institutionelle Einsatznachsorge sind seltener notwendig. Selbst bei Betreuungen, die als sehr belastend erlebt werden, sind Nachsorgeangebote nicht immer und nicht für alle Psychosozialen Notfallhelfer und Notfallpsychologen erforderlich.

Möglichkeiten der Prävention, Intervention und Nachsorge

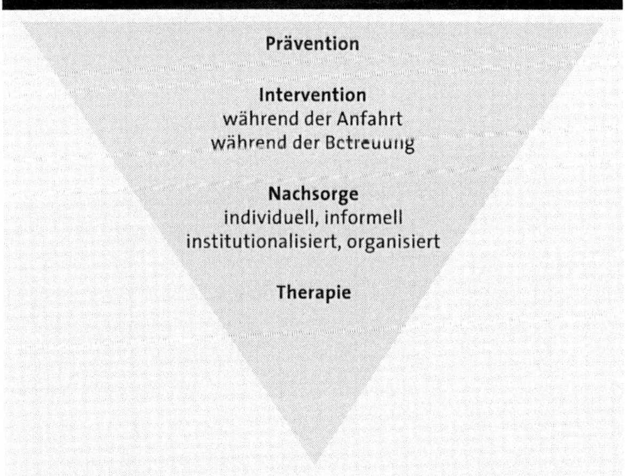

Abb. 5 ▶ Möglichkeiten der Prävention, Intervention und Nachsorge für Psychosoziale Notfallhelfer

Wichtig ist aber, dass sie immer angeboten werden und Führungskräfte in den Organisationen eine differenzierte Kenntnis von Indikationen und Angeboten haben. Einerseits muss ein »Bagatellisieren«, andererseits ein »Pathologisieren« verhindert werden. Eine traumaspezifische Therapie ist noch seltener notwendig.

▶ Prävention

Unterschieden wird teilweise zwischen primärer, sekundärer und tertiärer Prävention. Maßnahmen der primären Prävention erfolgen, bevor eine Schädigung bzw. negative Folgen einsetzen; sie sollen negative Folgen verhindern. Sekundäre Prävention umfasst die frühzeitige Diagnose und die frühzeitige Intervention. Maßnahmen der tertiären Prävention sollen eine Chronifizierung verhindern und dienen der Rückfallprophylaxe, wenn jemand schon negative Folgen entwickelt hat. Im Folgenden wird der Begriff Prävention nur für die primäre Prävention verwendet.

Zu unterscheiden ist ferner zwischen individueller/informeller und organisierter/institutioneller Prävention. Informelle Präventionsmaßnahmen werden von den einzelnen Helfern in Eigenregie durchgeführt. Dazu gehört beispielsweise das Gespräch mit Kollegen. Institutionelle Präventionsmaßnahmen werden von der Organisation angeboten und durchgeführt. Dazu gehören strukturierte psychologische Gruppen- oder Einzelgespräche und Supervision.

Prävention ist äußerst sinnvoll und abgesehen von den objektiven Vorteilen sehr kostengünstig. Außerdem wird der salutogenetische Gedanke, also zu sehen, was gesund hält und wie dies gestärkt werden kann, dabei umgesetzt. Im Folgenden werden einige Präventionsmöglichkeiten vorgestellt. Sie sind in engem Zusammenhang mit den Moderatorvariablen zu sehen.

Personalauswahl, Aus- und Fortbildung, Teamzusammensetzung und Teamentwicklung

Die Personalauswahl ist – wie erwähnt – bei Psychosozialen Notfallhelfern auch unter präventiven Gesichtspunkten sehr wichtig. Auch eine gute Aus- und Fortbildung ist unter dem Aspekt der Prävention bedeutsam. Wenn sich Psychosoziale Notfallhelfer unsicher fühlen, kann dies zu negativen Folgeerscheinungen führen. Erworben werden sollten sowohl Fertigkeiten, um mit den Opfern angemessen umzugehen (interpersonale Kompetenz), als auch mit sich selbst angemessen umzugehen (intrapersonale Kompetenz).

Arbeitsteams sollten sich untereinander gut verstehen. Wenn dies schon für die alltägliche Arbeit wesentlich ist, dann ist es besonders bedeutsam bei einer Arbeit, die mit der Verarbeitung von Belastungen einhergeht und in Situationen mit großem Stress stattfindet. Der Einfluss von Gruppenkohäsion und der enge Zusammenhang mit der Leistung sind empirisch nachgewiesen (Wegge 2001). Daraus ergibt sich, dass das Verhältnis von Psychosozialen Notfallhelfern, die eng zusammenarbeiten, nicht vorbelastet sein sollte. Sollte sich die Zusammenarbeit als suboptimal erweisen, ist es ratsam, dies in Nachbesprechungen oder in Supervision zu thematisieren.

Wenn Helfer ein Gemeinschaftsgefühl haben, wirkt sich dies nicht nur positiv auf das Betriebsklima aus, auch mit Fragen oder Problemen kann man eher zu Kollegen gehen. Dieses Zusammengehörigkeitsgefühl kann durch gemeinsame Aktionen, wie eine gute Reflexionskultur nach Einsätzen oder auch durch Unternehmungen abseits vom Einsatz, wie Betriebsfeste, Grillabende oder gemeinsame Fortbildungsangebote, aufgebaut und erhalten werden. Allein das Zusammensein bei diesen Veranstaltungen wirkt sich positiv auf die Zusammenarbeit aus. Private und berufliche Zusammenkünfte sollten ein- bis zweimal jährlich stattfinden. Wenn neue Kollegen eingearbeitet werden, sollten jeweils ein erfahrener (im Sinne eines Mentors) und ein unerfahrener Psychosozialer Notfallhelfer bzw. Notfallpsychologe zusammenarbeiten.

Entspannung und Imagination

Neben eher strukturellen Aspekten gibt es auch Präventionsaspekte, die individuell erlern- und einsetzbar sind. So kann mithilfe von Entspannungstechniken überstarke Spannung abgebaut werden. Manche Psychosozialen Notfallhelfer können sich sehr gut durch das Hören von Musik, durch Malen oder Spaziergänge entspannen. Allerdings soll es nicht in der Weise zweckentfremdet werden, dass Entspannungstechniken lediglich als zudeckende Verfahren dienen, die bestehende Probleme, beispielsweise in der Organisation, aus dem Blickpunkt bringen oder tiefergehende eigene Belastungen nicht zur Kenntnis genommen und reflektiert werden. (Neben Entspannungsverfahren sind im Kapitel 9 einige Distanzierungstechniken und Kurzentspannungsmöglichkeiten dargestellt, die praktisch und unauffällig angewendet werden können und schnell auf »Hirn und Körper« wirken.)

Jede Art von Imaginationstechniken, die mit Ressourcen in Kontakt bringen (Reddemann 2003, Huber 2009), und auch gezielte individuelle Ressourcenaktivierung als konkrete Gegenbilder zur erlebten Belastung (Münker-Kramer 2016) sind förderlich sowie distanzierend und können zur routinemäßigen Selbstfürsorge gehören und erlernt werden.

Ausgewogene Freizeitgestaltung

Die Arbeit als Psychosozialer Notfallhelfer sollte in der Freizeit nicht völlig überhandnehmen und das ganze Leben dominieren, auch andere Aktivitäten sollten praktiziert werden. Dies kann Sport sein, aber auch ein bewusstes Wahrnehmen der Natur, Musik, Kultur, Ernährung, Sozialkontakte. Hobbys sollten regelmäßig etwa ein- bis zweimal wöchentlich, gegebenenfalls auch häufiger, betrieben werden. Um welche Hobbys es sich handelt, ist dabei nicht von Bedeutung. Wichtig ist, dass sie möglichst wenig mit der Tätigkeit zu tun haben, zu der sie ein Gegengewicht sein sollen. (Hobbys sollten also nicht das Lesen von Fachbüchern oder das Fahren von Einsätzen im Rettungsdienst etc. sein.)

▶ Intervention während des Einsatzes

Bei der Intervention während des Einsatzes ist zwischen der Intervention während der Anfahrt und während der Betreuung selbst zu unterscheiden. Diese Intervention kann durch den Helfer selbst und/oder durch andere Personen, beispielsweise Kollegen, erfolgen. Kollegen können beispielsweise dafür sorgen, dass jemand momentan eine andere Aufgabe wahrnimmt.

Interventionsmöglichkeiten während der Anfahrt

Mentale Vorbereitung:
Die zur Verfügung stehenden Ressourcen können sich noch einmal bewusst gemacht werden. Dabei ist sowohl an die persönlichen, fachlichen als auch an die sozialen Ressourcen zu denken. Man sollte möglichst viele konkrete und richtige Informationen über den Notfall, die Opfer, die Umstände und die Zusammenhänge haben, um gut und gezielt betreuen zu können. Eine gute Informationsbasis ist gleichzeitig Prävention für die Helfer selbst: Wissen reduziert Angst. Die bevorstehenden Aufgaben können Schritt für Schritt durchgegangen werden, um die Arbeit zu strukturieren. Dabei sollte man sich auf eine kleine Zahl von standardisierten, formalisierten Regeln oder Handlungsabläufen konzentrieren (Algorithmen). Sich die Situation aufgrund der verfügbaren Informationen konkret und plastisch vorzustellen, kann ebenfalls Belastung reduzieren. Eine derartige Imagination sollte aber in der Gewissheit erfolgen, dass es vor Ort auch anders aussehen kann.

Hoffnung auf Erfolg bzw. Rückbesinnung auf bisherigen Erfolg:
Hoffnung auf Erfolg wirkt sich besser aus als Furcht vor Misserfolg. Deshalb sollte bei der Anfahrt eine positive Grundeinstellung aktiviert werden, indem man sich an bisher gut bewältigte Betreuungen erinnert oder an positive Ereignisse denkt und sich diese in allen Details vor-

stellt. Dies kann so weit ausgebaut werden, dass man sich aus diesen Situationen und Details heraus positive Gedanken über sich selbst, über Gefühle und die entsprechenden körperlichen Reaktionen vergegenwärtigt. Dadurch kommt man in Kontakt mit der positiven Situation und kann dies in der gegenwärtigen Herausforderung nutzen. Auch durch das Gespräch mit dem Kollegen und eine gemeinsame Reflexion kann eine positive Grundstimmung erzeugt werden.

Bewertung von Stress:
Stress ist nicht per se negativ zu bewerten. Eine gewisse Anspannung ist sogar oft erforderlich, um eine optimale Leistung zu erbringen. Wenn eine schwierige Aufgabe zu entspannt angegangen wird, kann dies zu einer schlechteren Leistung führen. Für viele Leistungen ist ein mittlerer Grad an Anspannung optimal (Yerkes-Dodson-Gesetz). Erst bei zu starkem Stress verschlechtert sich die Leistung wieder. Sollten Psychosoziale Notfallhelfer Stress generell als schädlich ansehen, sollte eine Neubewertung (Reframing) vorgenommen werden. Wenn Psychosoziale Notfallhelfer bei schwierigen Situationen gelegentlich unter starkem Stress stehen und sogar zu Zittern anfangen, sollte dies nicht weiter beunruhigen; es passiert auch erfahrenen Einsatzkräften (Sefrin 2001).

Distanzierungs- und Imaginationstechniken:
Wenn immer wieder Gedanken an eine negative Situation während der Anfahrt hochkommen, können bestimmte Distanzierungstechniken bzw. konkrete positive und hilfreiche Imaginationen angewendet werden. Zum ersten Bereich sind einfache Externalisierungstechniken (Dinge in der Umgebung benennen, von 1.000 rückwärtszählen, rückwärtsbuchstabieren, s.a. Beispiele im Kap. 9) hilfreich. Vor allem bei darin geübten Psychosozialen Notfallhelfern funktioniert auch die Methode des sogenannten Gedankenstopps. Dabei sagt man sich: »*Jetzt haben diese Gedanken keinen Platz und ich möchte sie mir nicht leisten. Ich schmeiße sie jetzt aus meinem Hirn raus. Wenn ich nach dem Einsatz*

meine, ich muss darüber noch mal nachdenken, kann ich das immer noch tun, jetzt nicht!«

Anspannung kann dazu führen, dass die zeitlichen Grenzen einer Situation nicht mehr gesehen werden. In diesem Fall ist es hilfreich, sich vor Augen zu führen, dass eine Betreuung nicht unendlich andauern wird, sondern in einem überschaubaren Zeitraum in der Regel abgeschlossen ist, und wie dann die nächsten Schritte sein werden.

Interventionsmöglichkeiten während der Betreuung

In aller Regel ist eine Intervention während eines Einsatzes bei Psychosozialen Notfallhelfern oder Notfallpsychologen nur in Ausnahmefällen notwendig, wenn Ausbildung, Nachsorge und Supervisionsangebote angemessen sind. Ein Psychosozialer Notfallhelfer sollte aber während einer Betreuung die eigene Befindlichkeit prüfen, um bei zu starkem Stress gegensteuernde Maßnahmen einzuleiten. Eine starke Belastung wird nicht immer sofort erkannt. Folgende Anzeichen deuten dies an:

- körperliche Symptome, wie schnelles Atmen, trockener Mund, starkes Schwitzen, Zittern
- verhaltensbezogene Symptome, wie eine hohe Stimme, schnelles Sprechen, Stottern, Überaktivität, deutliche Konzentrationsschwäche.

Selbstinstruktion:

Sollten Psychosoziale Notfallhelfer einen ungesunden Stresspegel bemerken, sind kurze und knappe Selbstinstruktionen zu empfehlen, wie *»Ich erinnere mich an die letzte Situation, wo ich es geschafft habe, ich werde es auch jetzt schaffen, ich bin gut vorbereitet!«* oder *»Da komme ich jetzt durch!«*. Dies kann auch in Gedanken erfolgen. Der Befehl sollte positiv formuliert sein, nicht: *»Du wirst jetzt nicht zusammenbrechen.«*, dies würde den Stress erhöhen.

Kurzentspannung

Wenn jemand eine Entspannungsmethode beherrscht, kann er in einer belastenden Situation eine Kurzentspannung durchführen. Damit kann man innerhalb weniger Sekunden die Anspannung reduzieren. Auch die Konzentration auf die eigene Atmung, das bewusste, ruhige Vollführen von fünf bis zehn Atemzügen, kann helfen wie auch die im Kapitel 9 angeführten Möglichkeiten. Dort ist zum Beispiel die 10-Finger-Druck-Technik vorgestellt, welche sehr entlastend und unauffällig anwendbar ist. Etwas ganz Banales ist auch hilfreich und wird bei Stress häufig vergessen: Eine kurze Pause oder etwas Trinken oder Essen. Die Erfahrung zeigt, dass Psychosoziale Notfallhelfer immer wieder darauf hingewiesen werden müssen, weil sie über diese Dinge zwar Bescheid wissen, dies anderen auch sagen, ihre eigene Belastung aber oft unterschätzen.

7.7 Nachsorge

Bei Nachsorgemaßnahmen ist zu unterscheiden zwischen:

- Nachsorge, die individuell, informell und unorganisiert erfolgt, wie Gespräche mit Kollegen, und
- Nachsorge, die offiziell und durch die Organisationen erfolgt, wie ein Debriefing oder Unterstützung durch Peers

sowie zwischen

- Nachsorge im alltäglichen Dienst und
- Nachsorge nach besonders belastenden Betreuungen.

▶ Individuelle, informelle Nachsorge

Rituale

Persönliche Rituale können nach einer Betreuung dazu beitragen, dass das Ende realisiert, die Betreuung als abgeschlossen angesehen wird und der Übergang zur eigenen Normalität markiert ist. Mithilfe von Ritualen kann man sich von einer Betreuung innerlich distanzieren, was eindeutig zu befürworten ist. Derartige Rituale können je nach persönlicher Präferenz ein Gebet, das Trinken einer Tasse Kaffee, duschen, die getragenen Kleider waschen, den Einsatzbericht schreiben, eine Ressourcen- oder Distanzierungstechnik anwenden oder ein Gang durch den Garten, ein Spaziergang mit dem Hund u.v.m. sein.

Gespräche

Eine der wichtigsten Methoden, um Belastungen zu verarbeiten, sind Gespräche. Bei sehr vielen Helfern wird das Kollegengespräch als Bewältigungsstrategie an erster Stelle angeführt. Auch Gespräche mit anderen Personen werden als entlastend erlebt, wie das Gespräch mit Partnern, Freunden und Familienangehörigen. Für Familienangehörige kann es allerdings auch belastend sein, wenn sehr viel und detailliert über die Erlebnisse erzählt wird. Einerseits sollte ein Lebenspartner sich einbezogen fühlen, andererseits sollte aber nicht über sämtliche Betreuungen endlos gesprochen werden.

Ein Gespräch hat mehrere Funktionen:

- Es entlastet.
- Die Gedanken über eine Betreuung werden durch das laute Aussprechen neu strukturiert. Dies ist eminent wichtig für die Integration des Erlebten in einen narrativen Kontext.
- Das Gespräch trägt dazu bei, einen Einsatz in das eigene Weltbild einzuordnen (Kohärenz).
- Möglicherweise erfolgt eine Neubewertung.
- Dissonanzen werden reduziert.
- (Zusätzliche) Perspektiven werden aufgezeigt.

Kurzfristig kann das Sprechen über die Betreuung zwar als belastend erlebt werden, da die Erinnerung an den Notfall aktualisiert wird, langfristig führen diese Gespräche aber dazu, dass psychische Belastungen besser verarbeitet werden. Allerdings sollten Gespräche nicht in endlose Diskussionen ausarten bzw. die Gespräche sich nicht nur im Kreise drehen, da sie dann als belastend erlebt werden. Neue Einsichten, Perspektiven, Fakten oder Ideen und Gefühle sollten dazukommen, es soll sich also etwas bewegen.

Manche Psychosozialen Notfallhelfer berichten, dass es hilfreich ist, wenn einzelne Familienmitglieder oder Freunde ebenfalls diese Art von Arbeit kennen und somit sowohl das Ritual als auch die Inhalte verstehen können. Beide Parteien sollten allerdings darauf achten, dass dieses Gespräch irgendwann beendet ist, dass es nicht zu intensiv wird und damit belastend werden kann. Nach einiger Zeit empfiehlt es sich, bewusst zum privaten Alltag überzugehen.

Ablenkung, Humor

Auch ablenkende Aktivitäten sind zu empfehlen. Dies können sein: Musizieren, Musik hören, in eine Kinovorstellung oder essen gehen, putzen, das Auto polieren etc. Auch Humor stellt manchmal eine gute Möglichkeit zum Umgang mit Belastungen dar und sollte toleriert, akzeptiert und sogar gepflegt werden, solange es nicht nur reine Verdrängung ist und derbe Scherze ohne Reflexion ablaufen.

Informationen über den Zustand des Opfers einholen

Manche Psychosozialen Notfallhelfer und Notfallpsychologen empfinden es als unangenehm, nicht zu wissen, was aus den Betreuten geworden ist. Grundsätzlich spricht nichts dagegen, in Einzelfällen bei ihnen anzurufen und sich danach zu erkundigen. Es ist für den mentalen und rituellen Abschluss und somit das Einordnen des Erlebten in abgerundeter Form hilfreich. Viele Betreute werden einen Anruf vermutlich sogar positiv bewerten.

Allerdings sind einige Punkte zu beachten: Ein Anruf muss in Übereinstimmung mit den Regelungen der Organisation geschehen und darf nicht den Auftrag rein formell sprengen. Es soll nicht in Dauerbetreuung ohne Auftrag und Grenze ausarten, d.h. es muss ein reines Erkundigen für den eigenen Abschluss bleiben. Auch den Betreuten gegenüber muss dies so deklariert werden, damit sie es nicht als Auftakt zu einer neuen Betreuung empfinden.

Wenn Erstbetreute in weitere Versorgungssysteme übergeben worden sind, kann man sich von diesen Rückmeldungen einholen, was aus Sicht und Erfahrung der Autoren sehr anzuraten ist. Ein derartiges Vorgehen hat auch den Vorteil, die Kooperation zu intensivieren, mehr über die Arbeit des anderen zu erfahren und persönliche Kontakte zu knüpfen, was hilfreich für andere Fälle sein kann. Bezüglich des Abschlusses und der Integration des Erlebten hat es einen wichtigen abrundenden Effekt und die Betroffenen sind nicht mehr involviert. Dieses Vorgehen muss allerdings strukturell geklärt sein.

Analyse der belastenden Gedanken

Wenn ein allgemeines Unbehagen oder Unwohlsein bei Gedanken an bestimmte Situationen auftritt, kann eine Auseinandersetzung nach folgendem Schema erfolgen (Lasogga und Gasch 2004):

1. Was exakt verursacht negative Gefühle?
2. Welche Gedanken treten auf?
3. Welche Situationen lösen körperliche Reaktionen aus?
4. Was kann ich machen? Welche generellen Möglichkeiten habe ich/kenne ich von anderen Einsätzen, um meine Situation zu verändern? (Erst einmal alles sammeln, noch nicht bewerten.)
5. Bewertung der Möglichkeiten
6. Auswahl einer Möglichkeit, die besonders geeignet erscheint
7. Die ausgewählte Möglichkeit systematisch in Schritte aufteilen
8. Ausführen, was man sich vorgenommen hat
9. Überprüfen, ob das geholfen hat.

Wenn dies nicht der Fall ist, kann beispielsweise eine Supervision in Anspruch genommen werden.

▶ Institutionelle, organisierte Nachsorge

Von den informellen Einsatznachsorgemethoden sind Maßnahmen abzugrenzen, die von einer Institution organisiert und angeboten werden.

Supervision

Bei der institutionellen Nachsorge ist insbesondere die Supervision im Sinne der »berufsbezogenen Selbstreflexion« zu nennen. Supervision sollte als sogenanntes Regelangebot zur Verfügung stehen, d.h. unabhängig von belastenden Ereignissen regelmäßig, zumindest dreimal im Jahr, angeboten werden. Ein wichtiger Effekt von regelmäßiger Supervision kann sein, dass man auftankt beim ansonsten einsamen Einsatzgeschehen. Auch der teambildende Charakter sollte nicht unterschätzt werden.

Supervision kann mit Einzelpersonen oder in Gruppen durchgeführt werden. Sie kann durch einen externen fachfremden Supervisor oder einen Supervisor erfolgen, der aus der eigenen Organisation stammt. Allerdings sollte es sich dabei nicht um einen Kollegen oder Vorgesetzten bzw. eine Person aus der eigenen Abteilung handeln, da dies zu Blockaden bei den Supervisanden führen kann. Supervision wird teilweise eher akzeptiert, wenn sie von Personen durchgeführt wird, die über die entsprechende Feldkompetenz (»Stallgeruch«) verfügen, also wenn beispielsweise bei der Feuerwehr der Supervisor selbst als Feuerwehrmann arbeitet.

Die Gruppengröße sollte zwölf Personen nicht überschreiten. Neben der Besprechung aktueller oder besonders wichtiger Fälle können auch Teamaspekte Thema sein. Dies muss jeweils zu Beginn miteinander abgeklärt werden. Ein Supervisor sollte eine entsprechende Ausbildung mit der nötigen Fachkompetenz haben, die Organisation gut kennen und Kenntnisse in Notfallpsychologie und Psychotraumatologie haben. Auch Feldkompetenz sollte vorhanden sein.

Manche Institutionen zahlen den Supervisor und bieten die Supervision in der Dienstzeit an, manchmal gibt es

Mischformen. Viele Psychosoziale Notfallhelfer arbeiten ehrenamtlich, in diesen Fällen kann das zur Verfügung stellen der Supervision ein Teil der Honorierung sein. Aber auch für honorierte Kräfte gibt es Argumente, die Supervision zu finanzieren. Ein Psychosozialer Notfallhelfer sagte: »*Wir holen uns die Belastungen ja auch im Namen der Organisation, dann sollte die uns die Entlastung auch zur Verfügung stellen.*«

Strukturierte psychologische Nachbesprechungen

Nachbesprechungen können mit Einzelpersonen oder in Gruppen durchgeführt werden. Zu unterscheiden sind kurze Informationsnachbesprechungen, die direkt im Anschluss an eine Betreuung durchgeführt werden, und längere Nachbesprechungen mit größerem zeitlichem Abstand zum Geschehen.

Kurze Informationsnachbesprechung:

Eine kurze Informationsnachbesprechung sollte für sämtliche Helfer stattfinden, wenn sie an einem besonders belastenden Einsatz teilgenommen haben, und verpflichtend sein. Sie sollte innerhalb von 24 Stunden nach dem Einsatz durchgeführt werden und maximal eine Stunde dauern. Bei dieser Nachbesprechung werden Fakten zum Einsatz aus den jeweiligen Perspektiven ausgetauscht, um einen gemeinsamen Gesamtüberblick zu bekommen (»*Was hat wer gemacht?*« »*Wo war wer?*«). Positive und negative Aspekte des Einsatzes können kurz benannt werden, aber nicht nur im Sinne einer »technischen Nachbesprechung«. Auf weitere Treffen oder Hilfsangebote kann hingewiesen werden. Angesprochen werden kann, wie für jeden die nächsten Stunden aussehen, sodass der Übergang zur jeweiligen »Normalität« geebnet wird. Die Informationsnachbesprechung kann auch als Ritual angesehen werden, dass der Einsatz abgeschlossen ist.

Folgende Punkte bieten sich bei einer kurzen Informationsnachbesprechung an:

- Informationen durch den Vorgesetzten
- Informationsaustausch.

- Was hat wer wo gemacht?
- Was lief in dem Einsatz gut?
- Was lief in dem Einsatz nicht so gut?
- Was können wir zukünftig verbessern?

- Austausch, wie für jeden die nächsten Stunden/Tage aussehen
- Hinweis auf eine weitere, ausführlichere Nachbesprechung, deren Besuch aber freiwillig ist
- Hinweis auf weitere Hilfsangebote für den Umgang mit Belastungen.

Längere Nachbesprechung (Debriefing):
Von den strukturierten psychologischen Nachbesprechungen ist das »Debriefing« (Nachgespräch) das bekannteste Verfahren. Zu unterscheiden sind psychologische und technische Debriefings. Psychologische Debriefings werden in verschiedenen Varianten durchgeführt, die sich allerdings insgesamt wenig unterscheiden. Am bekanntesten ist das »Critical Incident Stress Debriefing (CISD)« von Mitchell und Everly (2019), sodass immer wieder das CISD mit »Debriefing« gleichgesetzt wird, was jedoch nicht korrekt ist.

Wenn beim Debriefing der Austausch von Informationen und technische, organisatorische Aspekte (technisches Debriefing) im Vordergrund stehen, ist eine spezielle psychologische Ausbildung des Leiters nicht erforderlich. Es werden meist folgende Punkte besprochen:

- Was ist gut gelaufen?
- Welche technischen und organisatorischen Fehler sind aufgetreten?
- Welche konkreten Veränderungen/Verbesserungen können für die Zukunft vorgenommen werden?

Diese Punkte sollten niedergeschrieben werden und eine Person mit der Umsetzung dieser Punkte beauftragt werden *(»Wer macht was bis wann?«)*. Nach etwa drei Monaten sollten die Teilnehmenden bzw. der Leiter überprüfen, ob die Umsetzung erfolgt ist, da ansonsten viele Verbesserungsvorschläge nicht umgesetzt werden.

Dieses Vorgehen entlastet mental und praktisch. Die Beteiligten haben das Gefühl, dass Rückmeldungen aufgegriffen werden. Sie werden durch die spätere Umsetzungskontrolle motiviert und sind beim nächsten Einsatz zu dieser Art der Reflexion wieder motiviert. Die rein technischen Aspekte bei Nachbesprechungen von Psychosozialen Notfallhelfern beziehen sich naturgemäß auf die angewendete Methodik, die Zusammenarbeit und die Struktur des Einsatzes und weniger auf technische Details wie bei Einsatzkräften.

Wenn emotionale Aspekte im Vordergrund stehen und Psychosoziale Notfallhelfer durch den Einsatz stärker belastet sein könnten, sollte der Leiter in der Durchführung einer Nachbesprechung bzw. eines Debriefings entsprechend ausgebildet sein und diese Methode in ihrer Komplexität erlernt haben. Eine wichtige Voraussetzung für ein psychologisches Debriefing ist ein vertrauensvolles Klima und das Wissen, dass es hier nicht um Manöverkritik oder um Fehlersuche geht, sondern ausschließlich um die Reflexion der Befindlichkeit der Teilnehmer.

Hinsichtlich der Organisation einer solchen psychologischen Nachbesprechung ist Folgendes zu berücksichtigen:

- Das Debriefing sollte im Zeitraum von drei Tagen bis vier Wochen nach dem Einsatz stattfinden.
- Die Teilnehmerzahl sollte etwa zehn Personen nicht überschreiten.
- Die Dauer der Treffen sollte etwa eineinhalb bis drei Stunden betragen.
- Die Treffen sollten in einem ruhigen Raum stattfinden (frei von Störungen).
- Jeder sollte jeden sehen können (Stühle im Kreis).
- Die Teilnehmer sollen während des Debriefings nicht ausrücken müssen bzw. die Sitzung nicht allein verlassen (Ausnahme: Gang zur Toilette).

Beim Debriefing wird strukturiert über folgende Aspekte gesprochen:

- Fakten zum Einsatz
- Gedanken
- Gefühle
- Symptome
- die schlimmsten Aspekte
- Informationen über mögliche Folgen und Belastungen
- die nächsten Schritte für jeden Einzelnen.

Nach einer solchen Gruppenbesprechung müssen bei Bedarf auch Einzelgespräche in Anspruch genommen werden können, wenn besondere Belastungen auftreten oder aus anderen Gründen (z.B. Retraumatisierung) besondere Betroffenheit entstanden ist.

Problematisch kann sein, wenn sich Vorgesetzte unter den Teilnehmenden befinden. Dies könnte dazu führen, dass die Psychosozialen Notfallhelfer nicht offen über ihre Erlebnisse sprechen. Wenn kein gutes Klima, keine kompetente fachliche Leitung bzw. die notwendigen Begleitmaßnahmen nicht vorhanden sind, sollte kein Debriefing durchgeführt werden. Wenn vor einem stark belastenden Einsatz das Klima nicht positiv bzw. zumindest neutral war, dürfte es kaum gelingen, dies nach einem Einsatz plötzlich herzustellen bzw. es könnten Faktoren bei der Besprechung hineinwirken, die nicht zu besprechen sind, aber die Dynamik negativ beeinflussen und die aktuelle Belastung erhöhen.

Effektivität von psychologischen Debriefings

Bei der Einführung von psychologischen Debriefings wurden hohe Erwartungen geschürt. Besonders als Präventionsmaßnahme für eine Posttraumatische Belastungsstörung sollte ein Debriefing indiziert sein. Diese Behauptung hat sich als falsch erwiesen (ausführlich s. LASOGGA UND KARUTZ 2012). Debriefings können aus folgenden Gründen sogar schaden:

- Durch das Erzählen können sich Helfer selbst oder gegenseitig hochschaukeln.
- Das Erlebte kann bereits verarbeitet sein und durch die Berichte anderer Teilnehmer werden bestimmte Helfer wieder zurückgeworfen. Durch die Erzählungen werden die Geschehnisse (in sensu) wieder erlebt, es kommt zu einer sogenannten Retraumatisierung.
- Eine gewisse Distanzierung zum Erlebten ist förderlich und notwendig; durch das Debriefing kann diese Distanzierung verhindert werden.
- Wenn eine stärkere Belastungsreaktion vorliegt, kann beim Debriefing zu schnell in die Tiefe gegangen werden.
- In der Gruppe kann ein Druck entstehen, etwas zu erzählen und über erlebte Belastungen und die Folgen zu sprechen, sodass man dann selbst an negative Folgen glaubt.

Ein Debriefing kann insofern auch pathogenisierend wirken, indem die Teilnehmenden den Eindruck haben, »sie könnten krank sein oder krank werden, da anscheinend ein Debriefing notwendig ist, um sie zu behandeln«. Sie können auch glauben, sie müssten nach der Teilnahme von allen Symptomen befreit sein und wären krank, wenn dies nicht der Fall ist.

Als Fazit kann festgehalten werden: Vermutlich wirkt das psychologische Debriefing bei verschiedenen Gruppen unterschiedlich. Bei einigen hilft es, bei anderen bewirkt es nichts, bei anderen schadet es.

Das Debriefing kann auch als klinisches Screening gesehen werden, nach dem Einzelbetreuung angeboten werden kann und soll, wenn Auffälligkeiten festgestellt werden und der Wunsch danach entsteht. Auf jeden Fall sollten Debriefings bzw. Nachgespräche nur fakultativ angeboten werden. Die Wirksamkeit einer einzelnen Interventionsmaßnahme sollte auch nicht überschätzt werden.

Der Bedarf an Nachgesprächen ist sehr unterschiedlich. Psychosoziale Notfallhelfer und Notfallpsychologen sollten nicht überversorgt werden. Wichtig ist es, Nachsorgeangebote niedrigschwellig vorzuhalten. Überlegt werden sollte, ob eine individuelle ressourcenorientierte Hilfe nicht eher indiziert ist als ein Debriefing. Es ist genau zu bedenken, zu welchem Zeitpunkt welche Maßnahme bei welchem Helfer mit welchen Moderatorvariablen angewendet wird. Dies sollte im Dialog mit den Betroffenen entschieden werden.

8 Diskussion und Ausblick

Seit den 1990er Jahren haben sich eine ganze Reihe von Versorgungssystemen für Psychosoziale Notfallhilfe bei direkten und indirekten Notfallopfern und Helfern entwickelt. In Deutschland ist die Psychosoziale Notfallhilfe geprägt von den Notfallseelsorgern und den Kriseninterventionsteams, in Österreich primär von den KIT-Teams der Rettungskräfte. Die Notfallseelsorge hat sich in den verschiedenen Bundesländern unterschiedlich etabliert. Diesen Gruppierungen kommen große Verdienste zu. Sie haben frühzeitig erkannt, dass Psychosoziale Notfallhilfe notwendig ist und sich engagiert und ohne Bezahlung um Notfallopfer gekümmert.

In der ersten Phase der Entstehung standen die Selbstorganisation und das praktische Handeln im Vordergrund. Die Gruppen mussten dafür Sorge tragen, dass Mitglieder rekrutiert, Ausbildungspläne erstellt, eine Ausbildung der Mitarbeiter vorgenommen und sie bei den Organisationen bekannt wurden. Nach einer ersten Phase der Gründung und Implementierung von Psychosozialen Notfallhelfern ist eine gewisse Selbstverständlichkeit im Versorgungssystem und im Bewusstsein der Öffentlichkeit etabliert. Man hört oft bei Nachrichten über Notfälle, dass eine psychologische Betreuung erfolgt.

Der ÖAMTC (österreichisches Pendant zum ADAC) und Versicherungen, Banken, Supermarktketten und andere Organisationen haben notfallpsychologische Leistungen in ihren Verträgen bzw. für ihre Mitarbeiter installiert. Notfallpsychologen werden beispielsweise über den TÜV Nord nach belastenden Notfällen bei Bedarf zu den Notfallopfern gerufen.

8.1 Heterogenität der Gruppen

Sowohl die Notfallseelsorger als auch die KIT sind hinsichtlich des Zugangs, der Motivation, der Vorbildung und der Grundberufe sehr heterogen. Betreffs der Notfallseelsorger stellt Frank Waterstraat, Notfallseelsorger, fest: »Ge-

genwärtig ergibt ein Blick auf die deutsche Notfallseelsorge ein buntes und manchmal auch disparates Bild. Sowohl in der als Weltkirche gegliederten katholischen Kirche, als auch in der vielgestaltigen evangelischen landeskirchlichen Landschaft existiert zurzeit kein einheitlicher Handlungsrahmen, in dem NFS geschieht. Es gibt mit den sog. Kasseler Thesen der Notfallseelsorge und mit von der Bundeskonferenz NFS beschlossenen Ausbildungsrichtlinien klare Empfehlungen zu Ausbildungsrahmenplänen und zur Qualitätssicherung; diese sind allerdings nicht bindend und bleiben in der konkreten Durchführung den regional Verantwortlichen mit hohen Freiheitsgraden anvertraut.« (Waterstraat 2011). Auch wenn die Kasseler Thesen von 1997 durch die Hamburger Thesen im Jahr 2007 weiterentwickelt wurden und man sich um eine Vereinheitlichung der Ausbildung bemüht, gibt es bisher bei den Notfallseelsorgern keine einheitliche Ausbildung.

Auch der Begriff »Notfallseelsorger« könnte bei Notfallopfern zu Irritationen führen. Viele Personen erwarten vermutlich, dass es sich bei einem Notfallseelsorger um jemanden handelt, der Theologie studiert und eine entsprechende Zusatzausbildung absolviert hat. Notfallseelsorger müssen jedoch nicht Theologie studiert haben. Zwar sind Notfallseelsorger häufig hauptamtliche und fortgebildete Pfarrer, die ihren Dienst zusätzlich zur Arbeit in der Gemeinde versehen, aber es kann sich auch um Vertreter anderer Berufsgruppen handeln.

Der Zustand bei den KIT-Teams stellt sich noch uneinheitlicher dar. Die Teams sind zwar häufig an die Rettungsdienstorganisationen angebunden, aber nicht in jedem Fall. Allerdings gibt es auch hier große Bemühungen von den Rettungsorganisationen, die Ausbildung zu vereinheitlichen.

8.2 Ausbildung

Die Ausbildung und die Qualifikation sind unterschiedlich. Für die Mitarbeiter der ersten Stunde, als es wichtig war, dass überhaupt etwas gemacht wird, gab es oft nur rudimentäre Fortbildungen in den wichtigsten Techniken. Zudem gab es bei der Personalsuche kaum Auswahlkriterien. Jetzt ist eine Einigung und deren Durchsetzung auf verbindliche Teile der Ausbildung notwendig. Die Organisationen sollten nicht nur für eine einheitliche Ausbildung, sondern auch für eine Qualitätskontrolle ihrer Mitglieder sorgen. Wer keine gute Ausbildung hat, kann keine gute Psychosoziale Notfallhilfe leisten. Entsprechendes gilt für Notfallpsychologen.

Allerdings erhebt sich die Frage, inwieweit detaillierte Empfehlungen verbindlich sein sollten. Einerseits sollte gewährleistet sein, dass Psychosoziale Notfallhelfer gut ausgebildet sind und ihr Verhalten »nicht ein größerer Notfall als der eigentliche Notfall« wird. Andererseits kann auch ein zu enges und festgeschriebenes Curriculum zu Bürokratie führen und die notwendige Flexibilität geht verloren. Auch kann ein enges Curriculum mit vielen Vorschriften dazu missbraucht werden, auf politischem Wege Einfluss ausüben zu wollen, Finanzen zu rekrutieren und die Dinge in der Hand haben zu wollen.

Eine Möglichkeit bestünde darin, dass die Notfallseelsorger und KIT-Teams sich selbst anhand von inhaltlichen Empfehlungen verpflichten, beispielsweise ein Curriculum, wie es hier im Buch dargestellt ist, umzusetzen. Dass eine politische Stelle diese Punkte überprüft, erscheint nicht opportun.

Auf jeden Fall sollte die Ausbildung durch geeignete Personen erfolgen und Hintergrundwissen vermittelt werden. Dies bedeutet, dass mit dem »Was und Wie« der Wirkmechanismen auch das »Warum« vermittelt wird. Dementsprechend sollte auch Wert auf Reflexion in Form von Supervision und Fortbildung gelegt werden. Auch die Begrenzung und klare Benennung dieses Angebots muss deutlich sein.

8.3 Nachsorge, Supervision

Der Bereich der Supervision und einer laufenden, angemessenen Begleitung ist bei etlichen Anbietern, die die Psychosoziale Notfallhilfe stolz und überzeugt mithilfe von ehrenamtlichen Mitarbeitern anbieten, noch nicht so ausgereift, wie es diese Arbeit erfordern würde. Nach Aussagen der betroffenen Mitarbeiter gibt es noch Versorgungslücken. Meist helfen die Mitarbeiter sich selbst durch Gespräche mit Kollegen nach dem Einsatz, häufig per Telefon. Viele beschreiben dies zwar als hilfreich, aber auch anstrengend für die Kollegen, die dann oft selbst nicht im Dienst sind und dennoch belastet werden. Dem Team und dem Einzelnen wird dann zu viel überlassen. Zusätzlich zum ehrenamtlichen anstrengenden Dienst muss man die Belastungen noch irgendwie loswerden.

8.4 Vernetzung

Es existiert keine einheitliche Dachorganisation, in die die verschiedenen Gruppierungen von Psychosozialen Notfallhelfern zusammengeschlossen sind. Die Gruppen arbeiten oft wenig vernetzt, kooperieren kaum, sondern konkurrieren teilweise. In einer derartigen Dachorganisation könnte ein Austausch erfolgen und beispielsweise auch geregelt werden, wer sich in den einzelnen Städten um die Psychosoziale Notfallhilfe kümmert bzw. an welche Fachkräfte weiterverwiesen werden kann – auch unter Berücksichtigung ihrer jeweiligen Kernkompetenzen und zur Erleichterung für Leitstellen.

Dazu gehört auch, zu klären, wie die Versorgung von Notfallopfern geregelt werden kann, die einer weiteren, über die Psychosoziale Notfallhilfe hinausgehenden schnellen Betreuung bedürfen (Stufe 3 und Stufe 4). Dies hängt bisher von der individuellen Reflektiertheit, der Reflektiertheit der Organisation und mehr oder minder von den Beziehungen der Psychosozialen Notfallhelfer und auch der Notfallpsychologen beispielsweise zu Beratungsstellen, Traumaambulanzen oder niedergelassenen Experten ab.

8.5 Versorgungslage

Es ist schwierig, einen Überblick über die Versorgungslage der Psychosozialen Notfallhilfe zu bekommen, da diese regional sehr unterschiedlich ist. Insgesamt ist aber davon auszugehen, dass es in den meisten Gebieten innerhalb Deutschlands und Österreichs Psychosoziale Notfallhelfer und Notfallpsychologen gibt. Allerdings sind in den einzelnen Regionen beträchtliche Unterschiede betreffs der Verbreitung und damit letztlich in der Erreichbarkeit vorzufinden.

Teilweise besteht bereits sogar ein Überangebot an Psychosozialen Notfallhelfern. Bei manchen Notfällen, insbesondere Großschadensereignissen, »stürzen« sich gleich mehrere Psychosoziale Notfallhelfer auf die Opfer und auf die Helfer. Die Überversorgung kann dazu führen, dass Notfallopfer von Psychosozialen Notfallhelfern betreut werden, auch wenn dies nicht notwendig wäre. Damit besteht die Gefahr, dass die Opfer pathologisiert werden. Bei Notfallopfern kann aufgrund der Betreuung der Eindruck entstehen, sie seien derartig beeinträchtigt, dass sie allein nicht mehr klarkommen, sondern fremde Hilfe benötigen. Deshalb werden die eigenen Ressourcen und die primär wichtigen sozialen Netze nicht aktiviert.

Auch sind die Psychosozialen Notfallhelfer nicht verbindlich überall in die Alarmierungspläne eingebunden, die Alarmierung ist mehr oder minder von Zufällen abhängig, wie der persönlichen Bekanntschaft. In einigen Leitstellen gibt es Listen, bei welcher Art von Notfall ein Psychosozialer Notfallhelfer zu alarmieren ist. Eine verbindliche Einbindung in Alarmierungspläne sollte angestrebt werden.

Gesetzlich geklärt werden sollte auch die Position eines leitenden Psychosozialen Notfallhelfers, der bei Großschadensfällen eingesetzt wird. Dies sollte auf jeden Fall ein Psychosozialer Notfallhelfer oder eine Fachkraft mit entsprechender Zusatzausbildung sein, die bei zahlreichen Einsätzen bereits Feldkompetenz erworben hat.

8.6 Forschung

Die Effektivität von Psychosozialer Notfallhilfe und Notfallpsychologie sollte evaluiert, ihr Nutzen aufgezeigt werden. Psychosoziale Notfallhelfer und Notfallpsychologen können helfen, es ist aber auch möglich, dass sie nichts bewirken oder sogar schaden. Es ist notwendig, einwandfrei empirisch nachzuweisen, dass Psychosoziale Notfallhilfe und Notfallpsychologie hilft. Auch müssen die Details der Arbeit evaluiert werden, um sie konstant zu verbessern.

Allerdings gestaltet sich Forschung im Bereich der Psychosozialen Notfallhilfe und Notfallpsychologie als nicht einfach. Laborversuche, in denen Notfälle absichtlich herbeigeführt werden, sind aus ethischen Gründen abzulehnen. Auch Studien mit dem üblichen Experimental- und Kontrollgruppendesign sind aus ethischen Gründen nicht zu verantworten. Man kann einer Gruppe nicht die vermeintlich schlechtere Versorgung zukommen lassen, also keine Psychosoziale Notfallhilfe leisten, um die Folgeeffekte zu erfassen.

Eine weitere Schwierigkeit liegt darin, dass man schwer an die Kontrollgruppe herankommt, also die Notfallopfer, die an einem Notfall beteiligt waren, aber keine Hilfe bekommen haben und damit auch nicht erfasst sind. Falls sie doch irgendwo erfasst worden sind, wie z.B. beim Tsunami in Südostasien 2004, kann aus Datenschutzgründen häufig kaum oder nur sehr schwer Kontakt mit ihnen aufgenommen werden.

So bleibt in der Psychosozialen Notfallhilfe nur die Feldforschung. An diese Feldforschung müssen aber andere Maßstäbe angelegt werden als an die Laborforschung. Bei der Laborforschung können viele Variablen konstant gehalten und kontrolliert werden, was bei der Feldforschung unmöglich ist. Im Bereich der Psychosozialen Notfallhilfe müssen daher auch weniger restriktive Forschungsmethoden akzeptiert werden (s.a. Zöllner et al. 2006).

Die bisherige Forschung hatte eher einen pathogenetischen Ansatz. Untersucht wurde, welche Faktoren dazu beitragen, dass Notfallopfer Störungen entwickeln. Salutogenetische Erforschung, also die Erforschung der Faktoren, die dazu beitragen, dass Opfer und Helfer gesund bleiben, fand bisher kaum statt. Die Forschung sollte stärker auch in diese Richtung gehen.

8.7 Qualitätsstandards und Qualitätskontrolle

Für die Psychosoziale Notfallhilfe sollten Qualitätsstandards vorliegen, die den Gruppierungen selbst dazu dienen, sich an ihnen auszurichten. Notfallopfer können dann sicher sein, dass ein Psychosozialer Notfallhelfer kompetent Hilfe leistet. Ansatzpunkte für diese Qualitätsstandards ergeben sich aus den Ausführungen im Buch, im Folgenden sind noch einmal die wichtigsten Punkte aufgeführt:

Zusammensetzung

Für die Auswahl der Mitarbeiter sollten konkrete Aufnahmekriterien bestimmt werden.

- Welche Aufnahmekriterien gibt es?
- Welche Personen mit welchen Grundberufen arbeiten in der Organisation?

Ausbildung

Ohne eine gute Ausbildung kann keine gute Psychosoziale Notfallhilfe geleistet werden.

- Wie ist die Ausbildung der Mitarbeiter?
- Durch wen erfolgte die Ausbildung?
- Wie viele Stunden umfasste sie?
- Welche Themen wurden behandelt?
- Wurden praktische Trainings durchgeführt?
- Findet eine Fortbildung bzw. laufende Qualitätskontrolle statt?

Methodik

Psychosoziale Notfallhelfer sollten die relevanten Betreuungsmethoden kennen und anwenden können und eine große Methodenvielfalt beherrschen.

- Welche Methoden werden angewendet?
- Wie definieren die Anbieter die Indikation?
- Wie ist der Ansatz theoretisch fundiert?

Bereitschaft

Eine 24-stündige Rufbereitschaft muss gesichert sein. In dringenden Fällen muss ein Psychosozialer Notfallhelfer oder ein Vertreter sich sofort zu dem Opfer begeben.

- Wie wird die permanente Einsatzbereitschaft sichergestellt?
- Wie lange dauert die Spanne von der Alarmierung bis zum Eintreffen der Psychosozialen Notfallhelfer vor Ort?
- Gibt es feste Bereitschaftszeiten oder muss jeder immer bereit sein und sich ggf. abgrenzen?

Kosten

Für die Inanspruchnahme Psychosozialer Notfallhelfer entstehen normalerweise keine oder geringe Kosten für die Betroffenen, da Notfallseelsorger und die meisten Kriseninterventionsteams ehrenamtlich arbeiten.

- Welche Kosten entstehen für die Inanspruchnahme?
- Was muss zusätzlich bezahlt werden (beispielsweise Anreise, Unterkunft)?
- Wie finanziert sich die Gruppe?
- Was bekommen die Mitarbeiter bezahlt (direkt oder auch im Gegenwert von Ausbildung, Supervision)?

Anders sieht dies bei Notfallpsychologen aus. Sie müssen selbstverständlich für ihre Arbeit bezahlt werden. Problematisch ist dabei, dass dies in Deutschland bisher nur geregelt ist, wenn sie in einer Organisation arbeiten oder über eine Organisation angefordert werden.

Geschichte, Erfahrung

Im deutschsprachigen Raum gibt es sehr viele Gruppierungen von Psychosozialen Notfallhelfern. Wenn eine Gruppierung bereits längere Zeit besteht, kann eher davon ausgegangen werden, dass es sich um eine seriöse Gruppierung handelt, deren Mitglieder Erfahrungen bei Notfällen gesammelt haben.

- Aus welchem Anlass, welchen Gründen ist die Gruppe gegründet worden?
- Wie sieht die Geschichte aus?
- Wie viele Einsätze haben die Mitarbeiter bereits geleistet?
- Um welche Art von Einsätzen handelt es sich?

Anbindung, Vernetzung

Die meisten Psychosozialen Notfallhelfer sind an Organisationen, wie die Kirchen oder die großen Rettungsorganisationen, angebunden. Bei ihnen kann eher erwartet werden, dass die Organisationen auf eine gute Ausbildung etc. der Mitglieder achten. Kenntnisse bzw. der Kontakt zu hilfreichen Einrichtungen sollten vorhanden sein.

- An wen ist die Organisation angebunden?
- Mit welchen anderen Organisationen arbeitet die Organisation zusammen?
- An wen werden Notfallopfer ggf. weitervermittelt?
- Nach welchen Kriterien werden Notfallopfer weitervermittelt?

Psychohygiene

Der Umgang mit Notfallopfern und Helfern ist mit zahlreichen Belastungen verbunden. Die Mitglieder sollten nicht sich selbst überlassen werden.

- Wie wird für die eigenen Mitarbeiter gesorgt?
- Erfolgt eine strukturierte Nachbetreuung und/oder Supervision/Begleitung der Mitarbeiter?

Evaluation

Psychosoziale Notfallhilfe und Notfallpsychologie können auch schaden oder nichts bewirken. Nicht bei jeder Gruppe kann eine umfassende Evaluation durchgeführt werden, allerdings sollten die Einsätze zumindest dokumentiert und ansatzweise evaluiert werden. Dies ist sowohl notwendig, um den Einsatz für sich selbst abzuschließen, als auch für die Qualitätskontrolle.

- Wie werden die Einsätze dokumentiert?
- Wie wird die Wirksamkeit der eigenen Arbeit überprüft?
- Was wird getan, um die eigene Arbeitsweise weiterzuentwickeln bzw. zu verbessern?

Referenzen, Transparenz

Von Personen oder Gruppen, die die Organisation bisher in Anspruch genommen haben, können oft wertvolle Hinweise erhalten werden. Unterschätzt werden sollte auch nicht der eigene Gesamteindruck, beispielsweise ob offen mit Fragen umgegangen wird.

- Wo waren die Mitglieder bisher tätig?
- Wo können Informationen über die Arbeit eingeholt werden?
- Wird auf sämtliche Fragen offen geantwortet?

Trotz all dieser Fragen und Probleme sollte aber nicht vergessen werden, dass Psychosoziale Notfallhelfer und Notfallpsychologen sich in Deutschland und Österreich in kürzester Zeit etabliert und vielen direkten und indirekten Notfallopfern geholfen haben. Ihnen sei an dieser Stelle dafür gedankt.

9 Anhang

9.1 Distanzierungstechniken

In der akuten Betreuung, aber auch für die eigene Psychohygiene sind einfache, aber wirksame Distanzierungstechniken wichtig. Der Effekt ist ein Hinwenden zum »Hier und Jetzt«. Sie steigern auch das Selbstwirksamkeitserleben und das Selbstvertrauen der Notfallopfer. Weitere Schritte sind dann möglich, wenn Notfallopfer sich beruhigen und zumindest ansatzweise Erleichterung und mehr Distanz zu ihren Intrusionen spüren. Diese Distanzierungstechniken sind am Einsatzort, aber auch nach dem Einsatz leicht und nahezu unbemerkt einsetzbar.

▶ Trenntechnik »30er-Übung«*

Oft beeinträchtigen Ereignisse, wie ein gemachter Fehler, ein Ärgernis oder ein Konflikt, die Aufmerksamkeit und verhindern dadurch einen guten mentalen und emotionalen Zustand und die Konzentration auf die zu erledigende Arbeit, ein Gespräch etc. Ziel der hier erwähnten Kurztechnik ist, sich von störenden Ereignissen abzugrenzen, wieder in einen guten innerlichen und äußerlichen Zustand und u. U. in eine notwendige »Funktionsfähigkeit« zu kommen. Je nach Möglichkeit kann diese Technik 30 Sekunden oder 30 Minuten angewendet werden. Sie geht folgendermaßen:

- Setzen Sie sich bequem hin, schließen Sie die Augen und atmen Sie tief ein und wieder aus. Wiederholen Sie dies einige Male, bis Sie das Gefühl haben, sich »eingestellt« zu haben.
- Nehmen Sie nun den Stress im Körper bewusst wahr. Reagieren Sie ihn durch eine körperliche Geste bewusst ab (je nach Zeit z. B. abreagierende Gesten wie Stampfen, Klatschen).

- Setzen Sie sich nun bequem hin, konzentrieren Sie sich auf Ihren Atemrhythmus. Atmen Sie mindestens fünf- bis sechsmal bewusst tief ein und wieder aus. Werden Sie in der Vorstellung ganz leicht und ruhig (Dauer: 10 sec/min).
- Konzentrieren Sie sich auf den nächsten Schritt, der zu tun ist (Arbeit, Gespräch). Stellen Sie sich vor dem inneren Auge dessen erfolgreiche Durchführung vor. Nehmen Sie dies mit allen Sinnen wahr. Stellen Sie sich ganz konkret vor, wie der Übergang von der derzeitigen Situation in diesen nächsten Schritt sein wird. Beginnen Sie dann möglichst unmittelbar damit (Dauer: 10 sec/min).

Hiermit soll die Aufmerksamkeit verschoben und eine mentale Trennung zwischen belastendem Gefühl/Zustand und nächster Herausforderung geschaffen werden.

* übernommen von Doris Gartner

▶ 5-4-3-2-1-Übung

Bei dieser Übung kann mit fünf bis sechs Bauchatemzügen eine Grundentspannung eingeleitet und dann bewusst externalisiert werden:

- Zunächst müssen laut, dann leise oder in Gedanken fünf Dinge konkret benannt werden, die man um sich herum sieht: »*Ich sehe den Tisch, ich sehe die Bank, ich sehe den Blumenstock, …*« Die Gegenstände sind bewusst mit Subjekt, Prädikat und Objekt zu benennen, um die Konzentration darauf und »Hirnarbeit« sicherzustellen.
- Sodann sind fünf Dinge, die man hört, zu benennen, dann fünf Dinge, die man spürt (nicht »fühlt«), z.B. »*Ich spüre die Naht an meinem Schuh.*«, »*Ich spüre das Kitzeln des Haares an meiner Wange.*«, »*Ich spüre die Kälte von der Rückenlehne an meinem Rücken.*«

- Nach diesem ersten Durchgang, in dem für alle drei Bereiche jeweils fünf Dinge benannt werden, gibt es einen nächsten Durchgang mit je vier Dingen, dann mit je drei, mit je zwei und mit je einem. Danach wird die Übung mit einigen bewussten tiefen Atemzügen abgeschlossen.

Damit soll der Kontakt zu den Gedanken über den Notfall deutlich und systematisch unterbrochen werden. Die Übung kann neben der Anwendung als Distanzierungstechnik auch im Sinne einer Achtsamkeitsübung von Helfern für die eigene Psychohygiene verwendet werden.

▶ Rückwärtszählen

Eine Distanz zum Notfall zu erlangen, ist durch die Beschäftigung des Kortex möglich. Dies wird zum Beispiel erreicht, indem in 7er-Schritten von 1.000 rückwärts gezählt wird.

▶ Benennen

Ebenso wie beim Rückwärtsrechnen wird der Kortex beim Benennen von Dingen in der Umgebung beschäftigt. Dies kann folgendermaßen aussehen:

Fünf rote Sachen benennen, die Automarken der umstehenden Autos benennen, Merkmale der herumstehenden Personen beschreiben, zu dem Buchstaben auf dem Nummernschild des vor einem stehenden Autos Städtenamen finden und die Zahlen zusammenrechnen etc.

Hiermit wird außerdem die Aufmerksamkeit von der Wahrnehmung innerer Zustände nach außen gelenkt.

9.2 Entspannungsmethoden

▶ Kurzentspannung*

1. tief einatmen, Spannung halten (3 sec), ausatmen und locker weiteratmen (10–15 sec)

2. Gesichtsmuskeln zur Grimasse zusammenziehen (3 sec), wieder locker lassen, Entspannung bewusst spüren (10–15 sec)
3. Schultern hochziehen (3 sec), fallen lassen, entspannen (10–15 sec)
4. Arme anwinkeln (3 sec), locker fallen lassen, entspannen (10–15 sec)
5. mit beiden Händen eine Faust machen (3 sec), locker lassen, entspannen (10–15 sec)
6. Bauch fest einziehen, Spannung halten (3 sec), locker lassen, entspannen (10–15 sec)
7. Beine fest gegeneinander drücken (3 sec), locker lassen, entspannen (10–15 sec)
8. Zehenspitzen gegen den Boden drücken (3 sec), locker lassen, entspannen (10–15 sec).

Übungsfrequenz: Jede Übung dreimal durchführen, bei Bedarf öfter, etwa drei- bis viermal täglich üben.

Abschluss der Übung: Entspannung zurücknehmen, an Ort und Stelle zurückversetzen, Arme anwinkeln, tief einatmen, strecken, ausatmen und Augen öffnen (am Abend nicht nötig, da anschließend Schlaf).

Schnellvariante: Die Zunge ganz fest gegen den Gaumen drücken (3 sec), locker lassen und Entspannung über den Körper ausbreiten lassen (10–15 sec).

* in Anlehnung an die Progressive Muskelentspannung von Edmund Jacobson (s. Bernstein und Borkovec)

▶ 10-Finger-Drucktechnik

Die Fingerspitzen werden vor der Brust gegeneinander gedrückt. Dadurch kann sich die Brustmuskulatur nicht mehr ausdehnen, und man wird zur Bauchatmung gezwungen. Dies aktiviert automatisch den Vagus und die sympatikotone Erregung wird reduziert. Folge ist eine Verlangsamung der Atmung, eine bessere Versorgung des Hirns mit Sauerstoff, d.h. eine basale Gesamtberuhigung.

Diese Methode ist einfach und unbemerkt anwendbar und wegen der Reduktion der limbischen basalen Stressaktivität gleich auch mit kognitiven Methoden (»ein Schritt nach dem anderen« oder »Erinnerung an erfolgreiche Einsätze ...«, »Wie habe ich es gelernt ...«) kombinierbar.

9.3 Beispiel für einen Einsatzbericht

(in Anlehnung an den Einsatzbericht des Psychosozialen Akutteams Niederösterreich)

Einsatzbericht

Name des Betreuers: ____________________

Datum: __________ **Zeitpunkt des Anrufs:** ____________

Beginn des Einsatzes vor Ort (Datum/Uhrzeit): __________

Name des direkten Notfallopfers:

______________________________ **Alter:** ______

Namen der indirekten Notfallopfer:

______________________________ **Alter:** ______

______________________________ **Alter:** ______

______________________________ **Alter:** ______

Grund des Anrufs:

- ☐ Suizid
- ☐ Suizidversuch
- ☐ plötzlicher Todesfall
- ☐ Unfall mit Schwerverletzten
- ☐ Unfall mit Todesfolge
- ☐ Gewalttat
- ☐ Identifizierung
- ☐ Mord(-versuch)
- ☐ Schuld am Tod anderer
- ☐ Sonstiges

Beschreibung der Situation bei Betreuungsbeginn:

Themen der Betreuung:

____

Verlauf der Betreuung:

____

Situation bei Betreuungsende:

____

Verwiesen an:

____

Folgende Informationen fehlten:

____

Verbesserungsvorschläge:

____

Sonstige Anmerkungen:

____

10 Literatur

AJDUKOVIC D, BAKIC H (2015) Short Research Report: Long Term Effects of Disaster, OPSIC, Comprehensive Guideline Deliverable D2.2, D3.3, D4.3. OPSIC-Project – Operationalising Psychosocial Support in Crisis, SEC-2012.4.1-2.

ANTONOVSKY A (1987) Salutogenese. Zur Entmystifizierung der Gesundheit. Tübingen: dgvt-Verlag.

AUERBACH K (2014) Psychische Folgen von Verkehrsunfällen. Berichte der Bundesanstalt für Straßenwesen, Heft M 245. Bremen: Carl Schünemann Verlag.

BAUER J (2005) Warum ich fühle, was Du fühlst. Intuitive Kommunikation und das Geheimnis der Spiegelneurone: Hamburg: Hoffmann und Campe.

BECK A (1979) Wahrnehmung der Wirklichkeit und Neurose. Kognitive Psychotherapie emotionaler Störungen. München: Pfeiffer.

BEERLAGE I, HERING T NÖRENBERG L (2006) Entwicklung von Standards und Empfehlungen für ein Netzwerk zur bundesweiten Strukturierung und Organisation psychosozialer Notfallversorgung. Endbericht. Bonn: Bundesamt für Bevölkerungsschutz und Katastrophenhilfe.

BENGEL J (2001) Psychologische Maßnahmen für Einsatzkräfte bei Katastrophen: Das Zugunglück von Eschede. In: MAERCKER A, EHLERT U (Hrsg.) Psychotraumatologie. Jahrbuch der medizinischen Psychologie, Bd. 20. Göttingen: Hogrefe, S. 186 – 200.

BENGEL J (2003) Notfallpsychologische Interventionen bei akuter Belastungsstörung. In: MAERCKER A (Hrsg.) Therapie der posttraumatischen Belastungsstörungen. 2. Aufl., Berlin, Heidelberg: Springer, S. 185 – 203.

BENGEL J, HEINRICHS M (2004) Psychische Belastungen des Rettungspersonals. In: BENGEL J (Hrsg.) Psychologie in Notfallmedizin und Rettungsdienst. 2. Aufl., Berlin, Heidelberg: Springer, S. 25 – 43.

BERNSTEIN D, BORKOVEC T (2007) Entspannungstraining: Handbuch der progressiven Muskelentspannung nach Jacobson. 12. Aufl., Stuttgart: Klett-Cotta.

BREHM JW (1966) Theory of Psychological Reactance. New York: Academic Press.

BREWIN CR (2003) Posttraumatic Stress Disorder: Malady or myth? New Haven: Yale University Press.

Brisch KH, Hellbrügge T (Hrsg.) (2006) Bindung und Trauma. Stuttgart: Klett Cotta.

Buchmann KE (2006) Veränderungen der Persönlichkeit. Persönlichkeitsveränderungen bei Helfern nach langjährigen Katastrophen-Einsätzen. Bevölkerungsschutz 1: 9 – 14.

D`Amelio R et al. (2006) Psychologische Konzepte und Möglichkeiten der Krisenintervention in der Notfallmedizin. Notfall + Rettungsmedizin 9 (2): 194 – 204.

Daschner C-H (2001) KIT – Krisenintervention im Rettungsdienst. 2. Aufl., Edewecht: Stumpf + Kossendey.

Davison G, Neale J (2007) Klinische Psychologie. München: Urban und Schwarzenberg.

Dilling H, Mombour W, Schmidt MH (Hrsg.) (2005) Internationale Klassifikation psychischer Störungen ICD 10. Bern: Huber.

Egle U, Hoffman S, Joraschky P (1997) Sexueller Mißbrauch, Mißhandlung, Vernachlässigung. Stuttgart: Schattauer.

Ehlers A (1999) Posttraumatische Belastungsstörung. Göttingen: Hogrefe.

Ellis A, Hoellen B (1997) Die Rational-Emotive-Verhaltenstherapie – Reflexionen und Neubestimmungen. Pfeiffer: München.

Enzmann D, Kleiber D (1989) Helfer-Leiden. Streß und Burnout in psychosozialen Berufen. Heidelberg: Asanger.

Falkai P, Wittchen H-U (2015) (Hrsg.) Diagnostisches und Statistisches Manual Psychischer Störungen DSM-5®. Göttingen: Hogrefe.

Felitti MD, Anda RF, Nordenberg M et al. (1998) Relationship of childhood abuse and household dysfunction to many of the leading causes of death in adults: The Adverse Childhood Experiences (ACE) Study. Am J Prev Med 14 (4): 245-258.

Fernandez I (2010) Earthquake in central Italy, 2009. In: Lessons learned in psychosocial care after disasters. Broschüre Council of Europe, European and Mediterranean Major Hazards Agreement EUR-OPA, S. 30 – 33, URL: www.coe.int/europarisks, letzter Zugriff 17.2.2020.

Fischer G, Riedesser P (2009) Lehrbuch der Psychotraumatologie. 4. Aufl., München, Basel: Ernst Reinhardt.

Flatten G et al. (2011) S3-Leitlinie Posttraumatische Belastungsstörung ICD-10: F43.1. Trauma & Gewalt 5 (3). 202 – 210.

Frankl V (2018) … trotzdem Ja zum Leben sagen. Ein Psychologe erlebt das Konzentrationslager. 9. Aufl., München: Penguin.

Frommberger U et al. (1998) Die psychischen Folgen von Verkehrsunfällen. Unfallchirurgie 24 (3): 122–128.

Gonzalez Ordi H, Miguel-Tobal JJ, Cano-Vindel A, Iruarrizaga I (2006) Psychopathologische Konsequenzen nach den Anschlägen in Madrid: Rettungsfachpersonal ist weniger störanfällig. Im Einsatz 12: 307 - 307 (Teil 1) und Im Einsatz 13: 32 - 34 (Teil 2).

Hagen G (1997) Wenn der Schrecken im Gedächtnis haftet. Frankfurter Allgemeine Zeitung Nr. 72 vom 26.3.1997, S. N2.

Hallenberger F, Mueller S (2000) Was bedeutet für Polizistinnen und Polizisten »Stress«? Polizei und Wissenschaft 1: 58–65.

Hammel A (2005) Entwicklung des Kölner Risikoindex für Betroffene von Verkehrsunfällen. Unveröffentlichte Dissertation. Köln.

Hausmann C (2016) Interventionen der Notfallpsychologie. Ein Handbuch. Wien: Facultas.

Heinrichs M et al. (2002) Posttraumatische Belastungsstörungen bei Risikoberufsgruppen. Entstehung, Häufigkeit, Folgen. Schriftenreihe Wissenschaftsforum, Bd. 2. In: Harwerth A (Hrsg.) Tagungsbericht 2001. Verband deutscher Betriebs- und Werksärzte. Stuttgart: Gentner, S. 271 - 287.

Hering T, Beerlage I (2004) Retten als Arbeit zwischen Routine und Katastrophe. München: Profil.

Herkner W (1983) Einführung in die Sozialpsychologie. Bern, Stuttgart, Wien: Huber.

Herman J (2003) Die Narben der Gewalt. Traumatische Erfahrungen verstehen und überwinden. 4. Aufl., Paderborn: Junfermann.

Hobfoll SE et al. (2007) Five Essential Elements of Immediate and Mid-Term Mass Trauma Intervention: Empirical Evidence. Psychiatry 70 (4): 283–315.

Holle P, Pohl-Meuthen U (2002) Rettungsdienst im Großschadensfall. Bast-Bericht M 142. Bremerhaven: Wirtschaftsverlag NW.

Horn D (2005) Überbringung einer Todesnachricht. Frankfurt: Verlag für Polizeiwissenschaft.

Hornung P (1998) Psychoedukation und Pharmakotherapie. Stuttgart: Schattauer.

Horowitz M, Wilmer N, Alvarez W (1997) Impact of Event Scale: A measure of subjective stress. Psychosomatic Medicine 41: 209-218. Deutsche Übersetzung und Evaluierung: Hütter B, Fischer G.

Huber M (2009) Trauma und die Folgen. Trauma und Traumabehandlung, Teil I. 4. Aufl., Paderborn: Junfermann.

Hudnall Stamm B (2009) Professional Quality of Life Scale (ProQOL). Compassion Satisfaction and Fatigue. Version 5. URL: http://proqol.org.uploads/ProQOL_5_English.pdf, Zugriff am 15. April 2020.

Joseph S, Butler LD (2010) Positive Changes Following Adversity. PTSD Research Quarterly 21 (3): 1 – 8.

Joseph S, Linley PA (2008) Psychological Assessment of Growth following Adversity. A Review. In: Joseph S, Linley PA (Hrsg.) Trauma, Recovery and Growth: Positive psychological perspectives on Posttraumatic Stress. Hoboken (New Jersey): Wiley, S. 21 – 38.

Kaluza G (2007) Gelassen und sicher im Stress. Berlin, Heidelberg: Springer.

Kardels B, Beine KH (2003) Teilnahme von Psychiatern am Notarztdienst. Notfallmedizin 29 (12): 526 – 527.

Karutz H, Lasogga F (2005) Positive Aspekte der Arbeit im Rettungsdienst: Helfen können und Dankbarkeit erfahren. RETTUNGSDIENST 28 (12): 1182 – 1186.

Karutz H, Lasogga F (2016) Kinder in Notfällen. Psychische Erste Hilfe und Nachsorge. Edewecht: Stumpf + Kossendey.

Kessler RC et al. (1999) Epidemiological Risk Factors for Trauma and PTSD. In: Yehuda R (Hrsg.) Risk Factors for Posttraumatic Stress Disorder. Washington: Washington American Press, S. 23 – 59.

Koordinierungsstelle Einsatznachsorge (Hrsg.) (2002) Hilfe für Helfer. Einsatznachsorge nach dem ICE-Unglück in Eschede. Dokumentation – Modelle – Konsequenzen. Hannover: Druckhaus Pinkvoss.

Krüsmann M, Müller-Cyran A (2005) Trauma und frühe Interventionen. Möglichkeiten und Grenzen von Kriseninterventionen und Notfallpsychologie. Stuttgart: Pfeiffer bei Klett-Cotta.

KRÜSMANN M, KARL R, BUTOLLO W (2006) Sekundäre Prävention. Abschlussbericht für das Forschungsprojekt: Untersuchungen bestehender Maßnahmen zur sekundären Prävention und Entwicklung einer Methodik und eines zielgruppenorientierten Programms zur sekundären Prävention einsatzbedingter Belastungsreaktionen und -störungen. München: Ludwig-Maximilians-Universität.

LADENBAUER W (2002) Projektbericht Psychische Erste Hilfe. Wien: Bergrettungsakademie für Wissenschaft und Forschung im Eigenverlag der Landesorganisationen NÖ/W des ÖBRD.

LANDOLT MA (2012) Psychotraumatologie des Kindesalters. Grundlagen, Diagnostik und Interventionen. 2. Aufl., Göttingen: Hogrefe.

LASOGGA F (2011) Überbringen von Todesnachrichten. In: Lasogga F, Gasch B (Hrsg.) Notfallpsychologie – Lehrbuch für die Praxis. 2. Aufl., Berlin, Heidelberg: Springer, S. 347 – 356.

LASOGGA F (2013) Das BMBF Projekt SPIDER (Security System for Public Institutions in Disastrous Emergency Scenarios). Notfallpsychologie in Großschadensereignissen. Unveröffentlichter Abschlussbericht.

LASOGGA F, FROMMBERGER U (2004) Psychische Situation und Reaktion von Notfallpatienten. In: BENGEL J (Hrsg.) Psychologie in Notfallmedizin und Rettungswesen. 2. Aufl., Berlin, Heidelberg: Springer, S. 13 – 23.

LASOGGA F, GASCH B (2004) Psychische Erste Hilfe. In: BENGEL J (Hrsg.) Psychologie in Notfallmedizin und Rettungswesen. 2. Aufl., Berlin, Heidelberg: Springer, S. 45 – 59.

LASOGGA F, GASCH B (2006) Psycho-soziale Notfallhilfe: Eine Evaluation des »AKUTteams Niederösterreich«. RETTUNGSDIENST 29 (4): 372 – 376.

LASOGGA F, GASCH B (2011) Definitionen. In: LASOGGA F, GASCH B (Hrsg.) Notfallpsychologie – Lehrbuch für die Praxis. 2. Aufl., Berlin, Heidelberg: Springer, S. 19 – 28.

LASOGGA F, GASCH B (2013) Psychische Erste Hilfe bei Unfällen. 5. Aufl., Edewecht: Stumpf + Kossendey.

LASOGGA F, GASCH B (2014) Notfallpsychologie. Ein Kompendium für Einsatzkräfte. 3. Aufl., Edewecht: Stumpf + Kossendey.

LASOGGA F, KARUTZ H (2011) Belastungen, Moderatorvariablen, Folgen. In: LASOGGA F, GASCH B (Hrsg.) Notfallpsychologie – Lehrbuch für die Praxis. 2. Aufl., Berlin, Heidelberg: Springer, S. 129 – 161.

LASOGGA F, KARUTZ H (2012) Hilfen für Helfer. 2. Aufl., Edewecht: Stumpf + Kossendey.

LASOGGA F, ROEDER S, QUELLMELZ M (2011) Großschadensereignisse. In: LASOGGA F, GASCH B (Hrsg.) Notfallpsychologie – Lehrbuch für die Praxis. 2. Aufl., Berlin, Heidelberg: Springer, S. 453 - 465.

LAZARUS R, FOLKMAN S (1984) Stress, appraisal and coping. New York: Springer.

LUBER M (2014) EMDR – Early Mental Health Interventions – from man-made and natural disasters. New York: Springer.

MAERCKER A (1998) Posttraumatic Stress Scale (PTSS-10). Deutsche Version modifziert nach SCHÜFFEL UND SCHADE (unveröffentlicht). TU Dresden.

MAERCKER A (Hrsg.) (2003) Therapie der Posttraumatischen Belastungsstörung. 2. Aufl., Berlin, Heidelberg: Springer.

MAERCKER A (Hrsg.) (2013) Posttraumatische Belastungsstörungen. Berlin, Heidelberg: Springer.

MAERCKER A (2017) Trauma and Dissociation in the new ICD-11: Implications for therapy, prevention and justice. Vortrag beim 10. ESTD Kongress, Bern, 9. – 11. November 2017.

MARGRAF J (Hrsg.) (2008) Lehrbuch der Verhaltenstherapie, Bd. 2: Störungen. Berlin, Heidelberg: Springer.

MASLACH C, JACKSON S E (1986) Maslach Burnout Inventory. Palo Alto (Kalifornien): Consulting Psychologists Press.

MASLOVARIC G ET AL. (2013) Acute Post Traumatic Stress Reactions in Children Survivors of a Large Road Traffic Accident: Epidemiological Analysis and EMDR Treatment. Journal of Trauma and Treatment. J Trauma & Treat S4: 001.

MCFARLANE A C, YEHUDA R (2000) Widerstandskraft, Vulnerabilität und der Verlauf posttraumatischer Reaktionen. In: VAN DER KOLK B A, MCFARLANE A C, WEISAETH L (Hrsg.) Traumatic Stress: Grundlagen und Behandlungsansätze – Theorie, Praxis und Forschungen zu posttraumatischem Stress sowie Traumatherapie. Paderborn: Junfermann, S. 141 - 167.

MEYER W, BALCK F (2004) Psychologische Betreuung von Angehörigen. In: BENGEL J (Hrsg.) Psychologie in Notfallmedizin und Rettungsdienst. 2. Aufl., Berlin, Heidelberg: Springer, S. 183 - 190.

MITCHELL J, EVERLY G (Hrsg.) (2019) (Hrsg. der deutschen Ausgabe: MÜLLER-LANGE J). Critical Incident Sress Management. Handbuch Einsatznachsorge. 3. Aufl., Edewecht: Stumpf + Kossendey.

MOTTA RW, KEFER JM, HERTZ MD, HAFEEZ S (1999) Initial Evaluation of the Secondary Trauma Questionnaire. Psychological Reports 85 (3): 997 - 1002.

MÜNKER-KRAMER E (2006) F.43.0 (ABR) und F.43.1 (PTBS) – Grundlagen, Diagnostik, Behandlungsansätze. In: BEIGLBÖCK W, FESELMAYER S, HONEMANN E (Hrsg.) Handbuch klinisch-psychologischer Behandlung. Wien, New York: Springer, 293 - 322.

MÜNKER-KRAMER E (2009) Eustress – Distress – Extremstress – und was dann? Folgestörungen und Behandlungsansätze. Psychologie in Österreich 29 (1): 54 - 62.

MÜNKER-KRAMER E (2010) Flood in Lower Austria, August 2002. In: Lessons learned in psychosocial care after disasters. Broschüre Council of Europe, European and Mediterranean Major Hazards Agreement EUR-OPA, S. 7 - 10.

MÜNKER-KRAMER E (2015) Traumazentrierte Psychotherapie mit EMDR. München: Reinhardt.

MÜNKER-KRAMER E (2016) Gezielte individuelle Ressourcenaktivierung im EMDR auf allen Repräsentationsebenen. In: ROST C (Hrsg.) EMDR zwischen Struktur und Kreativität. Paderborn: Junfermann, S. 148 - 163.

MÜNKER-KRAMER E, LASOGGA F (2011) Das PsychoSoziale Akutteam Niederösterreich. In: LASOGGA F, GASCH B (Hrsg.) Notfallpsychologie – Lehrbuch für die Praxis. 2. Aufl., Berlin, Heidelberg: Springer, S. 243 - 266.

NICE (2005) Post traumatic stress disorder. The management of PTSD in adults and children in primary and secondary care. Gaskell & British Psychological Society, URL: www.nice.org.uk, Zugriff am 15.4.2020.

NORRIS, F, BYRNE, C, DIAZ, E (2002) 50.000 Disaster Victims Speak: An Empirical Review of the Empirical Literature, 1981 – 2001. Review of thee Empirical Disaster Literature, Part I and II. National Center for PTSD.

NYBERG E, MAYER M, FROMMBERGER U (2000) Erleben der präklinischen Versorgung nach einem Verkehrsunfall. Bast-Bericht M 117. Bremerhaven: Wirtschaftsverlag NW.

QUINN G (2014) Emergency Response Procedure (ERP). In: LUBER, M (Hrsg.) Implementing EMDR Early Mental Health Interventions for Man-made and Natural Disasters: Models, Scripted Protocols and Summary Sheets. New York: Springer. S. 143 - 152.

Reddemann L (2003) Imagination als heilsame Kraft. Leben lernen 141, Stuttgart: Pfeiffer bei Klett Cotta.

Reinhard F, Maercker A (2004) Sekundäre Traumatisierung, Posttraumatische Belastungsstörung, Burnout und Soziale Unterstützung bei medizinischem Rettungspersonal. Zeitschrift für Medizinische Psychologie 13: 29 – 36.

Resick P (2003) Stress und Trauma. Grundlagen der Psychotraumatologie. Bern: Huber.

Rogner O, Frey D, Havemann D (1987) Der Genesungsverlauf von Unfallpatienten aus kognitionspsychologischer Sicht. Zeitschrift für Klinische Psychologie 1: 11 – 28.

Rost C (2004) EMDR Treatment of Workplace Trauma. A Case Series. Vortrag am Kongress der Deutschsprachigen Gesellschaft für Psychotraumatologie (9/2004), Wien.

Rost C, Münker-Kramer E (2016) EMDR nach kurz zurückliegenden Ereignissen – EEI. In: Rost C (Hrsg.) EMDR zwischen Struktur und Kreativität. Paderborn: Junfermann, S. 170 – 200.

Rothschild B (2002) Der Körper erinnert sich. Zur Psychophysiologie des Traumas und der Traumabehandlung. Essen: Synthesis.

Schneider D, Latascha K (2010) Polizeikultur als Schutzfaktor bei traumatischen Belastungen. Polizei und Wissenschaft 4: 30 – 43.

Schnyder U (2000) Die psychologischen Folgen schwerer Unfälle. Int. Diss. Darmstadt: Steinkopff.

Schultz S et al. (2015) Eye-Movement-Desensitization and Reprocessing (EMDR). Eine Methode wird anerkannt. Deutsches Ärzteblatt 1, S. 34 – 37.

Schützwohl M (2003) Diagnostik und Differentialdiagnostik. In: Maercker A (Hrsg.) Therapie der Posttraumatischen Belastungsstörung. 2. Aufl., Berlin, Heidelberg: Springer, S. 53 – 73.

Seefeldt D (2000) Stress. Verstehen, erkennen, bewältigen. Mainz: Wötzel.

Sefrin P (2001) Reanimation. Vortrag, Ausbildungskurs Notfallmedizin (ANS), 29.9.–6.10.2001, Bad Gastein.

Selye H (1976) Stress in health and disease. Reading, MA: Butterworth.

SEYNAEVE G (2001) Psycho-Social Support in situations of mass emergency. An European Policy Paper concerning different aspects of psychological support and social accompaniment for people involved in major accidents and disasters. Brussels: Belgium Ministry of Public Health.

SHALEV A (2001) Traumatischer Stress, Körperreaktionen und psychische Störungen. In: MAERCKER A, EHLERT U (Hrsg.) Psychotraumatologie. Jahrbuch der Medizinischen Psychologie, Bd. 20, Göttingen: Hogrefe, S. 27 – 43.

STEIN DJ, MCLAUGHLIN KA ET AL. (2014) DSM-5 and ICD-11 Definitions of PTSD: Investigating »narrow« and »broad« approaches. Depress Anxiety 31 (6): 494 – 505.

STEINBAUER M (2001) Stress im Polizeiberuf und die Verarbeitung von belastenden Ereignissen im Dienst. Frankfurt a. M.: Verlag für Polizei Wissenschaft.

TEDESCHI RG, SHAKESPEARE-FINCH J, TAKU K, CALHOUN LG (2018) Posttraumatic growth: Theory, Research, and Applications. New York: Routledge.

TEEGEN F (2003) Posttraumatische Belastungsstörungen bei gefährdeten Berufsgruppen. Prävalenz – Prävention – Behandlung. Bern: Huber.

TERR L (1991) Childhood traumas: An outline and overview. Am J Psychiat 148 (1): 10 – 20.

TURNBULL GJ, MCFARLANE AC (2000) Akut Behandlungsformen. In: VAN DER KOLK BA, MCFARLANE AC, WEISAETH L (Hrsg.) Traumatic Stress: Grundlagen und Behandlungsansätze – Theorie, Praxis und Forschungen zu posttraumatischem Streß sowie Traumatherapie. Paderborn: Junfermann, S: 331 – 340.

VAN DER KOLK B (2016) Verkörperter Schrecken. Lichtena (Westf): Probst.

VIOLANTI JM (2001) Post Traumatic Stress Disorder Intervention in Law Enforcement: Differing Perspectives. The Australian Journal of Disaster and Trauma Studies.

VOLMERT K, LASOGGA F (2013) Psychosoziale Notfallhelfer – Ausbildung, Belastungen, Folgen. Trauma & Gewalt 7 (4): 278 – 289.

WARGER R (2007) Kriseninterventionsdienst. Unterschiede zwischen aktiven Mitarbeitern und Aussteigern hinsichtlich Trauma Symptomen, Burnout Symptomen und chronischem Stress. Unveröffentlichte Magisterarbeit. Universität Innsbruck.

WATERSTRAAT F (2011) Notfallseelsorge. In: LASOGGA F, GASCH B (Hrsg.) Notfallpsychologie – Lehrbuch für die Praxis. 2. Aufl., Berlin, Heidelberg: Springer, S. 213 - 227.

WEIDMANN A (2008) Primäre und sekundäre Traumatisierung: ein Berufsrisiko für Journalisten? Überblick zum Stand der Forschung. Trauma & Gewalt 2 (3): 234 - 245.

WEGGE J (2001) Gruppenarbeit. In: SCHULER H (Hrsg.) Lehrbuch der Personalpsychologie. Göttingen, Bern, Toronto, Seattle: Hogrefe, S. 483 - 516.

WIEGEL E-M (1988) Bedrückende Last: Eine Todesnachricht überbringen. Deutsche Polizei 2.

WIRTENBERGER M, JUEN B (2005) Stress und Stressbewältigung bei der Kriminalpolizei – Eine Untersuchung bei der Bundespolizeidirektion Innsbruck. In: SCHÖNHERR C ET AL. (Hrsg.) Belastungen und Stressverarbeitung bei Einsatzkräften – Aktuelle Forschungsergebnisse der Arbeitsgruppe Notfallpsychologie der Universität Innsbruck. Innsbruck: Studia Universitätsverlag, S. 163 - 171.

ZEHENTNER P (2011) Das Kriseninterventionsteam (KIT) München. In: LASOGGA F, GASCH B (Hrsg.) Notfallpsychologie – Lehrbuch für die Praxis. 2. Aufl., Berlin, Heidelberg: Springer, S. 228 - 242.

ZEIGARNIK B (1927) Das Behalten erledigter und unerledigter Handlungen. Psychologische Forschung 9, 1 - 85. URL: https://interruptions.net/literature/Zeigarnik-PsychologischeForschung27.pdf, letzter Zugriff: 17. Februar 2020.

ZÖLLNER T, LAWRENCE G, CALHOUN L, TEDESCHI R (2006) Trauma und persönliches Wachstum. In: MAERCKER A, ROSNER R (Hrsg.) Psychotherapie der posttraumatischen Belastungsstörungen. Krankheitsmodelle und Therapiepraxis – störungsspezifisch und schulenübergreifend. Stuttgart: Thieme, S. 36 -48.

Internetquellen

POSTTRAUMATIC GROWTH RESEARCH GROUP, UNIVERSITY OF NORTH CAROLINA IN CHARLOTTE (Hrsg.) Material zu Posttraumatischem Wachstum, URL: https://ptgi.uncc.edu/, Zugriff am 15.4.2020.

TRAUMA-RECOVERY – MANITOBA TRAUMA INFORMATION AND EDUCATION CENTRE (Hrsg.) Material zu Posttraumatischem Wachstum, URL: http://trauma-recovery.ca/resiliency/post-traumatic-growth/, Zugriff am 15.4.2020.

WHO (Hrsg.) ICD-11 MMS Browser Version 2019 (»frozen release«), URL: https://icd.who.int/ct11/icd11_mms/en/release, Zugriff am 15.4.2020.

WHO (Hrsg.) ICD-11 Coding Tool Version 2019 (»frozen release«), URL: https://icd.who.int/ct11/icd11_mms/en/release, Zugriff am 15.4.2020.

WHO (Hrsg.) (2019) ICD-11 Implementation or Transition Guide. URL: https://icd.who.int/docs/ICD-11%20Implementation%20or%20Transition%20Guide_v105.pdf, Zugriff am 15.4.2020.

WHO – ICD-11 (Hrsg.) QE84 Acute stress reaction. URL: https://icd.who.int/browse11/l-m/en#http%3a%2f%2fid.who.int%2ficd%2fentity%2f505909942, Zugriff am 15.4.2020.

WHO – ICD-11 (Hrsg.) 6B40 Post traumatic stress disorder. URL: https://icd.who.int/browse11/l-m/en#/http://id.who.int/icd/entity/2070699808, Zugriff am 15.4.2020.

11 Register

Q

R

S

12 Autoren

Prof. Dr. Frank Lasogga
Zum Siemenshop 19
D-30539 Hannover
E-Mail: f.lasogga@t-online.de

Mag. Eva Münker-Kramer
EMDR Institut Austria (www.emdr-institut.at) und psychologisch-psychotherapeutische Praxis
Brandströmstraße 7/7
A-3500 Krems an der Donau
E-Mail: muenker-kramer@emdr-institut.at